Schroffenegger · Krois

Verstopfung bei Kindern

Liebe Leserin, lieber Leser,

wenn es um die eigene Gesundheit geht, darf man nichts dem Zufall überlassen. »Für eine bessere Medizin und mehr Gesundheit im Leben«: So lautet das Qualitätsversprechen der Marke Thieme. Ärztlich Tätige, Pflegekräfte, Physiotherapeuten oder Hebammen – sie alle verlassen sich darauf, dass sie von Thieme, dem führenden Anbieter von medizinischen Fachinformationen und Services, die entscheidenden Informationen zur richtigen Zeit am richtigen Ort bekommen. So können sie die Menschen, die sich ihnen anvertrauen, bestmöglich unterstützen. Auch Sie können sich auf die TRIAS Ratgeber mit dem Thieme Qualitätssiegel verlassen! Diese Informationsangebote helfen Ihnen dabei, die richtigen Entscheidungen zu treffen, wenn es um Ihre Gesundheit geht, selbst daran mitzuwirken, gesund zu werden, sich gesund zu erhalten oder das Fortschreiten einer Erkrankung zu vermeiden. Mit einem TRIAS Titel aus dem Hause Thieme überlassen Sie Ihre Gesundheit nicht dem Zufall!

Ihr TRIAS Team

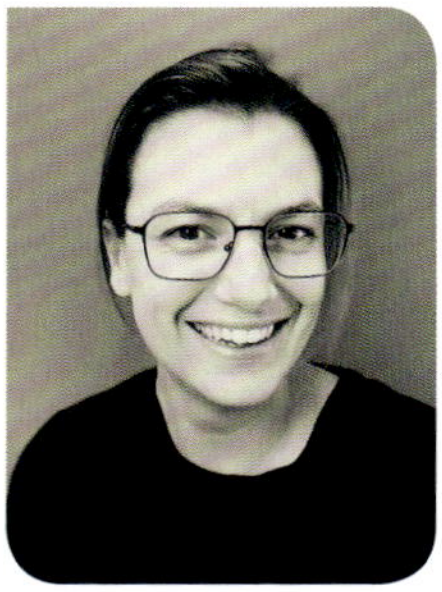

**Yvonne Schroffenegger** hat aufgrund eigener Erfahrungen in der Familie die Patientenorganisation Knopf im Bauch gegründet, die sich speziell mit der Thematik Verstopfung bei Kindern beschäftigt.
Als betroffene Mutter hat sie sich im Laufe der Zeit und auch im Rahmen der Gründung und des Betriebs der Selbsthilfeorganisation Knopf im Bauch e. V. sehr viel Wissen zur Obstipation angeeignet und zuletzt auch bei den aktuellen deutschen Leitlinien zur Therapie von chronischer Verstopfung bei Kindern mitgewirkt.

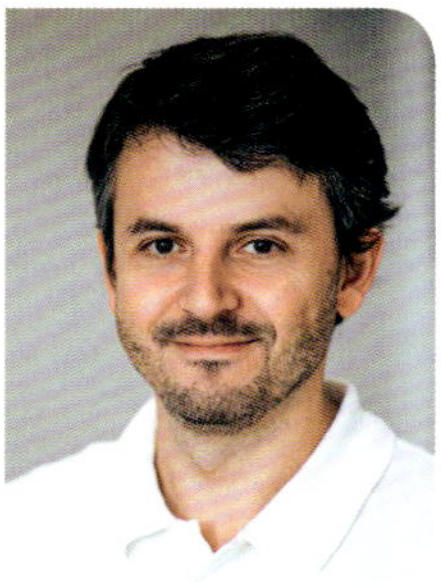

**Dr. Wilfried Krois** ist Facharzt für Kinder- und Jugendchirurgie und beschäftigt sich seit vielen Jahren mit dem Thema Obstipation bei Kindern. Er betreut die Spezialambulanz für anorektale Erkrankungen im Kindesalter, sowie die Spezialambulanz für Abdominalchirurgie und Motilitätsstörungen im Kindes- und Jugendalter der Medizinischen Universität Wien.

Yvonne Schroffenegger
PD Dr. Wilfried Krois

# Verstopfung bei Kindern

Ursachen und Therapien der chronischen Obstipation.
Wie du dein Kind unterstützt – praktische Hilfe für Eltern

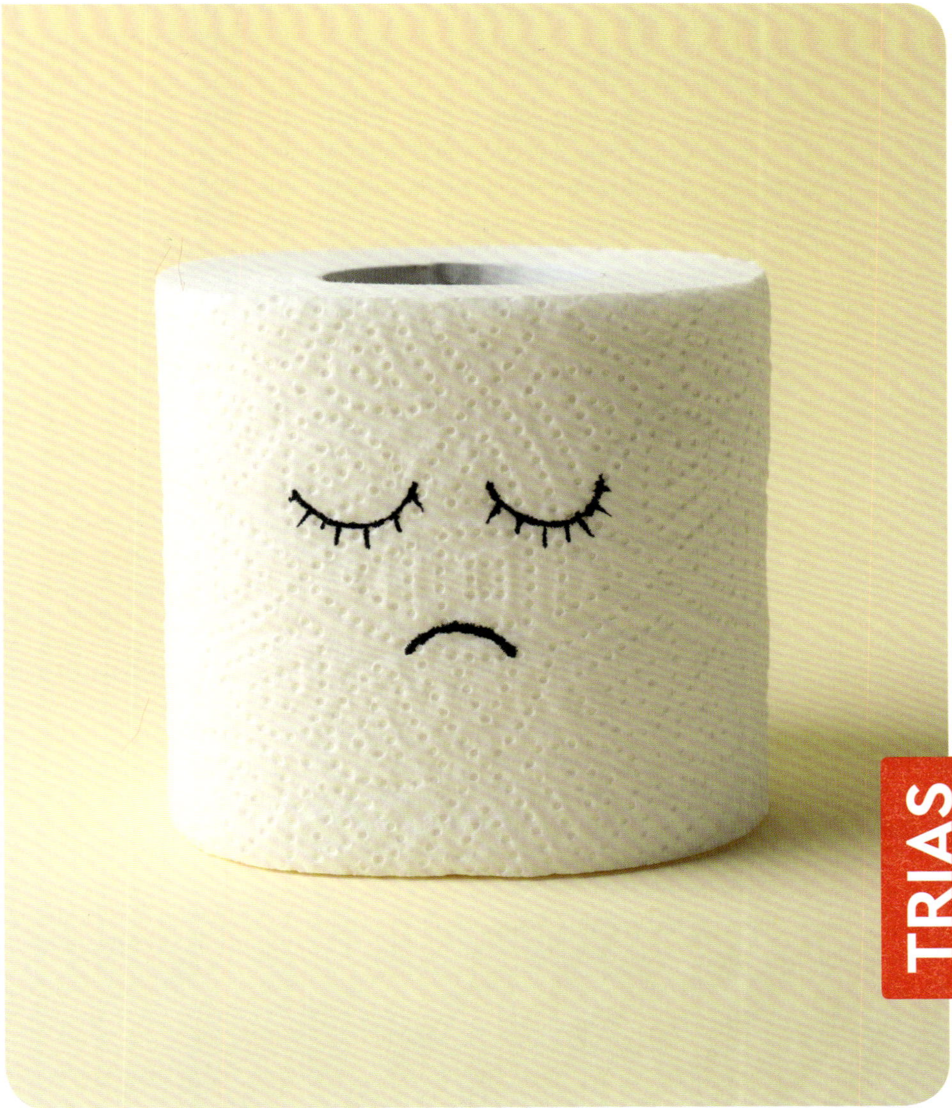

TRIAS

# Geleitwort

Sauber und trocken zu werden ist ein sehr wichtiger und komplexer Entwicklungsschritt von Kleinkindern. Und dementsprechend störungsanfällig ist dieser Lernprozess. Zu den häufigsten Problemen gehören hierbei die Verstopfung und die daraus resultierende Stuhlinkontinenz. Diese Störungen führen zu einer massiven Beeinträchtigung der Lebensqualität, des Selbstwertgefühls und werden von den Betroffenen und deren Familien als sehr belastend empfunden.

Dieser hohen Beeinträchtigung steht die Tendenz der Fachkreise (insbesondere Ärzt*innen) gegenüber, die Verstopfung als harmlose Befindlichkeitsstörung einzuordnen, die durch Lebensstiländerungen (Ernährung, Trinken, Bewegung) einfach zu verbessern wäre. Das ist jedoch falsch. Eine verzögerte und inkonsequente Behandlung trägt zur Chronifizierung bei und führt zur Entstehung einer funktionellen Obstipation, eine der häufigsten Erkrankungen im Kindesalter.

Das muss nicht so sein, denn mit wenigen diagnostischen Schritten lassen sich mögliche organische Ursachen abklären, wobei auf unnötige, belastende Maßnahmen verzichtet werden soll. Zur Behandlung stehen effektive medikamentöse Therapien zur Verfügung, die immer von Information, Aufklärung und Schulung begleitet werden sollten.

Ich bin sehr froh darüber, dass das vorliegende Buch einen Beitrag zur Information von Familien und Therapeuten leistet, laienverständlich mit Mythen und falschen Vorstellungen aufräumt und konkrete Hilfestellungen zum Umgang mit Stuhlabsatzproblemen vermittelt. Es stellt die häufigsten Ursachen und Differentialdiagnosen zusammen und erläutert die assoziierten Erkrankungen des Harntrakts und der Psyche. Darüber hinaus stellt es die wichtigsten diagnostischen und therapeutischen Maßnahmen dar und klärt praktische Alltagsfragen betroffener Familien.

Frau Schroffenegger hat mit viel persönlichem Einsatz und Engagement die deutschsprachige Selbsthilfeorganisation Knopf im Bauch e. V. aufgebaut und aktiv an der AWMF-Leitlinie zur Obstipation und Stuhlinkontinenz mitgewirkt. Aus kinderärztlicher Sicht wünsche ich diesem Werk eine weite Verbreitung – zum Wohle betroffener Kinder und Jugendlicher.

Dr. Martin Claßen, Bremen, Frühjahr 2023

# Liebe Leserin, lieber Leser,

wenn wir über chronische Verstopfung bei Kindern sprechen, sprechen wir über ein Krankheitsbild mit einem sehr hohen Leidensdruck. Ein Krankheitsbild, das den Alltag betroffener Familien oft massiv einschränkt, belastet und zu großen Konflikten zwischen Eltern und Kindern führen kann. Ein Thema, bei dem falsche Informationen, Mythen und veraltete Therapieansätze vorherrschen und wo großer Erklärungsbedarf besteht.

Auf der einen Seite sehen wir tagtäglich Eltern, die sich von Ärzten nicht ernst genommen und allein gelassen fühlen. Die oft Jahre dafür kämpfen, eine adäquate Therapie für ihre Kinder zu bekommen. Jahre, in denen ihre Kinder Schmerzen leiden, in denen sie gemobbt werden, in denen die Eltern als überbesorgt abgestempelt werden und sich vom Umfeld und von der Familie unverstanden und unter Druck gesetzt fühlen. Eltern, die oft nicht verstehen, warum ihre Kinder keinen Stuhl absetzen, wie der Körper ihrer Kinder funktioniert, wo ihre Probleme herkommen, wie sie zusammenhängen und wie wichtig die einzelnen Bausteine der Therapie sind. Ihnen fehlen einfache, aber wichtige Erklärungen. Menschen, die sich die Zeit nehmen, ihnen zu erklären, wie eine adäquate Therapie ihrer Kinder aussehen sollte und was sie selbst tun können.

Auf der anderen Seite sehen wir medizinisches Fachpersonal, das veraltete Therapieansätze verfolgt, mit dem Krankheitsbild und dessen Handling oft vor großen Herausforderungen steht und dem das Gesundheitssystem nicht genügend Zeit für die hier so wichtigen Gespräche mit Eltern gibt. Trotz aller Bemühungen liegt die Therapieadhärenz der Eltern laut aktueller Studien bei ernüchternden 37 %.

Mit diesem Buch möchten wir Eltern – aber auch gerne interessiertem Fachpersonal – mehr Wissen an die Hand geben, um die Thematik der chronischen Verstopfung bei Kindern besser zu verstehen. Zu verstehen, was in betroffenen Kindern und deren Familien passiert, welche Diagnostik notwendig ist – oder auch nicht – und welche Therapieoptionen es gibt. Wir möchten aber vor allem eines: dich als Elternteil eines betroffenen Kindes ein wenig beruhigen, dir Angst nehmen, Mut geben und dir sagen, dass du nicht allein bist.

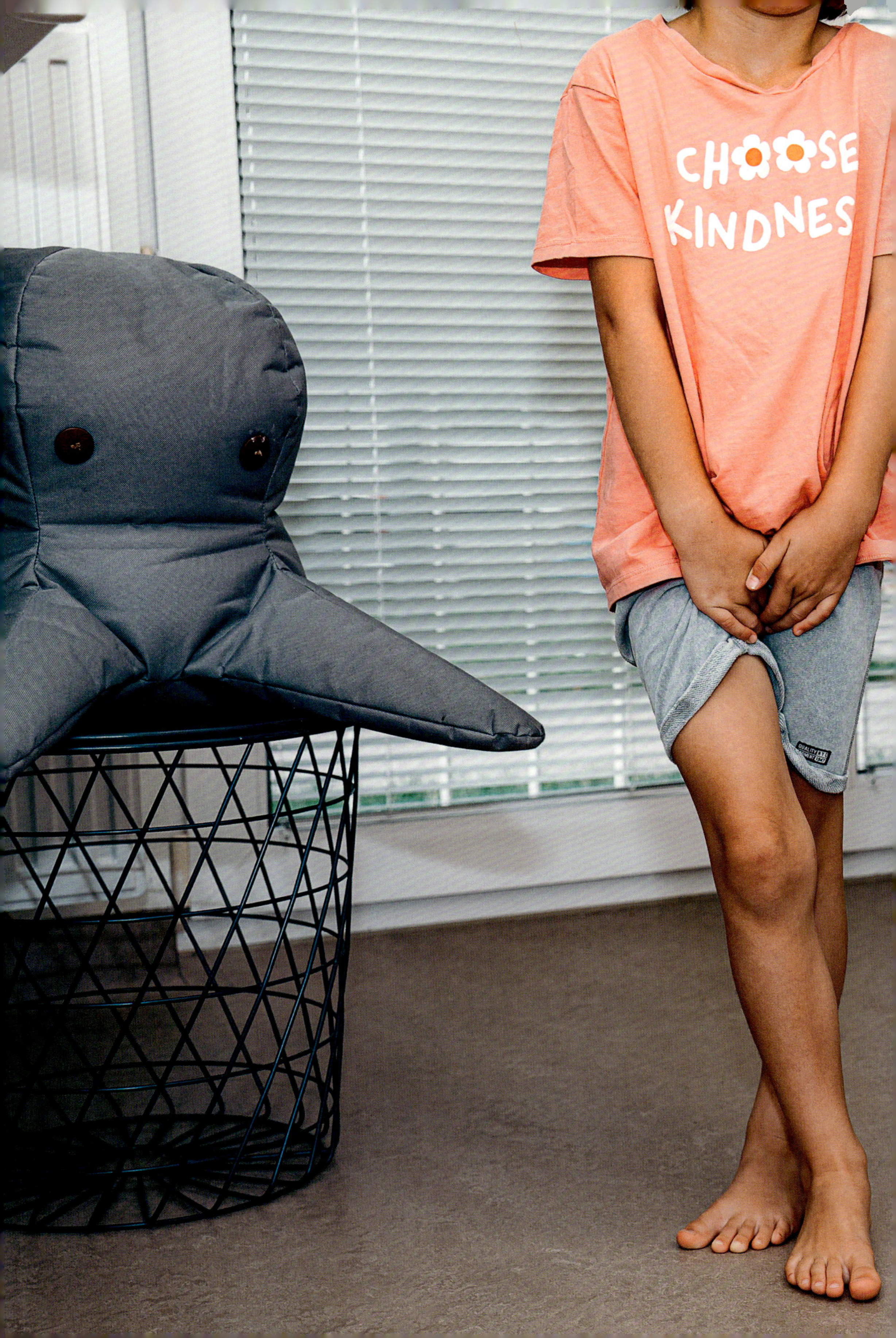
CHOOSE
KINDNES

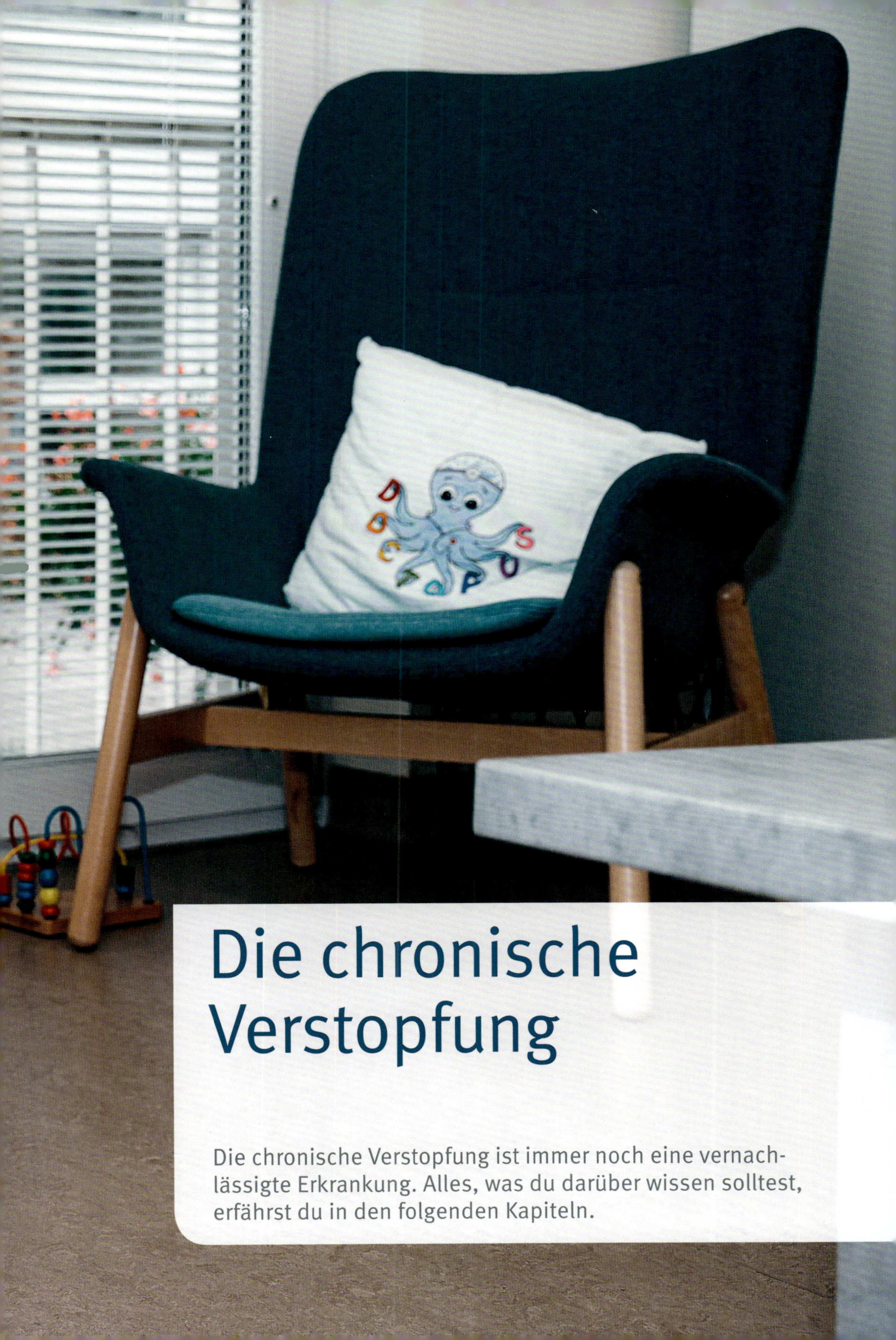


# Die chronische Verstopfung

Die chronische Verstopfung ist immer noch eine vernachlässigte Erkrankung. Alles, was du darüber wissen solltest, erfährst du in den folgenden Kapiteln.

# Die Anatomie und die Physiologie

Um das komplexe Thema der Verstopfung bei Kindern besser verstehen zu können, müssen wir uns erst mit ein paar Grundlagen beschäftigen.

Wenn wir wissen und verstehen, wie der Körper unserer Kinder aufgebaut ist, wie er funktioniert und was physiologisch – also »normal« – ist, können wir automatisch besser beurteilen, ob etwas schiefläuft.

## Der Darm

Der Darm wird grob in zwei Teile eingeteilt: den Dünn- und den Dickdarm. Hierbei ist der Dünndarm in erster Linie für die Aufnahme von Nährstoffen aus dem Nahrungsbrei verantwortlich und der Dickdarm für die Aufnahme von Flüssigkeit. Diese beiden sind wiederum in verschiedene Abschnitte unterteilt, was uns hier aber nicht weiter beschäftigen soll. Lediglich das Wort Kolon (Dickdarm) und die letzten Teile des Dickdarms werden uns noch einmal begegnen: das Sigmoid (der S-förmige Teil des Dickdarms) und das Rektum (Enddarm) (siehe Abb., Seite 11).

Nach dem Essen wird der gekaute Speisebrei im Magen gesammelt, vorverdaut, gut durchmischt und im Anschluss in den Dünndarm transportiert. Im Dünndarm angekommen, wird er in einzelne Spaltprodukte zerlegt und durch die Peristaltik – die Eigenbewegungen des Darms – immer weiter Richtung Dickdarm transportiert. Währenddessen werden die entstehenden Spaltprodukte, Wasser, Elektrolyte (Salze) und Vitamine über die Darmschleimhaut resorbiert und ins Blut aufgenommen. Unser Körper holt sich hier also den Großteil seiner Nährstoffe aus dem Nahrungsbrei, um sie dann unseren Zellen zur Verfügung zu stellen.

### Die harten Fakten

Unser Dickdarm ist nicht lebensnotwendig. Sollte es, wie z. B. bei der sehr seltenen Krankheit Morbus Hirschsprung, medizinisch indiziert sein, können große Teile davon – oder sogar alles – entfernt werden.

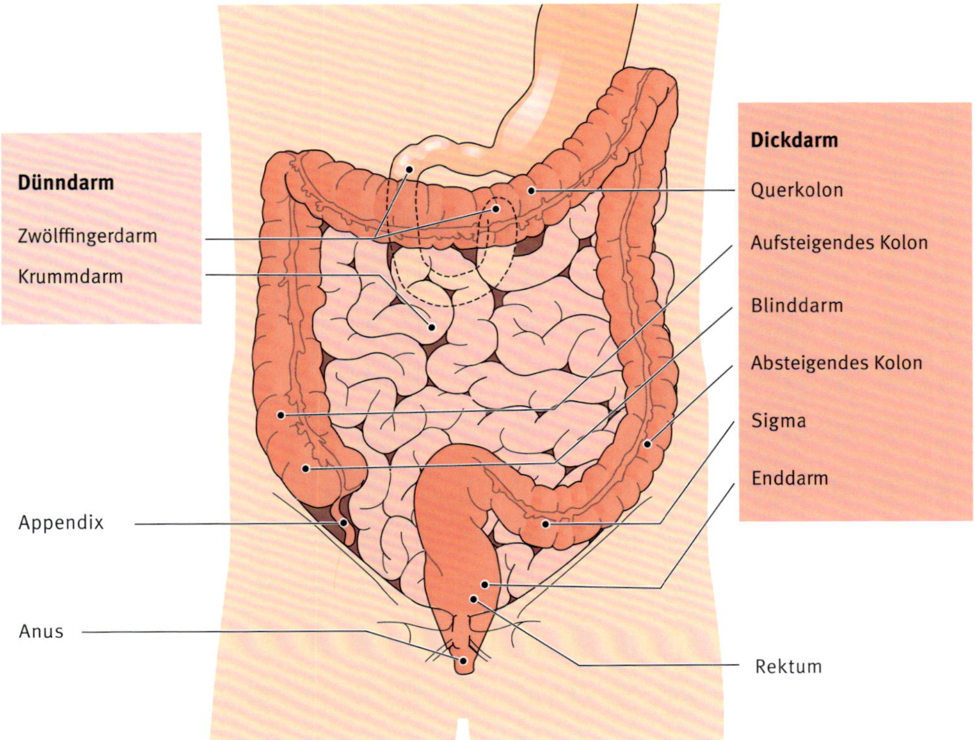


nach: Schewior-Popp S, Sitzmann F, Ullrich L, Hrsg. Thiemes Pflege. 15. Auflage. Stuttgart: Thieme; 2020.

Anatomie des Darms

Im Dickdarm angekommen, wird dem bisher noch recht flüssigen Nahrungsbrei in erster Linie Flüssigkeit entzogen. Dieser dickt dadurch ein, bekommt seine typische Konsistenz und es entsteht der Stuhl, wie wir ihn kennen. Dieser wird auch hier immer weitertransportiert, bis der fertige Stuhl schließlich im Rektum ankommt. Wenn sich der obere Teil des Rektums füllt und somit gedehnt wird, sorgen die dort vorhandenen Dehnungsrezeptoren dafür, dass sich der innere Schließmuskel entspannt, der äußere anspannt und gleichzeitig Stuhldrang ausgelöst wird. Wenn wir dann z. B. eine Toilette aufsuchen, um diesem Stuhldrang nachzugeben, verkürzt sich das Rektum, die Muskeln des Beckenbodens und der äußere Schließmuskel entspannen sich und die Muskulatur des Dickdarms treibt den Stuhl ins Freie.

Wenn dieser Stuhldrang jedoch zu einem Zeitpunkt kommt, zu dem wir keinen Stuhl absetzen können oder wollen, halten wir zurück und er verschwindet nach einer gewissen Zeit wieder. Dadurch bleibt der Stuhl länger als eigentlich notwendig bzw. geplant im Dickdarm. Der Dickdarm geht währenddessen weiterhin seiner Arbeit nach und entzieht dem Stuhl so lange Flüssigkeit, bis er schließlich irgendwann ausgeschieden wird. Das bedeutet also: Je länger der Stuhl im Dickdarm verweilt, desto mehr Flüssigkeit wird ihm entzogen und desto trockener und härter wird er.

## Der gastrokolische Reflex

»Gastrokolischer Reflex« ist ein Fachbegriff aus der Medizin, der die Reaktion des Dickdarms auf eine Reizung des Magens oder anderer Teile des oberen Verdauungstrakts bezeichnet. Er läuft bei jeder Nahrungsaufnahme unbewusst ab und ist am Morgen besonders ausgeprägt. Während des Essens werden im Mund, der Speiseröhre und dem Magen Dehnungsrezeptoren aktiviert. Diese Rezeptoren geben bestimmte Informationen an den Dickdarm weiter, die dazu füh-

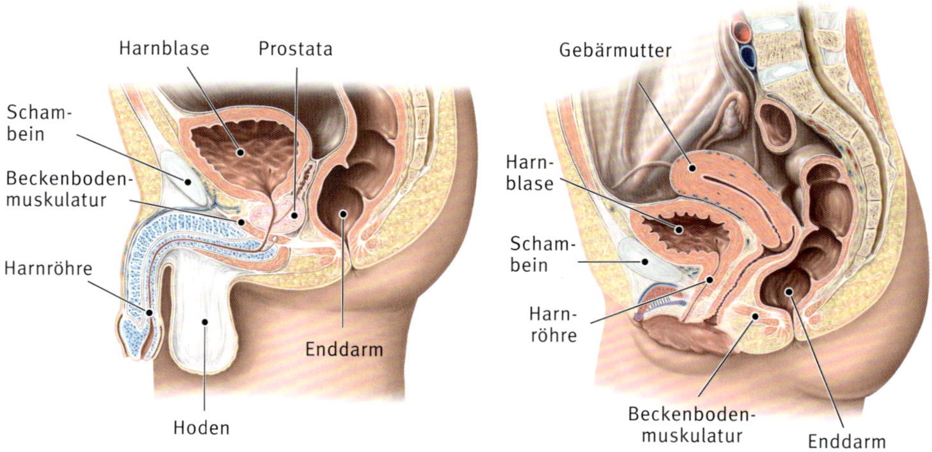


nach: Schünke M, Schulte E, Schumacher U. PROMETHEUS LernAtlas, Grafiken: Voll M, und Wesker K; Thieme; 2022

Anatomie von Blase und Darm bei Jungen (links) und Mädchen (rechts)

ren, dass dort starke Kontraktionen ausgelöst werden. Dadurch wird der Inhalt des Dickdarms in den Enddarm geschoben. Das wiederum führt dazu, dass dieser gedehnt und Stuhldrang ausgelöst wird. Spezielle Messungen haben ergeben, dass der gastrokolische Reflex etwa 15 min nach der Nahrungsaufnahme einsetzt. Obwohl er für eine geregelte Darmentleerung wichtig ist, ist der genaue Mechanismus bisher noch nicht vollständig erforscht.

## Die Blase

Unsere Blase sammelt den Harn, der von unseren Nieren produziert wird. Das macht sie so lange, bis sie voll ist und nichts mehr fassen kann. Mit verschiedenen Dringlichkeitsstufen meldet sie immer wieder ans Gehirn: »Ich bin (so und so) voll – such dir bitte eine Toilette«. Wir können dann selbst entscheiden, wie dringend wir diese Anweisung einordnen – ob wir gleich reagieren oder ob wir noch warten. Das für unser Thema Wichtige aber ist: Darm und Blase liegen ziemlich nah beisammen. Sie sind sozusagen Nachbarn. Wenn der eine ein Problem hat, beeinträchtigt das oft auch den anderen (siehe Abb., Seite 12).

Das bemerken auch wir Eltern. Denn viele Kinder, die unter Verstopfung leiden, haben zusätzlich Probleme mit der Blase – sie verlieren z. B. unkontrolliert Harn oder haben immer wiederkehrende Blasenentzündungen. Die Ausscheidungsstörungen von Darm und Blase kommen sogar so häufig gemeinsam vor, dass sich unter Mediziner*innen der Begriff »bladder and bowel-dysfunction« etabliert hat[1,2,3,4,5].

## Der Beckenboden

Der Beckenboden spielt sowohl für die Ausscheidung als auch für unsere Kontinenz eine entscheidende Rolle. Denn einerseits beherbergt er die dafür notwendigen Öffnungen und das sogenannte Kontinenzorgan, andererseits muss er sich entspannen, um den Ausscheidungsvorgang überhaupt erst möglich zu machen.

## Die Öffnungen

Grundvoraussetzung dafür, dass Kinder Harn und Stuhl ausscheiden können, sind die entsprechenden Öffnungen von Darm und Harnröhre nach außen – optimalerweise an den dafür vorgesehenen Stellen. Mädchen haben von Geburt an drei Öffnungen im Beckenboden: eine Öffnung für den Austritt des Darms – den sogenannten Anus –, der vom äußeren Schließmuskel umringt wird. Zwischen den inneren Schamlippen finden sich die zwei weiteren Öffnungen: die Ausgänge der Vagina und der Harnröhre. Bei den Jungen entspricht die Öffnung für den Darm der bei Mädchen, die Öffnung für den Austritt der Harnröhre befindet sich an der Penisspitze. Die Samenflüssigkeit wird ebenfalls durch die Harnröhre abgegeben und benötigt somit keine weitere Öffnung (siehe Abb. rechts).

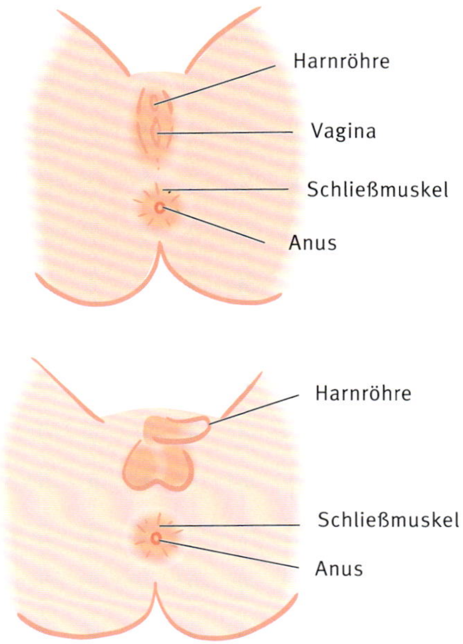


Die Ausgänge bei Mädchen und Jungen

## Das Kontinenzorgan

Ganz am Ende unseres Darms, kurz vor dessen Ausgang, befindet sich ein Komplex aus Muskeln, Nerven und Blutgefäßen, deren ausgeklügeltes Zusammenspiel eine große Rolle für unsere Kontinenz spielt: das sogenannte Kontinenzorgan – auch Schließapparat genannt. Dieses sorgt dafür, dass wir stuhlkontinent sind. Erkrankungen, Fehlbildungen oder Verletzungen des Kontinenzorgans können zur Stuhlinkontinenz führen. Das betroffene Kind ist dann nicht mehr in der Lage, seinen Stuhlabgang oder Winde zuverlässig zu kontrollieren (siehe Abb., Seite 14).

Eine besondere Rolle für den Stuhlabsatz spielt hier der sogenannte Musculus puborectalis, der Teil unserer Beckenbodenmuskulatur und auch Teil des Kontinenzorgans ist. Er bildet eine Schlinge um den Enddarm und sorgt so dafür, dass das Rektum einen leichten Knick macht, wenn wir stehen. Das ist im Sinne der Kontinenz durchaus sinnvoll, da er dadurch den Stuhlabsatz behindert. Zumindest dann, wenn wir uns nicht in der dafür geeigneten Position befinden. Wenn wir uns jedoch in eine Position begeben, in der die Knie höher sind als das Becken, wird diese Schlinge locker, der Darm gerade und der Stuhlabsatz kann leichter und vollständig erfolgen. Aus diesem Grund werden wir den M. puborectalis beim Toilettentraining wieder treffen (siehe Abb., Seite 14).

## Linea dentata

Die Linea dentata ist eine mit freiem Auge erkennbare Grenzlinie im Rektum. Oberhalb der Linea dentata befindet sich die Rektumschleimhaut, unterhalb die Analhaut. Die

Rektumschleimhaut ist dabei weitestgehend schmerzunempfindlich, die Analhaut hingegen hochempfindlich. Damit können wir z. B. zwischen festem und flüssigem Stuhl bzw. Darmgasen unterscheiden[6]. Zudem spielt die Linea dentata eine wichtige Rolle für die Stuhlkontinenz unserer Kinder. Sie darf bei einer Operation nicht verletzt werden.

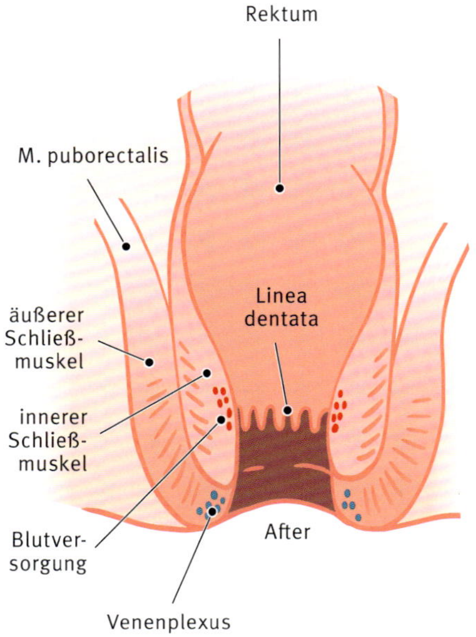


Das Kontinenzorgan

Der Zusammenhang zwischen Toiletten-Sitzposition und M. puborectalis

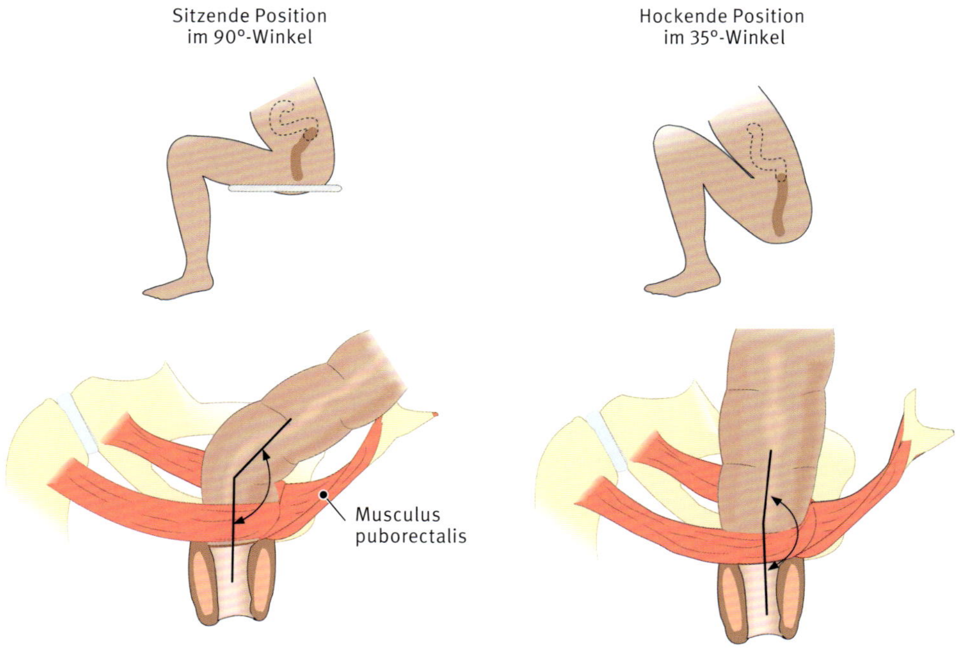


Der M. puborectalis klemmt den Darm beim Sitzen ab

Der M. puborectalis löst sich in der Hocke, der Darm wird gerade und der Stuhl kann besser entweichen

# Der Lifestyle

Was versteht man unter gesunder Ernährung und ausreichender Bewegung? Wie viele Ballaststoffe braucht mein Kind und wie viel soll es täglich trinken?

Was bei all diesen Punkten als »normal« anzusehen ist, hängt sehr stark vom Alter deines Kindes ab. Aber schauen wir uns das Ganze einmal genauer an:

## Die Ernährung

Die WHO empfiehlt, 6 Monate voll zu stillen und dann mit der Beikost zu beginnen[7]. Falls du nicht stillen kannst oder möchtest, solltest du deinem Baby alternativ dazu einen geeigneten Muttermilchersatz anbieten. Als Muttermilchersatz gelten alle Formula-Nahrungen mit den Bezeichnungen Pre, 0 und 1. Der Zeitpunkt der Beikosteinführung richtet sich jedoch nicht in erster Linie nach dem Alter deines Kindes, sondern danach, wann es alle Beikostreifezeichen erfüllt. In der Regel erreichen Babys diese Beikostreife um den 6. Lebensmonat herum, manche ein paar Wochen früher, andere ein paar Wochen später. Es ist sehr wichtig, dass du die Beikostreife abwartest, denn erst dann ist der Körper deines Kindes bereit, langsam mit fester Nahrung zu beginnen. Sollte dein Baby schon vor dem Erreichen aller Reifezeichen mit der Beikost starten, ist sein Darm höchstwahrscheinlich noch überfordert und reagiert eventuell mit Verstopfung. Falls dein Baby jedoch auch Wochen nach dem 6. Monat noch kein Interesse an Beikost zeigt oder jedes Essen aus dem Mund schiebt, solltest du es einer Kinderärztin oder einem Kinderarzt vorstellen. Ein Eisenmangel z.B. kommt häufiger vor und macht appetitlos. Nicht entdeckte orale Restriktionen wie z.B. Zungen- oder Wangenbänder können dein Baby am Essen hindern.

Wenn dein Kind alle Reifezeichen erfüllt, beginnt für euch ein neuer, spannender Lebensabschnitt. Dein Baby ist bereit, eine Fülle von neuen Lebensmitteln kennenzulernen. Bis etwa zum 9. oder 10. Lebensmonat ist Beikost dabei hauptsächlich ein Angebot an dein Kind, diese Lebensmittel zu erkunden und auszuprobieren. Wie viel Essen dabei tatsächlich in seinem Magen landet, ist erst mal unwichtig, denn sein Körper braucht

Zeit, sich an die neue Form der Ernährung zu gewöhnen. Das klappt am besten, wenn du ihm immer nur kleine Portionen anbietest und nicht versuchst, Milchmahlzeiten zu ersetzen. Mehr als eine Portion pro Mahlzeit – die in eine Babyhand passt – ist dabei für die meisten Babys noch zu viel. Zusätzlich solltest du deinem Kind auch in der Zeit der Beikosteinführung vor und nach jeder Mahlzeit Muttermilch oder einen Muttermilchersatz anbieten. So hat das noch unreife System deines Babys die besten Chancen, die neuen Nahrungsmittel gut zu vertragen[8]. Falls du nicht stillen kannst oder möchtest, kannst du deinem Baby auch im 2. Lebenshalbjahr weiterhin nach Bedarf einen Muttermilchersatz anbieten.

Etwa ab dem 10. Lebensmonat fangen die meisten Babys ganz von selbst an, mehr zu essen. Wichtig ist, dass du deinem Kind von Anfang an eine ausgewogene Mischkost anbietest. Womit du dabei anfängst, ist in der Tat ziemlich egal und oft von rein kulturellen Hintergründen geprägt. So starten Eltern im deutschsprachigen Raum primär mit Karotte – die übrigens bei vielen Kindern stopfende Wirkung hat. Italienische Eltern beginnen gerne mit Gemüsesuppe mit Fleisch und Parmesan, die mit Reismehl angedickt wird. In Schweden gibt es zu Beginn Kartoffelbrei, der durch Pastinake, Blumenkohl, grüne Bohnen oder anderes Gemüse ergänzt wird. In Thailand startet man traditionell mit einer Gemüsebrühe oder mit Reis. Ergänzt durch gematschte Banane, Pastinake oder Mango[9]. Du siehst also: Vieles ist möglich. Tatsächlich gibt es nur wenige Lebensmittel, die Babys nicht ab dem Beikoststart essen dürfen. Bei Kuhmilch und Kuhmilchprodukten ist dabei jedoch Vorsicht geboten. Aufgrund ihres hohen Proteingehaltes gibt es hier bestimmte Obergrenzen, die nicht überschritten werden dürfen. Ausführliche Informationen dazu findest du in Beikost-Büchern und auf einschlägigen Beikost-Seiten im Internet.

Zudem empfiehlt die WHO, zwei Jahre und darüber hinaus weiter zu stillen. Nämlich genau so lange, wie sich Mama und Kind dabei wohlfühlen. Diese Empfehlung basiert unter anderem auf der Tatsache, dass gestillte Kinder auch im 2. Lebensjahr noch viele Nährstoffe aus der Muttermilch beziehen. So decken sie z. B. ihren Eisenbedarf zu 55 %, ihren Bedarf an Vitamin A und C sogar zu über 90 % über die Muttermilch. Zudem steigt deren Gehalt an wichtigen Antikörpern im Verlauf des 2. Lebensjahres des Stillkindes wieder an und schützt dieses somit langfristig vor Krankheiten. Muttermilch ist also nach 6 Monaten nicht, wie oft gedacht, plötzlich »wertlos« für dein Kind, sondern auch bis weit ins 2. Lebensjahr sehr wichtig. Wenn dein Kind nicht gestillt wird, sondern einen Muttermilchersatz bekommt, kannst du diesen ebenfalls bis zum Ende der Milchzeit – mit etwa 2 Jahren – anbieten. Ein Umstieg auf eine Folgemilch – also eine 2er- und 3er-Milch – ist in der gesamten Milchzeit weder nötig noch sinnvoll. Egal, ob du stillst oder nicht: Wichtig ist jedenfalls, dass dein Kind auch im 2. Lebensjahr noch Muttermilch oder einen Muttermilchersatz als wichtigen Baustein einer ausgewogenen Ernährung bekommt. Kuhmilchmengen von mehr als 250 ml pro Tag sollten bei Kindern jenseits des Säuglingsalters jedoch vermieden werden, da sie eine Verstopfung begünstigen können[10].

Auch nach dem Abschluss der Beikosteinführung begleitet uns die ausgewogene, bunte Mischkost. Mit einer altersentsprechenden, gesunden und abwechslungsreichen Ernährung kann der Energie- und Nährstoffbedarf vom Kleinkindalter an abgedeckt werden. Diese sollte aus Obst, Gemüse, Vollkorngetreide, Hülsenfrüchten, Milchprodukten, magerem Fleisch, Geflügel und Fisch bestehen[11]. Wichtig ist hier allerdings, dass die jeweils entsprechenden Portionsmengen und Portionsgrößen beachtet werden. So sollen entsprechend der Ernährungspyramide z. B. täglich 3 Portionen Gemüse und 2 Portionen Obst gegessen werden (siehe Abb. unten). 1 Portion entspricht dabei der vollen Hand der Person, für die diese Portion vorgesehen ist. In einigen Ausnahmen auch 2 Hände voll[12]. Zudem sollte es keine allgemeinen Verbote von bestimmten Lebensmitteln oder Lebensmittelgruppen wie z. B. Schokolade oder Süßigkeiten geben. Verbote machen Dinge interessanter und können zu einem ungesunden Umgang mit bestimmten Lebensmitteln bis hin zu einer Essstörung führen.

## Die Sache mit den Ballaststoffen

Als Ballaststoffe werden all jene Bestandteile der Nahrung bezeichnet, die vom Körper nicht verdaut werden können. Dabei handelt es sich meistens um komplexe Zuckerverbindungen, die den Körper zwar nicht mit Nährstoffen versorgen, aber dennoch eine wichtige Rolle bei der Verdauung spielen: Sie binden bereits im Magen Flüssigkeit, erhöhen damit das Volumen des Speisebreis, sorgen für eine schnellere Magenfüllung und damit für ein rechtzeitiges Auftreten des Sättigungsgefühls. Gleichzeitig wird

Die Ernährungspyramide

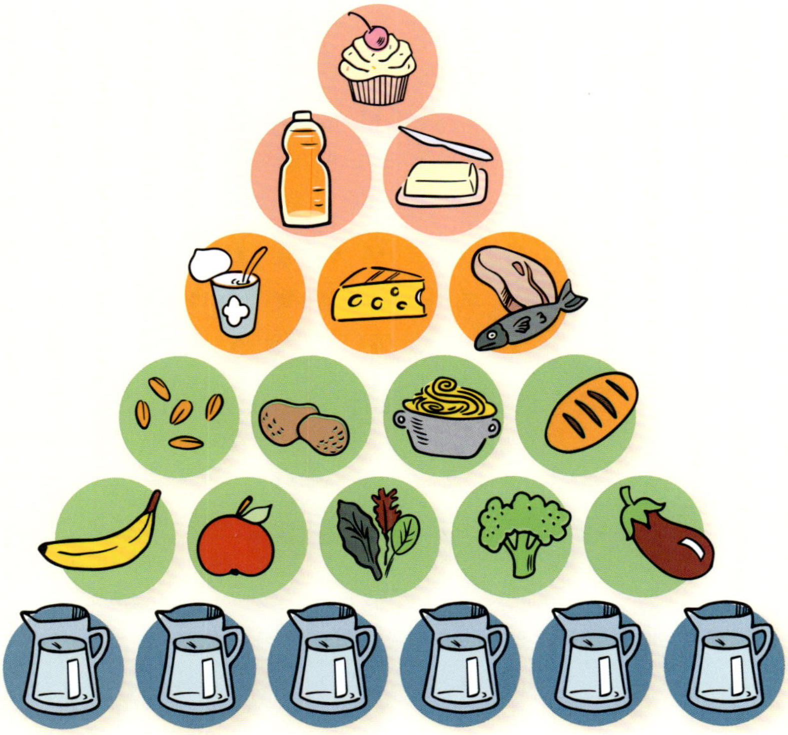

der Magen langsamer entleert, wodurch der Nahrungsbrei langsamer in den Darm gelangt und die Nährstoffaufnahme im Darm gesteigert wird. Im Darm angekommen, quellen sie weiter auf und regen damit die Peristaltik an. Dadurch wird der Speisebrei schneller vorwärts transportiert, was wiederum einer akuten Verstopfung vorbeugen kann. Ballaststoffe sind bereits in der Muttermilch enthalten und sollen auch mit Beginn der Beikost Teil unserer Ernährung sein. Wichtig ist dabei jedoch, dass wir dazu ausreichend trinken. Denn nur dann können wir unsere Ballaststoffe gut verwerten. Also Achtung: Sollte dein Kind viele Ballaststoffe essen, dazu aber zu wenig trinken, können sich dadurch schwere Verstopfungen entwickeln. Zudem solltest du das Angebot an Ballaststoffen nur langsam steigern, wenn dein Kind diese bisher nicht gewohnt ist. So kann sich der Darm an die neue Herausforderung anpassen. Ansonsten könnte auch das zu einer Verstopfung führen.

Im Allgemeinen unterscheiden wir zwischen wasserlöslichen und wasserunlöslichen Ballaststoffen. Für Kinder, die zu Verstopfung neigen, sind vor allem die sogenannten wasserlöslichen oder löslichen Ballaststoffe wie z. B. Pektin, Guar und Inulin wichtig. Diese finden sich in den meisten Obstsorten, aber auch in Hafer, Gerste oder Hülsenfrüchten. Sie binden deutlich mehr Flüssigkeit als wasserunlösliche Ballaststoffe und sind deswegen besonders wertvoll für unsere Kinder. Wasserunlösliche Ballaststoffe wie z. B. Zellulose, Hemizellulose oder resistente Stärke in Weizenkleie, Vollkornbrot, Hartweizenerzeugnissen, Mais oder Kartoffeln binden im Vergleich dazu eher wenig Flüssigkeit. Wie viele Ballaststoffe dein Kind dabei in welchem Alter in etwa braucht, kannst du dir mit einer ganz einfachen Formel ausrechnen: Alter deines Kindes + 5–10g Ballaststoffe/Tag oder 10g pro 1000kcal Energiebedarf. Nimmt man das Alter als Anhaltspunkt, so benötigt ein 10 Jahre altes Kind etwa 15–20g Ballaststoffe pro Tag.

## Die harten Fakten

Der Einsatz von Flohsamenschalen, grob geschroteten Leinsamen und Weizenkleie wird bei Kindern nicht empfohlen. 1 EL dieser Lebensmittel benötigt zusätzlich 150 ml Flüssigkeit, was Kinder oft nicht schaffen. Ist diese Menge nicht möglich, wird die Verstopfung dadurch verstärkt.

## In welchen Lebensmitteln sind viele Ballaststoffe enthalten?

| Lebensmittel | Ballaststoffmenge pro 100 Gramm | Lebensmittel | Ballaststoffmenge pro 100 Gramm | Lebensmittel | Ballaststoffmenge pro 100 Gramm |
|---|---|---|---|---|---|
| **Gemüse** | | **Hülsenfrüchte** | | **Samen und Nüsse** | |
| Schwarzwurzel | 18,3 g | Helm-/Faselbohnen | 26 g | Chiasamen | 34 g |
| Topinambur | 12,1 g | Brechbohnen | 25 g | Leinsamen | 27 g |
| Kartoffeln | 8 g | Saubohnen | 25 g | Kürbiskerne | 18 g |

| Lebensmittel | Ballaststoffmenge pro 100 Gramm | Lebensmittel | Ballaststoffmenge pro 100 Gramm | Lebensmittel | Ballaststoffmenge pro 100 Gramm |
|---|---|---|---|---|---|
| Artischocke | 6 g | Kidneybohnen | 25 g | Mandeln | 14 g |
| Pastinake | 5 g | Weiße Bohnen | 25 g | Sesamsamen | 12 g |
| Kürbis | 5 g | Grüne Erbsen | 22 g | Sonnenblumenkerne | 11 g |
| Okra | 4,9 g | Limabohnen | 19 g | Pinienkerne | 11 g |
| Zuckermais | 4 g | Lupinen | 19 g | Pistazien | 11 g |
| Rosenkohl | 4 g | Mungbohnen | 18 g | Haselnüsse | 10 g |
| Kohl & Grünkohl | 4 g | Schwarze Bohnen | 16 g | Pekannüsse | 10 g |
| Spinat | 4 g | Strauchererbsen | 15 g | Macadamianüsse | 9 g |
| Paprika | 3,6 g | Kichererbsen | 12 g | Walnüsse | 8 g |
| Karotten | 3 g | Linsen | 11 g | Esskastanien | 5 g |
| Brokkoli | 3 g | Kuhbohnen | 11 g | Hanfsamen | 4 g |
| Blumenkohl | 3 g | Sojabohnen | 9 g | Cashewkerne | 3 g |
| Süßkartoffeln | 3 g | | | | |
| **Getreide und Pseudogetreide (in ungekochter Form)** | | **Mehle** | | | |
| Maiskleie | 79 g | Roggenmehl, Schrot | 14 g | | |
| Weizenkleie | 43 g | Weizenmehl, Vollkorn | 11 g | | |
| Reiskleie | 21 g | Gerstenmehl, Vollkorn | 10 g | | |
| Gerste | 17 g | Buchweizenmehl, Vollkorn | 10 g | | |
| Haferkleie | 15 g | Dinkelmehl, Vollkorn | 8 g | | |

| Lebensmittel | Ballaststoffmenge pro 100 Gramm | Lebensmittel | Ballaststoffmenge pro 100 Gramm | Lebensmittel | Ballaststoffmenge pro 100 Gramm |
|---|---|---|---|---|---|
| Roggen | 15 g | Maismehl, Vollkorn | 7 g | | |
| Weizen & Weizenkeim | 13 g | Hafermehl, Vollkorn | 6–9 g | | |
| Dinkel | 11 g | Reismehl, Vollkorn | 5 g | | |
| Hafer | 11 g | Hirsemehl, Vollkorn | 4 g | | |
| Buchweizen | 10 g | Weizenmehl, Weißmehl | 4 g | | |
| Hirse | 9 g | | | | |
| Mais | 7 g | | | | |
| Quinoa | 7 g | | | | |
| Amaranth | 7 g | | | | |
| Wildreis | 6 g | | | | |
| **Obst** | | **Beeren** | | **Trockenobst** | |
| Passionsfrucht | 11 g | Holunderbeeren | 7 g | Gojibeeren | 13 g |
| Avocado | 7 g | Himbeeren | 7 g | Bananen | 10 g |
| Granatapfel | 4 g | Brombeeren | 5 g | Feigen | 10 g |
| Oliven | 3 g | Heidelbeeren | 5 g | Äpfel | 9 g |
| Birnen | 3 g | Johannisbeeren | 4 g | Pfirsiche | 9 g |
| Kiwis | 3 g | Stachelbeeren | 4 g | Datteln | 8 g |
| Feigen | 3 g | Cranberrys | 4 g | Birnen | 8 g |
| Äpfel | 3 g | | | Marillen/Aprikosen | 7 g |
| Bananen | 3 g | | | Pflaumen | 7 g |
| | | | | Rosinen | 7 g |

## Die Trinkmenge

Vollgestillte Kinder brauchen keine zusätzliche Flüssigkeit. Wenn sie nach Bedarf gestillt werden, holen sie sich alles, was sie brauchen, aus der Muttermilch. Mit Einführung der Beikost ist es jedoch wichtig, dass du deinem Kind zu jeder Beikostmahlzeit frisches, kühles Wasser anbietest. Am Anfang wird es wahrscheinlich nur wenig trinken, wenn wir als Eltern aber konsequent als gutes Vorbild dienen, wird das Trinken auch für unsere Kinder irgendwann selbstverständlich dazugehören. Welche durchschnittlichen täglichen Trinkmengen die deutsche Gesellschaft für Ernährung e.V. als Richtwert vorgibt, kannst du in der unten stehenden Tabelle nachlesen.

Zudem gibt es Getränke, die wir unseren Kindern bevorzugt anbieten sollten und welche, die wir eher vermeiden bzw. nur sehr selten anbieten sollten.

Diese Getränke sollten bevorzugt werden:
- Wasser
- Mineralwasser
- frisch gepresste Obstsäfte (z.B. Orangensaft)
- stark verdünnte Fruchtsäfte
- ungesüßter Tee

Eher ungünstig sind:
- zuckerhaltige Getränke (z.B. Cola, Fanta, Sprite, Dicksäfte/Verdünnungssäfte, Eistee)
- Schwarztee
- grüner Tee
- Milchkakao und Wasserkakao

Viele Kinder vergessen tagsüber zu trinken und holen sich die fehlende Flüssigkeit dann am Abend oder in der Nacht. Das ist theoretisch kein Problem, führt aber möglicherweise dazu, dass dein Kind vermehrt nachts Harn absetzt. Um dem vorzubeugen, ist es wichtig, dass dein Kind jederzeit Zugang zu seinen Getränken hat. Dafür kannst du ihm z.B. Trinkflaschen bereitstellen, die

### Empfohlene Trinkmenge für Kinder

| Alter | Durch Getränke | Durch feste Nahrung | Insgesamt pro kg Körpergewicht am Tag |
|---|---|---|---|
| **0 bis unter 4 Monate** | **620 ml/Tag** | **–** | **130 ml** |
| 4 bis unter 12 Monate | 400 ml/Tag | 500 ml/Tag | 110 ml |
| 1 bis unter 4 Jahre | 820 ml/Tag | 350 ml/Tag | 95 ml |
| 4 bis unter 7 Jahre | 940 ml/Tag | 480 ml/Tag | 75 ml |
| 7 bis unter 10 Jahre | 970 ml/Tag | 600 ml/Tag | 60 ml |
| 10 bis unter 13 Jahre | 1170 ml/Tag | 710 ml/Tag | 50 ml |
| 13 bis unter 15 Jahre | 1330 ml/Tag | 810 ml/Tag | 40 ml |
| 15 bis unter 19 Jahre | 1530 ml/Tag | 920 ml/Tag | 40 ml |

dein Kind jederzeit nehmen kann, oder eine kleine Kanne mit Wasser, aus der es sich bedienen kann. Zudem solltest du selbst immer wieder und ausreichend trinken. Denn auch in diesem Fall gilt: Unsere Kinder lernen durch Abschauen und Nachmachen. Achte also selbst darauf, ein gutes Vorbild zu sein.

## Die Bewegung

Kinder sollen sich bewegen. Das ist klar. Aber was heißt das genau? Wie viel Bewegung ist normal? Die Richtlinien der WHO (World Health Organization) sagen hier Folgendes[13]:

Kinder unter einem Jahr sollten mehrmals am Tag auf verschiedene Arten – vor allem aber durch interaktives Spielen auf dem Boden – körperlich aktiv sein dürfen. Kinder, die noch nicht mobil sind, sollten dafür über den Tag verteilt mindestens 30 min wach in der Bauchlage z. B. auf dem Boden verbringen. Im Alter von 2–3 Jahren sollten sie sich über den Tag verteilt mindestens 180 min bewegen, wobei hier leichtere und anstrengende Aktivitäten enthalten sein sollten. Zwischen 3 und 6 Jahren sollten sie sich im Laufe des Tages mindestens 3 h bewegen, wovon mindestens 60 min mittel bis anstrengend sein sollten. Am besten geeignet sind hierfür immer Dinge, die als »freies Spiel« bezeichnet werden, wie z. B. auf dem Spielplatz sein, rutschen, laufen, hüpfen, springen oder auch Laufrad, Roller- oder Fahrradfahren.

Kinder und Jugendliche sollten über die Woche verteilt im Durchschnitt mindestens 60 min pro Tag mäßig bis intensiv körperlich aktiv sein[14]. Ab einem gewissen Alter kann körperliche Bewegung auch durch das Erlernen von Sportarten wie z. B. Schwimmen, Klettern, Laufen, Tanzen oder Reiten ausgeübt werden.

# Was ist normal – was nicht?

Wie oft sollten gesunde Kinder Stuhl absetzen? Wie sollte dieser aussehen? Wie verändert sich seine Konsistenz bei Einführung der Beikost? Wann sollten Kinder Harn und Stuhl kontrollieren können?

## Die Stuhlfrequenz bzw. -konsistenz

Die normale Stuhlfrequenz ist von Faktoren wie Ernährung, Trinkmenge und dem Ausmaß der Bewegung abhängig – besonders aber vom Alter deines Kindes[15]. Die meisten gesunden Kinder im Alter von etwa 3 Jahren setzen 1x/Tag Stuhl ab, aber auch die folgenden Varianten können normal sein[16]:

Bei voll gestillten Säuglingen kann die Häufigkeit des Stuhlgangs von mehrmals pro Tag bis zu einmal pro Woche schwanken. Auch Intervalle bis maximal 14 Tage sind möglich und kein Grund zur Sorge. Wenn dein Kind dabei keine klinischen Auffälligkeiten zeigt, es normal trinkt und sich gut entwickelt, kann hier nicht von einer Verstopfung gesprochen werden. Wenn dem so ist, sollten unnötige Untersuchungen und vor allem

Die normale Stuhlfrequenz und -konsistenz.

| Alter | Frequenz von | Frequenz bis | Konsistenz/Farbe |
|---|---|---|---|
| **Säuglinge** | | | |
| Voll gestillt (ab 4.–6. Lebenswoche) | 8–12 x/Tag | 1x/2 Wochen | Sehr weich bis flüssig, recht hell und wohlriechend |
| Flaschennahrung | 2–4 | | Bei HA: Grünfärbung möglich |
| **Ab Beikost** | | | |
| 6 Monate – 3 Jahre | 3–4 | Jeden 2. Tag | Kompakter |
| Ab 3 Jahre | 3 | 3x/Woche | Ähnlich wie bei Erwachsenen |

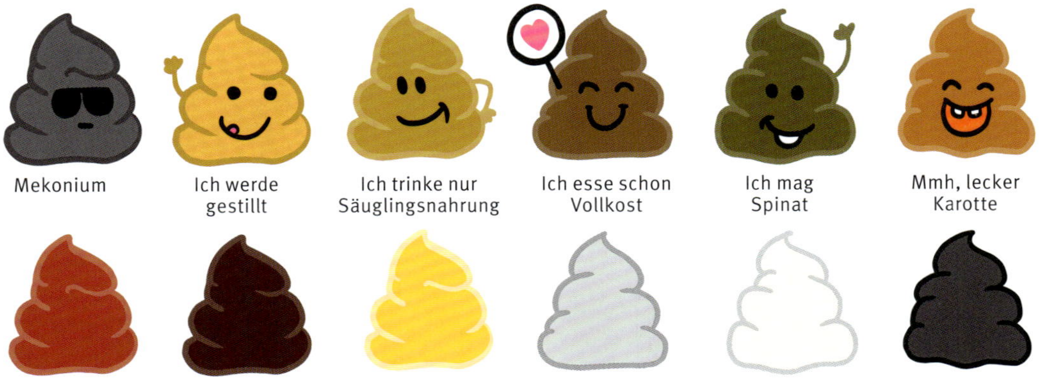
Mekonium
Ich werde gestillt
Ich trinke nur Säuglingsnahrung
Ich esse schon Vollkost
Ich mag Spinat
Mmh, lecker Karotte
Rot / Dunkelrot: Rote Beete oder Blut? Im Zweifelsfall lieber zum Kinderarzt
Gelb: Direkt zum Kinderarzt
Lehmfarben: Direkt zum Kinderarzt
Farblos: Direkt zum Kinderarzt
Schwarz: Direkt zum Kinderarzt

Was sagt die Stuhlfarbe aus?

rektale Manipulation vermieden werden[17]. Babys, die einen Muttermilchersatz bekommen, sollten hingegen täglich Stuhl absetzen und im Unterschied zu voll gestillten Säuglingen sollte kein Abstand von mehreren Tagen zwischen den Darmentleerungen sein.

Mit Einführung der Beikost verändert sich zum einen die Konsistenz – der Stuhl wird automatisch kompakter, je mehr feste Nahrung die Kinder zu sich nehmen –, aber auch die Frequenz wird seltener. Das ist vollkommen normal und vorerst kein Grund zur Sorge. Ein gesundes Kind im Alter von 6 Monaten bis 3 Jahren sollte mindestens jeden 2. Tag Stuhl absetzen oder bis zu 3- bis 4-mal pro Tag. Ab dem Alter von 3 Jahren kann man von Erwachsenenwerten ausgehen: Von 3-mal pro Tag bis 3-mal pro Woche ist alles normal.

## Die Stuhlfarbe

Muttermilchstuhl ist normalerweise sehr weich bis flüssig, recht hell und wohlriechend. Aber auch andere Farben sind möglich. Hier geben diverse Stuhlfarbenkarten aus dem Internet Hinweise bzw. Sicherheit. Die oben stehende Grafik (Seite 24) soll dir ein paar Anhaltspunkte geben, was normal sein könnte und bei welcher Stuhlfarbe du ärztlichen Rat suchen solltest. Sie erhebt jedoch keinen Anspruch auf Vollständigkeit. Wenn du dir Sorgen machst, kontaktiere bitte immer euren Kinderarzt bzw. eure Kinderärztin.

### Tipp

Sowohl Lebensmittel als auch Getränke können den Stuhl einfärben. So ergeben sich beispielsweise folgende Farben durch:

- Schwarz: Oreo-Kekse, Holunderbeerensuppe
- Blau: Schlumpfeis, Blaubeeren bzw. Heidelbeeren
- Grün: Spinat oder Grünkohl
- Rot: Rote Rüben bzw. rote Bete
- diverse Farben: Lebensmittelfarbe (z. B. in Fondant)

Mit Einführung der Beikost verändert der Stuhl nicht nur seine Konsistenz, sondern auch seine Farbe. Diese hängt oftmals auch davon ab, welche Lebensmittel dein Kind zu sich nimmt. Besonders nach Halloween ist schon manches Elternteil über blauen oder schwarzen Stuhl erschrocken. Bevor du also aufgrund der Stuhlfarbe panisch wirst, lohnt es sich, darüber nachzudenken, was dein Kind in den letzten 1–2 Tagen gegessen und getrunken hat. Sollte jedoch dein Neugeborenes weißen Stuhl haben, solltest du unbedingt sofort deine Kinderarztpraxis aufsuchen, um die Ursache dafür abklären zu lassen.

## Die Sauberkeitsentwicklung

Die Sauberkeitsentwicklung ist ein Reifungsprozess, der mit dem unwillkürlichen Harn- und Stuhlabsatz des Säuglings startet und mit der kontrollierten Blasen- und Darmentleerung des Kindes – der sogenannten Kontinenz – endet. Das bedeutet, dass das Kind seinen Harn- und Stuhldrang spürt und Bescheid gibt bzw. selbstständig auf die Toilette geht. Dabei kann es im Zweifel ein paar Minuten warten, bis die nächste Toilette erreicht ist. Zudem passieren im Monat tagsüber weniger als vier und nachts weniger als zwei »Unfälle«. Die meisten Kinder erlangen diese autonome Blasen- und Darmkontrolle von ganz alleine, wobei sie dabei normalerweise zuerst die Stuhlkontrolle, dann die Harnkontrolle untertags und zuletzt die nächtliche Harnkontrolle erlangen[18]. Bis dieser Prozess komplett abgeschlossen ist, dauert es jedoch in der Regel 2–5 Jahre. Mädchen sind im Allgemeinen früher trocken und sauber als Jungen.

Grundvoraussetzung für eine erfolgreiche Sauberkeitsentwicklung ist zum einen die körperliche Entwicklung: Die dafür notwendigen Nervenbahnen müssen ausreifen und das Bewusstsein für eine volle Blase und den Harndrang muss entstehen. Beides wird in etwa im Alter von 18–24 Monaten erreicht. Zum anderen müssen Kinder eigenes Interesse am Sauberwerden zeigen. Dies passiert bei den meisten Kindern erstmals im Alter zwischen 18 und 36 Monaten – vereinzelt bereits ab 12 Monaten. Etwa zur gleichen Zeit kommen die Kinder auch in die Autonomiephase, die ihnen zu ausreichendem Verständnis für ihren eigenen Körper, dessen Signale und zum Bestreben, Dinge selbst zu können, verhilft. Ohne diesen Entwicklungsschritt funktioniert das Sauber- bzw. Trockenwerden nicht. Deswegen kann es auch nicht von außen diktiert oder bestimmt werden.

Nur sehr wenige Kinder sind bereits am Ende des 2. Lebensjahres sauber und trocken, ca. 50 % erreichen diesen Entwicklungsschritt am Ende des 3. Lebensjahres, weitere 25 % am Ende des 4. Lebensjahres. Somit werden die meisten Kinder im Laufe des 3. und 4. Lebensjahres sauber und trocken. Zu Beginn des 5. Lebensjahres sind etwa 90 % der Kinder trocken – noch fast 10 % setzen in diesem Alter gelegentlich Stuhl in die Windel bzw. Hose ab. Insgesamt ist die Bandbreite der normalen Sauberkeits- bzw. Kontinenzentwicklung enorm groß. So nässen 8–10 % der 4-jährigen Kinder noch regelmäßig tagsüber und 20–25 % nachts ein, sodass die Harninkontinenz im Rahmen der Sauberkeitsentwicklung bis zum vollendeten 5. Lebensjahr als physiologisch (normal) betrachtet wird[19].

## Wann spricht man von Verstopfung?

Jedes Kind hat seine individuellen Stuhlgewohnheiten, die hier selbstverständlich berücksichtigt werden müssen. Es sollte jedoch – abhängig von Alter und Ernährung – spätestens jeden 3. Tag Stuhl absetzen. Als Ausnahme gelten hier natürlich voll gestillte Säuglinge, bei denen eine Stuhlfrequenz von bis zu 1-mal in 14 Tagen durchaus normal sein kann. Sollte dein Kind seltener Stuhl absetzen, spricht man von einer Verstopfung. Zusätzlich zum seltenen Stuhlabsatz gibt es jedoch weitere Dinge, an denen du eine Verstopfung erkennen kannst:

- sehr harter Stuhl
- Schmerzen beim Stuhlabsatz
- regelmäßig unvollständige Entleerung
- zu selten große oder auch kleine Stuhlballen
- Bauchschmerzen

Bei voll gestillten Säuglingen können auch indirekte Zeichen als Hinweis für eine Verstopfung gesehen werden:

- anhaltendes Weinen
- Vorwölbung des Bauchs
- schlechtes Gedeihen
- Anzeichen eines nicht voll entwickelten Darmverschlusses (Subileus-Zeichen)

Diese Zeichen werden als Warnzeichen gesehen, die unbedingt eine weitere Abklärung organischer Ursachen benötigen.

Zuerst spricht man von einer akuten Obstipation (Verstopfung), die per Definition nicht länger als 4 Wochen dauert. Wenn die Probleme deines Kindes länger als 4 Wochen bestehen, spricht man von einer chronischen Obstipation. Wie du siehst, sind akut und chronisch hier also in erster Linie Zeitangaben. Diese Zeitgrenze darf aber auf keinen Fall dazu führen, dass der Start einer konsequenten und vor allem adäquaten Therapie verzögert wird[20]. Denn das Risiko, dass durch die Schmerzen beim Stuhlabsatz aus einer akuten Obstipation eine chronische wird, ist sehr hoch. Deshalb ist es wichtig, eine akute Obstipation so rasch und so effektiv wie möglich zu behandeln. So kann das Risiko einer Chronifizierung vermindert werden[21].

Um eine akute Obstipation rasch und adäquat zu behandeln, sollen laut aktueller Behandlungsleitlinien in erster Instanz orale Stuhlweichmacher eingesetzt werden. Mittel der 1. Wahl sind hier Medikamente mit dem Wirkstoff Macrogol. Macrogol ist ab 6 Monaten zugelassen, dein Kinderarzt kann es aber auch schon deutlich früher verordnen. Zäpfchen oder Einläufe sind dagegen in den allermeisten Fällen nicht notwendig, sondern verschlimmern die Problematik oft. In der richtigen Dosis angewendet, führt Macrogol dazu, dass der Stuhl weich wird und vollkommen schmerzfrei ausgeschieden werden kann. Die dafür empfohlene Dosierung findest du im Kapitel »Die Dosierungsschemata« (Seite 118).

Viele Eltern werden unruhig, wenn ihr voll gestillter Säugling über mehrere Tage keinen

### Die harten Fakten

Aufgrund der Schmerzen beim Stuhlabsatz kann eine akute Obstipation rasch zum Auslöser für eine chronische Obstipation werden[23, 24, 25]. Deswegen sollte jede akute Verstopfung so rasch und so effektiv wie möglich behandelt werden[26].

Stuhl absetzt. Das kann jedoch vollkommen normal sein. Wenn dein Baby dabei keinerlei sonstige Beschwerden hat, sein Stuhl flüssig, hell und wohlriechend ist, es gut trinkt, sein Bauch flach ist und es sich gut entwickelt, handelt es sich dabei nicht um eine Verstopfung. Hier sollten unnötige Untersuchungen und anorektale Manipulationen wie z. B. rektales Fiebermessen, Zäpfchen oder Einläufe unbedingt vermieden werden[22]. Solltest du dir jedoch trotzdem Sorgen machen oder dein Säugling festen Stuhl bzw. Schmerzen beim Stuhlabsatz haben, wende dich bitte an eure Kinderarztpraxis.

### Die chronische Verstopfung

Der große Unterschied zwischen einer akuten und einer chronischen Obstipation ist auf den ersten Blick die Dauer. Was eine chronische Verstopfung aber vor allem ausmacht, ist, dass hier nicht mehr primär der harte, seltene Stuhl im Vordergrund steht, sondern die Tatsache, dass die allermeisten Kinder aus Angst vor Schmerzen beim Stuhlabsatz aktiv Stuhl zurückhalten. Das hat massive Auswirkungen auf den Darm und die Psyche der betroffenen Kinder – auf die wir im weiteren Verlauf dieses Buches noch ausführlich eingehen werden.

Ärzte haben aber natürlich genaue Kriterien, nach denen sie eine chronische Verstopfung definieren und diagnostizieren – die sogenannten Rom-IV-Kriterien:

- 2 oder weniger Stuhlgänge pro Woche (Ausnahme: voll gestillte Säuglinge)
- übermäßiges Zurückhalten von Stuhl
- schmerzhafte/harte Stuhlgänge
- große Stuhlmassen im Rektum

Für Kinder, die die Sauberkeitsentwicklung bereits abgeschlossen haben, gibt es 2 zusätzliche Kriterien:

- mindestens 1 Inkontinenzepisode pro Woche
- Stuhldurchmesser, die die Toilette verstopfen können

Wenn mindestens 2 dieser Punkte auf dein Kind zutreffen, diese mindestens 1-mal pro Woche auftreten, und das über einen Zeitraum von mehr als 4 Wochen, leidet dein Kind per Definition an einer chronischen Verstopfung. Das bedeutet, dass für die Diagnose nicht alle diese Kriterien erfüllt sein müssen. Das bedeutet aber auch, dass dein Kind möglicherweise täglich Stuhl absetzt und trotzdem eine Verstopfung hat. Ebenso muss dein Kind nicht zwingend festen Stuhl oder Schmerzen beim Stuhlabsatz haben[27]. Hier sind viele Varianten möglich.

## Wann spricht man von Stuhlinkontinenz?

Bei der sogenannten Stuhlinkontinenz – auch Enkopresis oder Stuhlschmieren genannt – landen typischerweise immer wieder kleine Mengen von weichem Stuhl in der Windel bzw. der Unterhose des betroffenen Kindes. Oft wird diese Stuhlinkontinenz vom Umfeld der Kinder jedoch als Durchfall oder »Unsauber-Sein« missinterpretiert und deswegen lange nicht erkannt.

Definiert wird Stuhlinkontinenz als wiederholtes Einkoten oder Stuhlschmieren bei Kindern ab 4 Jahren, nachdem organische Ursachen ausgeschlossen sind. Es handelt sich also um eine sogenannte funktionelle Störung – also eine Erkrankung ohne organische Ursache. Dabei unterscheiden wir 2 verschiedene Formen der Stuhlinkontinenz:

- die Stuhlinkontinenz mit Verstopfung (Überlauf-Stuhlinkontinenz, retentive Stuhlinkontinenz)
- die Stuhlinkontinenz ohne Verstopfung (nicht-retentive Stuhlinkontinenz)

Die Altersgrenze von 4 Jahren ist sinnvoll, weil die »Unfallrate« bei jüngeren Kindern so hoch ist, dass das Einkoten nicht als Erkrankung angesehen wird, sondern einfach zur normalen Sauberkeitsentwicklung dazu gehören kann. Einerseits ist es natürlich gut, dass hier die physiologische Dauer der Entwicklung mit einbezogen wird, andererseits sollte auch bei jüngeren Kindern die Möglichkeit einer zugrundeliegenden Verstopfung bedacht werden. Oftmals ist die Stuhlinkontinenz das erste Anzeichen einer Verstopfung, das Eltern bemerken. Aus diesem Grund sollten auch bereits saubere Kinder unter 4 Jahren beim Auftreten einer Harn- oder Stuhlinkontinenz auf eine Verstopfung hin untersucht werden: lieber einmal zu früh als Jahre zu spät.

### Die harten Fakten

Die Stuhlinkontinenz ohne Verstopfung ist sehr selten. Sie kommt laut einer Übersichtsstudie in 0,0 % bis 1,8 % aller Fälle vor. Im Durchschnitt also bei 0,4 % aller Kinder, die unter Stuhlinkontinenz leiden[28]. Aus diesem Grund muss jedes Kind mit Stuhlinkontinenz unbedingt auf eine Verstopfung untersucht werden.

## Wann spricht man von Therapieresistenz?

Von einer Therapieresistenz spricht man dann, wenn die Erkrankung deines Kindes gar nicht oder nur unzureichend auf eine Behandlung anspricht. Das liegt sehr oft an einem oder mehreren der folgenden Punkte[29]:

- unzureichende Entfernung der alten Stuhlmassen aus dem Darm (unvollständige Desimpaktion)
- Dosis bzw. Effekt der Medikamente unzureichend
- keine regelmäßige Medikamenteneinnahme bzw. Störung der Eltern-Kind-Interaktion
- ärztliche Begleitung der Therapie unzureichend
- Stuhlfrequenz und -konsistenz werden nicht dokumentiert und sind deswegen nicht bekannt
- Weite des Rektums wird nicht per Ultraschall kontrolliert
- übersehene Grunderkrankung
- psychische Begleitsymptome
- klinisch relevante psychiatrische Komorbidität
- Gewalt (körperlich, psychisch, sexualisiert)
- strafender Erziehungsstil
- weitere psychosoziale Belastungsfaktoren

Sollte dein Kind trotz adäquater, konsequenter und bereits längerfristiger Therapie therapieresistent sein, sollte eine erneute bzw. weiterführende Diagnostik in Betracht gezogen werden. Zudem sollen psychische Symptome und Störungen erfasst bzw. diagnostiziert und, wenn notwendig, leitliniengerecht behandelt werden – auch wenn diese sich erst im Laufe der Verstopfung entwickelt haben[30].

## Was ist das Toilettenverweigerungssyndrom?

Manche Kinder wollen ihren Stuhl weiterhin in die Windel absetzen, obwohl sie für den Harnabsatz bereits die Toilette bzw. das Töpfchen nutzen. Wenn dieser Zustand länger als 1 Monat anhält, spricht man vom sogenannten Toilettenvermeidungs- oder Toilettenverweigerungssyndrom (TVS)[31]. In etwa ein Viertel aller Kleinkinder ist davon betroffen[32]. Das TVS tritt typischerweise während der Sauberkeitsentwicklung auf und ist in diesem Alter nur ganz selten von Dauer. Bei den meisten Kindern ist es ein vorübergehendes Phänomen, das aufgrund von Angst entsteht. Bei einigen Kindern ist es entweder Begleitsymptom einer chronischen Obstipation oder aber auch die Ursache dafür[33].

Es gibt bestimmte Risikofaktoren, die die Entstehung eines TVS begünstigen. An 1. Stelle steht hier die Verstopfung, die bei 50–60 % aller betroffenen Kinder vorliegt bzw. dem TSV vorausgeht[34]. Aufgrund der schmerzhaften Erfahrung beim Stuhlgang bevorzugen die betroffenen Kinder die Windel und setzen den Stuhl lieber in einer anderen, für sie bequemeren Position ab. An 2. Stelle steht der Beginn der Sauberkeitserziehung nach dem 42. Lebensmonat[35].

### Die Therapie des Toilettenverweigerungssyndroms

Als Erstes sollte abgeklärt werden, ob das betroffene Kind unter einer Verstopfung leidet. Falls ja, muss diese zuerst behandelt werden. Des Weiteren ist es wichtig, das Alter und eventuelle weitere Probleme des Kindes zu berücksichtigen. Bei Kleinkindern bildet sich das Toilettenverweigerungssyndrom in den meisten Fällen binnen 6 Monaten wieder zurück[36]. Bis dahin sollte wieder eine Windel angeboten werden. Wenn die Probleme mit einer verspäteten Sauberkeitserziehung zusammenhängen, sollte ein Toilettentraining gestartet werden, um das Kind langsam wieder an die Toilette zu gewöhnen[37]. Bei älteren Kindern sind neben einem Toilettentraining oft weitere, verhaltenstherapeutische Maßnahmen notwendig. Richtiger Ansprechpartner wäre hier eine Kinderpsychologin oder ein Kinderpsychologe.

# Welche Ursachen für Verstopfung gibt es?

Als häufigste Ursache für eine akute Verstopfung wird immer wieder falsche Ernährung, zu wenig Trinken und Bewegungsmangel angeführt.

Tatsächlich kann sie jedoch verschiedene Ursachen haben. So kann Verstopfung durch einen oder mehrere der folgenden Faktoren ausgelöst werden:

- Ernährung ist zu diesem Zeitpunkt unpassend
- Flüssigkeitsmangel
- absoluter Bewegungsmangel
- Fieber inklusive Dehydrierung
- Beikost-Einführung
- inadäquates Toilettentraining

Dazu kommt das aktive Zurückhalten des Stuhls, das in weiterer Folge ebenfalls zu einer akuten Verstopfung führen kann. Gründe für die Unterdrückung des Stuhldrangs sind beispielsweise:

- Angst vor Schmerzen
- Nichtverfügbarkeit einer Toilette
- fehlende Ruhe
- falscher Ort
- Streben nach Selbstwirksamkeit (Autonomiephase)
- Irritation beim Sauberwerden (z. B. von außen bestimmtes Sauberkeitstraining)

Wichtig ist, dass diese akute Verstopfung schnell und schmerzfrei behandelt wird, damit daraus keine chronische Obstipation werden kann.

Für eine chronische Obstipation bzw. Stuhlinkontinenz gibt es eine wahrlich lange Liste an Erkrankungen, die bei Kindern als mögliche Ursache infrage kommen. Wir behandeln in diesem Buch die, die am häufigsten vorkommen:

- funktionelle Obstipation mit und ohne Stuhlinkontinenz
- Stuhlinkontinenz ohne Verstopfung
- Kuhmilchproteinallergie (KMPA)
- Zöliakie
- Beckenbodendyssynergie
- Morbus Hirschsprung (MH)
- Anorektale Malformationen (ARM)
- Motilitätsstörung
- Sigma elongatum

Die Erkrankung, die hier bei Weitem überwiegt, ist die funktionelle Obstipation mit und ohne Stuhlinkontinenz. Nach dem Säuglingsalter liegt diese bei über 95 % der betroffenen Kinder vor und wird deswegen in diesem Buch am ausführlichsten besprochen. Da dein Kind aber natürlich trotzdem eines der 5 % sein kann, bei dem eine andere Erkrankung zugrunde liegt, möchten wir dir auch einen umfassenden Überblick über die häufigsten organischen Ursachen geben.

Vor allem, wenn die Beschwerden deines Kindes bereits im ersten Lebensjahr auftreten, solltest du diese in einer Facharztpraxis für Kindergastroenterologie oder Kinderchirurgie abklären lassen. Vor allem, wenn bei Säuglingen mit verspätetem Mekoniumabgang bzw. seltenem Stuhlabsatz der Bauch stark vorgewölbt ist, sie erbrechen oder sich schlecht entwickeln und beeinträchtigt wirken, ist die Wahrscheinlichkeit einer organischen Ursache hoch. In diesem Fall sollten erfahrene Ärzte eine gezielte Diagnostik durchführen[38, 39, 40]. Zudem können Kinder mit angeborenen anorektalen Fehlbildungen, sakralen Fehlbildungen oder Morbus Hirschsprung auch nach der Korrekturoperation weiterhin unter Stuhlabsatzproblemen oder Stuhlinkontinenz leiden. Neben organischen Defiziten können hier auch funktionelle Störungen eine chronische Obstipation und Überlauf-Stuhlinkontinenz verursachen[41].

## Die funktionelle Obstipation mit und ohne Stuhlinkontinenz (retentive Stuhlinkontinenz)

Von einer funktionellen Obstipation spricht man dann, wenn es für die chronische Verstopfung deines Kindes keine organische Ursache gibt. Also weder eine Krankheit, die diese auslöst, noch eine körperliche Fehlbildung, die den Stuhlabsatz erschwert oder unmöglich macht. Um eine funktionelle Obstipation zu diagnostizieren, reicht die in diesem Buch beschriebene Standard-Diagnostik mit einem ausführlichen Anamnesegespräch, einer körperlichen Untersuchung und einer Ultraschalluntersuchung in den allermeisten Fällen aus. Aufgrund der hohen Dunkelziffer der Zöliakie kann zusätzlich eine einmalige Blutuntersuchung sinnvoll sein. Nur sehr selten sind im Anschluss weiterführende Untersuchungen notwendig. Mehr dazu erfährst du im Kapitel »Der Weg zur Diagnose« (Seite 54).

Laut aktueller Studien sind im deutschsprachigen Raum 6,8 bis 14,1 % der Kinder von einer funktionellen Obstipation betroffen[42]. Weltweit sind es sogar bis zu 30 %[43]. Damit gehört diese zu den häufigsten chronischen Erkrankungen im Kindes- und Jugendalter. In Kinderarztpraxen sind ca. 3 % der Patientinnen und Patienten betroffen; in kindergastroenterologischen Praxen sind es sogar ganze 25 %[44]. Wenn du also bisher dachtest, ihr wärt die einzige Familie mit diesem Problem, dann müsste spätestens an dieser Stelle klar sein: Ihr seid nicht allein. Im Gegenteil: Es gibt sogar Hinweise darauf, dass die Häufigkeit der funktionellen Obstipation über die letzten Jahrzehnte angestiegen ist[45, 46]. Warum das so ist, ist bisher jedoch nicht ausreichend geklärt. Zudem zeigen Studien, dass es bei 40 % der untersuchten Kinder eine familiäre Häufung gibt[47] – also mehrere Personen in der Familie betroffen sind. Das lässt vermuten, dass es genetische Faktoren geben könnte, die das Entstehen der funktionellen Obstipation begünstigen – auch wenn dafür bisher keine Gene identifiziert werden konnten. Allerdings könnte sich diese Häufung auch durch Umweltfaktoren wie Lebensstil und Ernährung erklären lassen.

Meistens beginnt die funktionelle Obstipation im Alter zwischen 1 und 4 Jahren – also mitten in der Sauberkeitsentwicklung. Aber auch der Beginn mit Einführung der Beikost ist unserer Erfahrung nach sehr häufig. Da sich manche organischen Ursachen nicht oder nicht immer direkt nach der Geburt zeigen, sondern erst nach der Einführung von fester Kost, sollte in so einem Fall zumindest einmal ärztlicher Rat eingeholt werden. Ganze 70–90 % der betroffenen Kinder leiden zusätzlich unter einer Stuhlinkontinenz[48], manche nässen wieder ein, obwohl sie bereits trocken waren oder leiden unter rezidivierenden, also immer wiederkehrenden Harnwegsinfekten.

## Verwächst sich das wieder?

Entgegen der landläufigen Meinung, dass sich »das schon irgendwann verwachsen wird«, bildet sich eine funktionelle Obstipation nur selten von selbst zurück. Im Gegenteil: Meistens bleibt sie bestehen und kann sich somit bis ins Jugend- und Erwachsenenalter fortsetzen[49]. Studien zeigen, dass die funktionelle Obstipation mit und ohne Stuhlinkontinenz ein erhebliches Chronifizierungs- und Rezidivrisiko bis ins Erwachsenenalter hat[50, 51, 52]. So sind 1–3 % aller Schulkinder von einer Stuhlinkontinenz betroffen[53], ganze 14 % der Erwachsenen – häufig Frauen und ältere Menschen – leiden unter einer chronischen Verstopfung[54].

Nichtsdestotrotz kann eine funktionelle Obstipation in den allermeisten Fällen gut behandelt werden. Vorausgesetzt, sie wird frühzeitig erkannt, ernst genommen und adäquat therapiert. Leider werden betroffene Kinder jedoch im Schnitt erst 2,7 Jahre nach Beginn der Verstopfung beim Spezialisten vorgestellt[55].

## Woran erkenne ich, dass mein Kind betroffen ist?

Wie du bereits im Kapitel »Wann spricht man von Verstopfung?« (Seite 26) lesen konntest, gibt es genaue Kriterien, nach denen Mediziner*innen eine chronische Verstopfung definieren. Doch woran können wir Eltern zu Hause erkennen, ob unsere Kinder vielleicht betroffen sind und wir handeln müssen? An einem oder mehreren folgender Dinge:

- seltener Stuhlabsatz (Ausnahme: vollgestillte Säuglinge)
- Schmerzen beim Stuhlabsatz
- Vorwölbung des Bauchs
- Stuhlschmieren/Stuhlinkontinenz (Tag, Nacht)
- Einnässen (Tag, Nacht)
- Bauchschmerzen
- Blähungen
- verminderter Appetit
- frühzeitiges Sättigungsgefühl
- kein Gefühl von Stuhldrang
- keine Lust, auf die Toilette zu gehen
- Reizbarkeit, Empfindlichkeit
- Rückhaltemanöver

Oft hören wir von Kindern, die wesensverändert sind, wenn sie keinen Stuhl absetzen. Manche sind traurig, andere vollkommen überdreht oder sogar aggressiv. Bis zu 25 % essen kaum noch oder nur sehr selektiv. Oftmals sind diese Kinder wie ausgewechselt, wenn die Verstopfung adäquat therapiert wird, der Darm wieder leer ist und sie problemlos Stuhl absetzen können.

## Die Sache mit den Bauchschmerzen

Bauchschmerzen werden oft als Hauptsymptom einer Verstopfung angesehen. In der Tat ist es wichtig, dass Ärztinnen und Ärzte bei Kindern mit immer wiederkehrenden Bauchschmerzen an eine Verstopfung denken und diese abklären. Dennoch ist die Bandbreite der Kinder, die bei Verstopfung wirklich unter Bauchschmerzen leiden, mit 10–70 % sehr groß[56]. Das bedeutet, dass nicht jedes Kind mit Verstopfung auch Bauchschmerzen hat. Sie können also auf eine Verstopfung hinweisen, müssen aber nicht zwingend vorhanden sein. Wenn dein Kind in der Zeit zwischen den Stuhlabsätzen vollkommen beschwerdefrei ist, heißt das also nicht automatisch, dass es keine chronische Verstopfung haben kann.

Die Tatsache, dass es für die chronische Verstopfung ihres Kindes keine organische Ursache gibt, ist für viele Eltern schwer zu verstehen und sehr frustrierend. Auch der Hinweis darauf, dass das Ganze Kopfsache bzw. psychisch ist, macht es meistens nicht besser. Die gute Nachricht ist: Dein Kind ist organisch gesund! Es braucht keine Operationen, keine wiederholten Klinikaufenthalte und keine lebenslange Spezialdiät. Aber: Es braucht trotzdem eine passende Therapie, um wieder gesund zu werden. Eine Therapie, die ihm zuverlässig schmerzfreien Stuhlabsatz ermöglicht. Um dem Darm Zeit zu geben, sich zu regenerieren – vor allem aber, um der Psyche Zeit zu geben, die zum Teil massive Traumatisierung zu verarbeiten und sich zu erholen. Ja, das dauert oft ganz schön lange und es kann Rückfälle und Rückschritte geben. Vor allem in stressigen und aufregenden Zeiten. Vor Weihnachten, Ostern und vor Geburtstagen. Mit Kita-Start, Schulbeginn, bei Geburt eines Geschwisterkindes und auch im Zuge von fieberhaften Erkrankungen oder nach Durchfällen. Aber dein Kind ist organisch gesund. Das ist großartig. Und der Rest ist eine Frage der Zeit. Ihr schafft das! Gemeinsam.

### Die harten Fakten

In einer niederländischen Studie hat sich gezeigt, dass bei etwa der Hälfte aller Kinder mit chronischen Bauchschmerzen eine Behandlung mit Stuhlweichmachern zur Beschwerdefreiheit geführt hat. Im Vorfeld konnte bei diesen Kindern keine Ursache für ihre Schmerzen gefunden werden. Obwohl sie nicht die klassischen Kriterien für eine Verstopfung erfüllten, litten sie dennoch unter einer okkulten, also einer versteckten Verstopfung[57].

» *Wir haben wieder einen relativ normalen Alltag und der Stuhlabsatz meiner Tochter ist kaum noch Thema. Ich weiß, dass sich das schnell wieder ändern kann. Ich habe gelernt, dass diese Krankheit oft in Phasen verläuft.* «

### Wenn es keine Ursache gibt, warum ist mein Kind dann krank?

Auch wenn es für eine funktionelle Obstipation keine organische Ursache gibt, so gibt es immer einen Auslöser. Grob zusammengefasst kommt hier alles infrage, was direkt oder indirekt zu Schmerzen im Analbereich führt. Zusätzlich kommt eine Reihe von psychischen Faktoren wie z. B. Stress dazu. Der größte Faktor ist aber vermutlich die akute Verstopfung und ihre zu späte bzw. inadäquate Therapie. Denn leider wird diese in vielen Fällen immer noch mithilfe von rektaler Manipulation wie z. B. Fieberthermometer, Zäpfchen oder Einläufen behandelt. Diese Art der Behandlung kann für Kinder jedoch sehr schmerzhaft sein bzw. vor allem bei bereits traumatisierten Kindern große Angst vor Schmerzen auslösen. Manche Kinder wehren sich deswegen massiv dagegen. Und selbst wenn dein Kind mit der rektalen Applikation von Medikamenten einverstanden ist, kann es sein, dass der Stuhl im Anschluss nur unter starken Schmerzen ausgeschieden werden kann. Eine akute Verstopfung sollte jedoch immer so schmerzfrei wie möglich gelöst werden, um eine Chronifizierung zu vermeiden. Bitte überlege dir deswegen sehr gut, ob du deinem Kind Zäpfchen oder Einläufe verabreichen möchtest. Falls du dich dennoch dafür entscheiden solltest: Bitte zwinge dein Kind niemals zu rektalen Manipulationen bzw. Medikamentengaben.

Neben der akuten Verstopfung kommen weitere Ursachen für schmerzhafte bzw. unangenehme Erfahrungen am Anus infrage:

- wunder Po (Windeldermatitis, Streptokokken-Infektion)
- Entzündung oder Verletzungen im Analbereich
- regelmäßige Manipulationen am Anus (Temperaturkontrollen, Zäpfchen, Klysmen)

Zudem spielt Stress als Auslöser einer funktionellen Obstipation eine sehr große Rolle. Aber nicht nur das: Auch bei Kindern, die bereits erfolgreich therapiert werden, führt dieser unserer Erfahrung nach regelmäßig zu akuten Rückfällen. Dabei ist es vollkommen egal, ob es sich um positiven oder negativen Stress handelt. Dabei können es ganz unterschiedliche Dinge sein, die Kinder stressen – natürlich auch abhängig von der Veranlagung des Einzelnen:

- Änderung der Betreuungsperson (z. B. Kindergartenstart, Betreuerwechsel)
- Änderung im sozialen Umfeld (z. B. Scheidung, Geburt eines Geschwisterkindes, Umzug, Tod)
- Änderung im bekannten Tagesablauf und somit Durcheinandergeraten der üblichen Toilettenzeiten (z. B. Kindergartenstart, Urlaub)
- Besonders aufregende Ereignisse (z. B. Adventszeit, Weihnachten, Ostern, Geburtstag, Urlaub)
- Toilettenangst, Toilettenphobie
- Gewalt (körperlich, psychisch, sexualisiert)

## Der Teufelskreis

Eine negative Erfahrung beim Stuhlabsatz, ein schmerzhaftes Erlebnis im Analbereich reicht bei vielen Kindern aus, um den sogenannten Teufelskreis (siehe Abb., Seite 35) in Gang zu setzen, aus dem unsere Kinder ohne Hilfe sehr schwer bis gar nicht wieder herauskommen. Sie verknüpfen die Schmerzerfahrung mit dem Stuhlabsatz und fangen daraufhin an, den Stuhl aktiv zurückzuhalten, um eine erneute Schmerzerfahrung zu verhindern. Durch das aktive Zurückhalten bleibt der Stuhl länger im Dickdarm als von Natur aus vorgesehen. Dadurch wird ihm automatisch mehr Wasser entzogen und er dickt immer mehr ein. Der nächste Stuhlabsatz wird somit unweigerlich wieder unangenehm, was dein Kind in seinem Vorhaben bestärkt, das Ganze in Zukunft lieber zu vermeiden. Der nächste Stuhl wird also wieder verdrückt, dadurch noch länger im Dickdarm gehalten, dieser entzieht weiterhin Wasser, der Stuhl wird beim nächsten Mal noch härter.

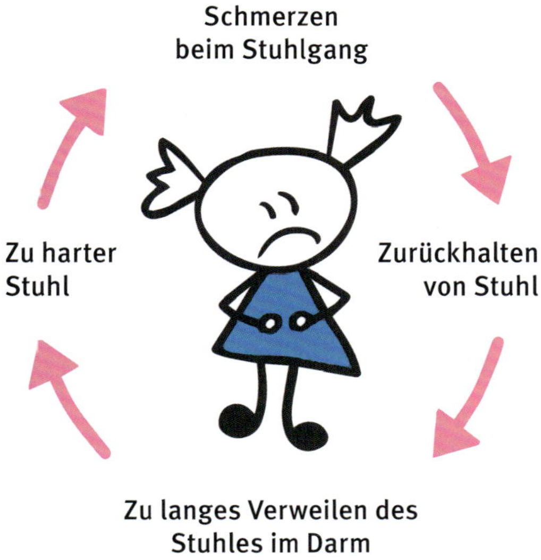


Der Teufelskreis der Psyche

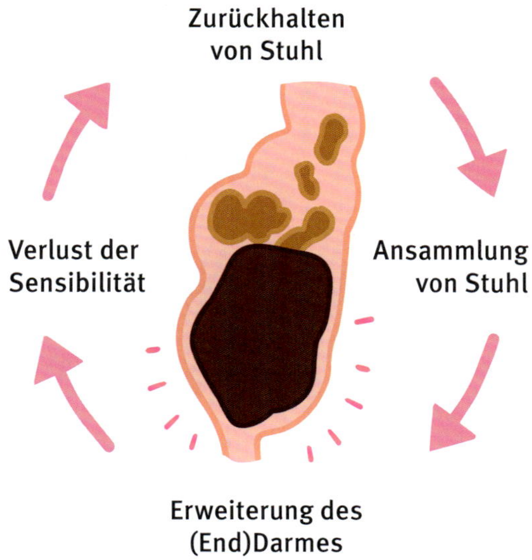


Der Teufelskreis im Darm

Die Folge ist oft eine wiederholte, massive Traumatisierung deines Kindes und seine riesengroße Angst vor Schmerzen im Analbereich bzw. beim Stuhlabsatz.

Aber es geht leider noch weiter: Durch das Zurückhalten werden oft nur sehr geringe Mengen an Stuhl ausgeschieden. Einige Eltern denken sogar, dass ihr Kind gar keine Verstopfung haben kann, weil es ja täglich – oder zumindest regelmäßig – Stuhl absetzt. Oftmals ist das aber nur ein kleiner Teil des Stuhles, der eigentlich im Darm vorhanden und bereit zur Ausscheidung wäre. Der Rest bleibt im Darm und wird gesammelt. Durch den Stuhl, der sich immer weiter ansammelt, erweitert sich erst das Rektum, in weiterer Folge auch der Dickdarm. Dieser dehnt sich immer weiter aus, wodurch die Sensibilität der Darmwand vermindert wird und dein Kind irgendwann nicht mehr merkt, dass es so viel Stuhl im Darm hat bzw. auf die Toilette muss. Zusätzlich lässt die Peristaltik des Darms nach, d. h., der Stuhl wird nicht mehr so rasch weitertransportiert, sondern bleibt über längere Zeit im Dickdarm. Aus vielen Untersuchungen weiß man, dass die sogenannte Kolon-Transitzeit, also die Verbleibzeit des Stuhles im Dickdarm, bei Kindern mit chronischer Verstopfung erheblich verlängert ist.

Durch diesen langen Aufenthalt des Stuhles im Darm bilden sich große, feste Klumpen, teilweise auch richtige Skybala (Kotsteine). Diese Klumpen verbleiben im Darm, während frischer – noch flüssiger – Stuhl nachrückt, an diesen Klumpen vorbeiläuft, von deinem Kind unbemerkt in die Unterhose rinnt und zu Stuhlschmieren bzw. Stuhlinkontinenz führt (siehe Abb., Seite 36). Sehr einfach erklärt und großartig veranschaulicht wird das Ganze auch im YouTube-Video »The poo in you« der Gesellschaft für Pädiatrische Gastroenterologie und Ernährung (GPGE).

Es passiert jedoch immer wieder, dass Eltern die Stuhlinkontinenz ihres Kindes als Durch-

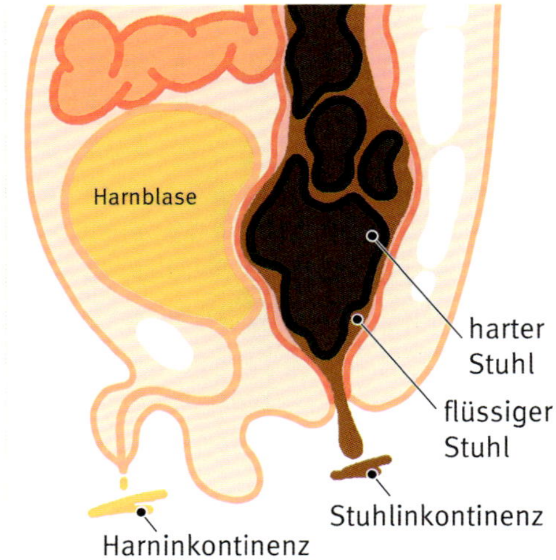


Bei Verstopfung bilden sich feste Klumpen im Darm. Dadurch kann es zu Stuhl- und Harninkontinenz kommen.

fall missinterpretieren oder sogar denken, dass es absichtlich in die Hose macht.

> *Mein Sohn hat ständig Stuhl in der Unterhose und behauptet, er merkt davon nichts. Wenn ich ihn auf den Geruch anspreche, behauptet er, er hat nichts in der Hose. Ich kann mir das nicht vorstellen. Das stinkt so unfassbar, das muss er doch merken! Ich glaube, er will mich damit nur ärgern! Oder er ist einfach zu faul, aufs Klo zu gehen.*

Diese Situation belastet die ganze Familie, die Eltern-Kind-Beziehung, besonders aber die betroffenen Kinder selbst. Denn dieses Stuhlschmieren, auch Überlaufstuhl genannt, ist für sie nicht zu kontrollieren. Ihr Körper gehorcht ihnen nicht mehr. Besonders größeren Kindern ist das wahnsinnig unangenehm, sie fangen teilweise an, aus Scham ihre dreckige Unterwäsche zu verstecken, wirken desinteressiert, so als wäre ihnen die Stuhlinkontinenz vollkommen egal. Dies sollte aber niemals als Böswilligkeit des Kindes gewertet werden, sondern als Hilferuf. Betroffene Kinder leiden massiv und sind oft vollkommen überfordert mit dieser Situation. Denn egal, was sie machen, sie können die Stuhlinkontinenz nicht verhindern. Ihr Körper macht, was er will. Versuch dir mal vorzustellen, wie es für dich wäre, wenn du jederzeit Stuhl verlieren könntest und dagegen vollkommen machtlos wärst.

Studien zeigen, dass Kinder mit funktioneller Obstipation und Stuhlinkontinenz mehr negative Erfahrung in ihrem Leben machen als andere Kinder. Das betrifft sowohl negative Erfahrung in der Schule – wie z. B. Mobbing – als auch belastende Ereignisse in der Familie[58]. Und gerade deswegen ist es enorm wichtig, dass wir Eltern unsere Kinder in so einer Situation nicht verlieren. Dass wir empathisch bleiben, zugewandt sind, ihr Verhalten hinterfragen und den Grund dafür finden. Dass wir versuchen zu verstehen, was in unseren Kindern vorgeht. Dass wir ein Team sind und keine Gegner. Verbündete im Kampf gegen die Erkrankung. Denn man kann sie nur gemeinsam besiegen. Niemals gegeneinander. Dein Kind braucht deine Hilfe, deine Unterstützung. Es schafft das nicht ohne dich.

## Was sind Rückhaltemanöver?

Rückhaltemanöver sind Verhaltensweisen, mit denen unsere Kinder versuchen, die Anspannung des Beckenbodens zu erhöhen und den Stuhlabsatz aktiv zu verhindern. Diese werden oft nicht gleich als solche erkannt und von der Umwelt als »Pressen auf Stuhl« missinterpretiert. Dazu gehört z. B.:

- Beine überkreuzen
- hin und her wackeln

- Pobacken anspannen
- auf Zehenspitzen stehen
- Körper anspannen und durchstrecken (im Stehen/Liegen)
- auf die Hand, Faust oder Fersen setzen
- hin und her hüpfen
- in Hockstellung kauern
- auf den Bauch oder Rücken legen

Dieses Verhalten zeigen nicht nur Kinder, die bereits sauber sind. Auch Babys und Kleinkinder, die noch Windeln tragen, versuchen durch körperliche Anspannung den Stuhlabsatz zu verhindern.

Manche Kinder zeigen zudem ein paradoxes Defäkationsverhalten (Stuhlentleerungsverhalten). Das bedeutet, dass sie während des Pressens zur Stuhlentleerung – meist unbewusst – den äußeren Schließmuskel und einen Teil der Beckenbodenmuskulatur anspannen, anstatt diese wie üblich zu entspannen[59].

## Körperliche Begleiterkrankungen

Neben der Stuhlinkontinenz führt die chronische Verstopfung oft auch zu sogenannten Komorbiditäten – also Begleiterkrankungen – der Blase und des Enddarms:

- Einnässen (nachts und/oder tagsüber)
- immer wiederkehrende Harnwegsinfekte
- Analfissuren (Riss in der Analschleimhaut)
- rektale Blutungen nach dem Stuhlabsatz
- Hämorrhoiden
- Analprolaps (Vorwölbung der Analschleimhaut bzw. des Rektums nach außen)

Wie du bereits im Kapitel »Die Blase« (Seite 12) lesen konntest, liegen Darm und Blase sehr nah beieinander. Wenn der Darm sehr voll ist, kann er gegen die Blase drücken. Dadurch kann es zu unkontrolliertem Abgang von Harn kommen (Einnässen, Harninkontinenz, siehe Abb. Seite 36). Zudem kann sich die Blase durch den Druck

Typisches Rückhaltemanöver

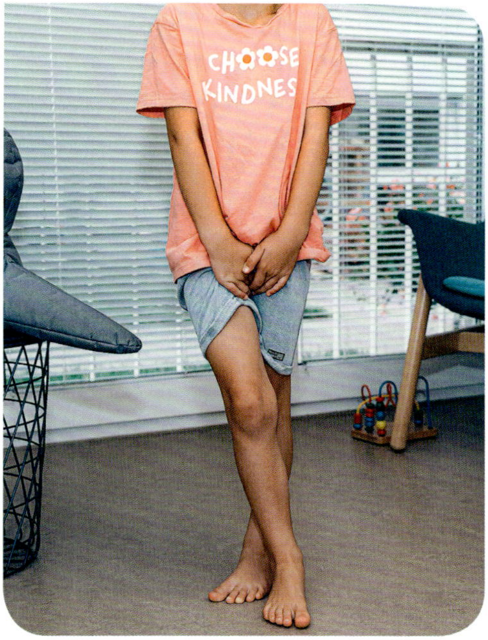

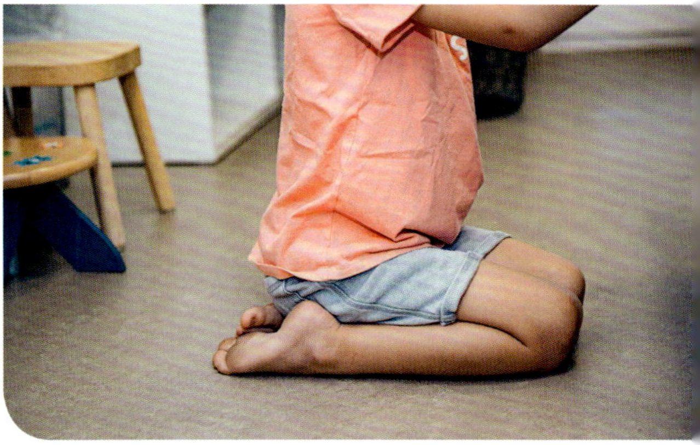

Auch so kann ein Rückhaltemanöver aussehen.

des Darms oft nicht vollständig entleeren und es kommt zu Restharn in der Blase bzw. zu einem Rückfluss des Harns Richtung Nieren[60]. Sowohl das Einnässen als auch das Einkoten können wiederum eine Harnwegsinfektion begünstigen, die ihrerseits auch wieder Ursache für das Einnässen sein kann. Sollte dein Kind zusätzlich zu seiner Verstopfung Probleme mit der Blase haben, wird es möglicherweise notwendig sein, auch seinen Harn zu untersuchen.

» *Ich würde als Erwachsene vor Schmerzen schreien, wenn ich so große harte Bälle rausdrücken müsste und danach einen so blutigen After hätte wie mein Kind. Früher hätte ich mir wohl niemals vorstellen können, wie belastend die chronische Verstopfung eines Kindes für die ganze Familie sein kann.* «

Wenn man sich vorstellt, dass ein Kind harte Stuhlknollen mit teilweise riesigem Durchmesser durch eine dafür viel zu kleine Öffnung pressen muss, versteht man auch sehr schnell, dass es dabei zu Verletzungen kommen kann. So entstehen Einrisse der Haut und Schleimhaut mit rektalen Blutungen nach dem Stuhlabsatz oder Blutauflagerungen auf dem Stuhl. Auch das Entstehen von Hämorrhoiden oder einem Analprolaps ist die Folge von zu starkem Pressen bzw. zu großem Druck auf die anatomischen Strukturen des Beckenbodens.

## Die harten Fakten

Viele Eltern beschreiben Überlaufstuhl als klebrig, dunkel und extrem stinkend. Der Geruch erinnert teilweise an einen Kuhstall. Er klebt so an der Unterhose, dass man diese eigentlich nicht mehr sauber bekommt und sie am liebsten wegwerfen möchte. Zudem bekommt man den Geruch nicht mehr von den Händen.

## Psychische Begleiterkrankungen

30–50% der Kinder leiden zusätzlich zur Verstopfung unter psychischen Begleiterkrankungen. Eine 2006 veröffentlichte Studie zeigt, dass Kinder mit Stuhlinkontinenz im Alter von 7,5 Jahren deutlich häufiger z. B. eine Störung des Sozialverhaltens mit oppositionellem Verhalten (11,9%), ADHS (9,2%), Trennungsängste (4,3%), spezifische Phobien (4,3%), generalisierte Ängste (3,4%) und Depressionen (2,6%) zeigen als Kinder der Kontrollgruppe[61]. Wegen dieser hohen Rate an psychischen Störungen soll bei jedem Kind ein Screening durchgeführt werden[62]. Hierfür kommen speziell dafür entwickelte Fragebögen zum Einsatz. Sollte dein Kind zusätzlich zu seiner Verstopfung unter einer psychischen Komorbidität leiden, ist es wichtig, dass diese diagnostiziert und ggf. behandelt wird. Kinder mit ADHS z. B. tun sich oft sehr schwer damit, bei der Therapie mitzuarbeiten. Hier ist es ohne eine Behandlung der ADHS oft fast nicht möglich, die Verstopfung in den Griff zu bekommen.

Zudem zeigen Kinder mit funktioneller Obstipation oft psychische Symptome, die nicht so ausgeprägt sind, dass sie als psychische Störung diagnostiziert werden können[63]. Das bedeutet, dass sie zwar psychische Symptome wie z. B. schwierige Stimmungslagen, Verhaltensprobleme, Wutanfälle, Schlafprobleme, schwaches Selbstwertgefühl oder emotionale Instabilität[64] zeigen, diese Symptome aber nicht so massiv sind, dass sie als Störung bzw. Erkrankung bezeichnet werden können. Auch diese Symptome können für unsere Kinder sehr belastend sein und ihre Lebensqualität stark einschränken[65]. Sie bilden sich aber oftmals von selbst zurück, wenn ihre Verstopfung adäquat behandelt wird.

## Wie geht es den Familien damit?

Falls du dieses Buch liest, ohne selbst ein betroffenes Kind zu haben, möchten wir dir gerne einen kleinen Einblick in das Leben betroffener Familien geben. Dir das zeigen, was normalerweise verborgen bleibt. Was man von außen nicht sieht und wenn, dann nur am Rande mitbekommt. Denn eine chronische Verstopfung ist so viel mehr als nur zu harter Stuhl, den man schwer absetzen kann. Diese Erkrankung dominiert oft das ganze Familienleben, den kompletten Tagesablauf. Was mit einem Kind beginnt, das aus Angst vor Schmerzen keinen Stuhl absetzen kann oder will, wird zu einem Alltag, in dem sich alles nur noch um Ausscheidungen, Ernährung und Trinkmenge dreht. In dem man sich genau überlegt, ob und wann man aus dem Haus gehen kann. Wo jeder Ausflug minutiös geplant, vieles mitbedacht werden muss und Spontaneität oft kaum mehr möglich ist.

» *Es wird immer wieder zum Thema. Es ist Druck, es ist Verstecken, es ist Ärger und Streit, es ist Scham, es sind Tränen, es bestimmt den Alltag an den allermeisten Tagen. Es ist Hilflosigkeit, es ist anstrengend, es riecht, es macht traurig und müde.* «

Oft ist das ein Leben, in dem man als Eltern massiv unter Druck steht, verzweifelt und hilflos ist. In dem man das Gefühl hat, schuld zu sein, versagt zu haben, sich vielleicht sogar schämt. Verzweifelt nach adäquater Hilfe sucht und diese oft sehr lange nicht findet, dafür aber auf sehr viel Unverständnis und gut gemeinte Ratschläge trifft. Von Menschen, die selbst nie erlebt haben, was wir erleben. Während man seinem Kind dabei zuschauen muss, wie es Schmerzen hat, schreit, weint und panisch versucht, den Stuhldrang zu unterdrücken. Und man nichts tun kann, um die Situation besser zu machen. Und weil niemand diesen Wahnsinn besser beschreiben kann als diejenigen, die ihn erleben, lassen wir an dieser Stelle die Eltern betroffener Kinder selbst sprechen:

» *Bevor unser Sohn adäquat therapiert wurde, war seine Erkrankung für uns als Familie eine Belastung, die wir auch im Nachhinein noch nicht wirklich in Worte fassen können. Die Zeiten, in denen unser Sohn schreiend, blutend und unter Tränen Steine ausgeschieden hat, während wir völlig verzweifelt und machtlos daneben sitzen mussten. Nichts weiter tun konnten, als ihn im Arm zu halten und mitzuweinen. Die Arzttermine, die Klinikaufenthalte, die unendlichen, schlaflosen Nächte, die uns die letzte Kraft geraubt haben. Dieses Gefühl, wirklich nicht mehr zu wissen, wie man seinem Kind helfen kann und wie man das alles aushalten soll. Diese Hilflosigkeit. Unsere Gedanken und Emotionen zwischen »Wir müssen für ihn da sein, ihn begleiten, ihm alles anbieten, was helfen könnte« und »So kann es absolut und auf keinen Fall weitergehen. Wir können das nicht mehr ertragen!«. Es ging ihm so unfassbar schlecht und während unser Kind vor Schmerzen geschrien hat und nicht wusste, wohin mit sich, mussten wir als Eltern irgendwie funktionieren. Das alles auszuhalten, zu ertragen und stark zu bleiben, war für uns eine riesengroße Belastung, die phasenweise kaum zu ertragen war. Diese Zeit werden wir niemals vergessen. Ich kann mit Überzeugung sagen, dass niemand, wirklich niemand sich das vorstellen kann, wenn er es nicht selbst durchgemacht hat!* «

## Die Stuhlinkontinenz ohne Verstopfung (nicht-retentive Stuhlinkontinenz)

Von einer Stuhlinkontinenz ohne Verstopfung spricht man, wenn sicher keine chronische Verstopfung als Auslöser der Stuhlinkontinenz infrage kommt. Um diese auszuschließen, muss unbedingt eine Ultraschalluntersuchung erfolgen. Zudem müssen alle der folgenden Kriterien über einen Zeitraum von mindestens 4 Wochen erfüllt sein:

- mindestens einmal im Monat Stuhlabsatz an Stellen, die für den sozialen Kontext unangemessen sind
- kein Nachweis von Stuhlretention (Stuhlzurückhalten)
- Entwicklungsalter von mindestens 4 Jahren
- keine organischen Ursachen

Betroffene Kinder koten bei dieser Erkrankung zwar ein, zeigen aber sonst keine der typischen Symptome einer chronischen Verstopfung[66]. Sie halten den Stuhl nicht zurück, sondern setzen diesen meist täglich in normalen Mengen und in normaler Konsistenz auf der Toilette ab. Im Vergleich zu Kindern mit funktioneller Obstipation koten und nässen sie seltener ein und klagen auch seltener über Bauchschmerzen bzw. Schmerzen beim Stuhlabsatz. Ihr Appetit ist gut, die Sensibilität von Anus und Enddarm sind unauffällig. Es bilden sich keine Kotsteine und auch im Ultraschall und bei der Kolon-Transitzeit-Bestimmung sind keine Auffälligkeiten zu erkennen. Aktuelle Studien zeigen, dass 30–50 % der Kinder mit Stuhlinkontinenz zusätzlich an psychischen Begleiterkrankungen[67] wie ADHS, Störungen des Sozialverhaltens mit oppositionellem Verhalten oder Angststörungen[68] leiden. Diesbezüglich macht es aber keinen Unterschied, ob der Stuhlinkontinenz eine Verstopfung zugrunde liegt oder nicht.

Bei Kindern unter 4 Jahren wird die Stuhlinkontinenz ohne Verstopfung nicht diagnostiziert[69]. Die Vorgabe dieser Altersgrenze ist deswegen sinnvoll, weil 18 % der gesunden 3-jährigen Mädchen und sogar 46 % der gesunden 3-jährigen Jungen noch einkoten[70]. Ab dem Alter von 4 Jahren sinkt diese Rate deutlich: nämlich auf 1 % der Mädchen und 8 % der Jungen[71]. Das heißt also, dass die »Unfallrate« davor so hoch ist, dass das Einkoten nicht als Erkrankung bzw. Störung angesehen werden kann, sondern zur normalen Sauberkeitsentwicklung gehört.

Da der nicht-retentiven Stuhlinkontinenz per Definition keine organische Ursache zugrunde liegt, handelt es sich auch hier um eine funktionelle Störung. Trotzdem gibt es natürlich organische Ursachen, die eine Stuhlinkontinenz ohne Verstopfung auslösen können. Hier kommen alle mit Durchfall einhergehenden Erkrankungen (z. B. Magen-Darm-Infekt, Morbus Crohn, Colitis ulcerosa, Reizdarmsyndrom) oder angeborene Fehlbildungen (z. B. Spina bifida occulta, anorektale Malformationen) infrage.

Zudem kann die Inkontinenz als Folge einer Operation am Magen-Darm-Trakt auftreten. Diese organischen Ursachen sind jedoch sehr selten und liegen nur in 1 % der Fälle vor[72]. Diese müssen jedoch vor der Diagnosestellung der nicht-retentiven Stuhlinkontinenz besprochen und ausgeschlossen werden.

Die Ursachen für die Entstehung einer Stuhlinkontinenz ohne Verstopfung sind bisher nicht geklärt[73]. Aktuell wird ein Zusammenwirken von genetischen, organischen und psychischen Faktoren und männlichem Geschlecht angenommen[74, 75]: Einerseits sind bei ca. 15 % der Kinder mit nicht-retentiver Stuhlinkontinenz auch weitere Verwandte betroffen, was genetische Ursachen nahelegt. Andererseits weisen erste Ergebnisse darauf hin, dass sich die Verarbeitung von rektalen Reizen im Gehirn von Kindern mit nicht-retentiver Stuhlinkontinenz deutlich von denen mit funktioneller Obstipation unterscheidet[76]. Zudem konnte festgestellt werden, dass betroffene Kinder oft Schwierigkeiten haben, den äußeren Schließmuskel für den Stuhlabsatz gezielt zu entspannen. Das liegt vermutlich daran, dass sie permanent versuchen, den unkontrollierten Stuhlverlust zu verhindern, und deswegen den äußeren Schließmuskel anspannen. Das führt in weiterer Folge dazu, dass dieser nicht mehr richtig entspannt werden kann[77]. Zusätzlich können psychische Faktoren wie z. B. belastende Ereignisse in der Schule (z. B. Durchfallen bei einer Prüfung, Schulverweis oder Schulwechsel) oder im familiären Umfeld (z. B. Arbeitslosigkeit, Alkoholismus in der Familie, Trennung der Eltern) eine Rolle spielen – ebenso psychische, körperliche oder sexualisierte Gewalt.

### Die harten Fakten

Die Stuhlinkontinenz ohne Verstopfung ist sehr, sehr selten. Sie kommt laut einer Übersichtsstudie in 0,0 % bis 1,8 % aller Fälle vor. Im Durchschnitt also bei 0,4 % aller Kinder, die unter Stuhlinkontinenz leiden[78].

Wie du also siehst: Obwohl viele Erwachsene bei kindlicher Stuhlinkontinenz sofort und explizit an psychische Ursachen denken, wird diese nicht ausschließlich durch psychische Störungen ausgelöst. Im Gegenteil: Die Mehrzahl der betroffenen Kinder weist keine zusätzlichen psychischen Symptome auf. Dennoch ist die Rate der psychischen Begleiterkrankung bei Kindern mit nicht-retentiver Stuhlinkontinenz im Vergleich zu gesunden Kindern deutlich erhöht. Dabei finden sich aber keine wesentlichen Unterschiede zwischen Kindern mit funktioneller Obstipation und denen mit nicht-retentiver Stuhlinkontinenz. Zudem sind die Symptome bei den einzelnen Kindern so unterschiedlich, dass sie nicht als alleinige Ursache in Frage kommen. Wichtig ist dennoch, dass diese psychischen Symptome im Rahmen der Diagnostik erfasst und gegebenenfalls mitbehandelt werden.

## Die Kuhmilchproteinallergie

Bei einer Kuhmilchproteinallergie (KMPA, auch Kuhmilcheiweißallergie oder Kuhmilchallergie genannt) stuft das Immunsystem des Kindes die in der Kuhmilch enthaltenen Proteine als gefährlich ein. Bei Kontakt mit den vermeintlichen Feinden (Allergenen) wird eine massive Überreaktion des Immunsystems ausgelöst, die zu

Symptomen einer Allergie führt. Aufgrund der Ernährungsgewohnheiten in Mitteleuropa sind die Kuhmilchproteine in der Regel die ersten Fremdeiweiße, mit denen Säuglinge in Kontakt kommen. Da diese auch aus der Nahrung der Mutter in die Muttermilch übergehen, kann es in seltenen Fällen bereits bei voll gestillten Säuglingen zu einer KMPA kommen. Meistens zeigt sich diese jedoch mit der Einführung von Muttermilchersatzprodukten bzw. mit Einführung von Milch im Rahmen der Beikost. Betroffen sind etwa 2–3 % der Kinder unter 2 Jahren. Somit ist die KMPA die häufigste Nahrungsmittelallergie bei Babys und Kleinkindern. Ungefähr die Hälfte der Kinder mit KMPA erreichen bis zum Alter von 1 Jahr eine Toleranz gegenüber Kuhmilchproteinen, 75 % bis zum Alter von 3 Jahren und über 90 % bis zum Alter von 6 Jahren[79, 80, 81]. Das heißt, dass die KMPA bei den meisten Kindern früher oder später von selbst wieder verschwindet.

Abhängig davon, ob es sich um die IgE-vermittelte Form oder die nicht-IgE-vermittelte Form der KMPA handelt, sind die Symptome sehr unterschiedlich und variabel in ihrer Ausprägung. In den ersten beiden Lebensjahren kann die nicht-IgE-vermittelte Form der KMPA als Ursache für eine chronische Verstopfung in Frage kommen[82, 83, 84]. Bei dieser Form ist hauptsächlich der Magen-Darm-Trakt betroffen. Symptome wie Durchfall, blutig-schleimiger Stuhl, Nahrungsverweigerung, Gedeihstörung, Motilitätsstörungen mit Erbrechen, schweren Koliken oder hartnäckiger Verstopfung treten bis zu einer Woche nach dem Verzehr von Kuhmilch auf.

Da bei der nicht-IgE-vermittelten KMPA meistens keine Antikörper nachweisbar sind, ist eine diagnostische Eliminationsdiät mit anschließendem Provokationstest notwendig, um eine Diagnose stellen zu können. Dabei muss erst eine gewisse Zeit auf Lebensmittel verzichtet werden, die die Allergie auslösen können, um sie dann unter kontrollierten Bedingungen wieder einzuführen.

## Die Zöliakie

Die Zöliakie, auch glutensensitive Enteropathie genannt, ist eine lebenslang bestehende Autoimmunerkrankung, die durch die Aufnahme von gewissen Proteinen (Gluten) in Weizen, Roggen, Gerste und verwandten Getreidearten über die Nahrung ausgelöst wird. Voraussetzung dafür ist das Vorhandensein einer genetischen Veranlagung und der Konsum von glutenhaltigen Nahrungsmitteln. Das bedeutet, dass ein Kind nur dann an Zöliakie erkranken kann, wenn es einerseits Träger bestimmter Risikogene (HLA-DQ2 oder HLA-DQ8) ist und andererseits glutenhaltige Nahrungsmittel zu sich nimmt. Allerdings erkrankt wiederum nur ein kleiner Teil der Kinder, die Träger dieser Risikogene sind, auch wenn alle glutenhaltige Lebensmittel konsumieren. Daher müssen weitere genetische Faktoren und Faktoren aus der Umwelt eine Rolle spielen, damit sich eine Zöliakie überhaupt entwickelt. Betroffen sind in etwa 1 % der Bevölkerung Westeuropas, davon mehr Mädchen als Jungen[85]. Die Dunkelziffer ist sehr hoch, da von den Betroffenen wiederum nur ca. 10 % erkannt werden[86].

Bei einer Autoimmunerkrankung betrachtet das Immunsystem körpereigene Strukturen wie z. B. gewisse Zellen oder Gewebe fälschlicherweise als fremd und bekämpft diese. Im Falle der Zöliakie wird neben Gluten auch ein Enzym namens Gewebs-Transglutaminase (tTG, TGA oder TG2) als fremd erkannt. Der Körper bildet dagegen sogenannte Autoantikörper, die sich nicht wie üblich gegen unerwünschte Gäste wie Viren oder Bakterien richten, sondern in diesem Fall eben gegen die Gewebs-Transglutaminase. Aus diesem Grund kann man im Blut betroffener Kinder unter anderem Antikörper gegen Gewebs-Transglutaminase nachweisen. Diese Autoimmunreaktion bleibt so lange bestehen, wie das betroffene Kind glutenhaltige Nahrungsmittel zu sich nimmt, und führt zu einer chronischen Entzündung der Dünndarmschleimhaut und einer Atrophie (Rückbildung) der Dünndarmzotten. Dadurch wird die Aufnahme von Nährstoffen aus der Nahrung beeinträchtigt, wodurch es wiederum zu einem schleichenden Mangel bestimmter Nährstoffe wie z. B. Vitaminen, Eisen, Kalzium, Magnesium und Zink kommen kann. Aufgrund der Kombination aus Immunreaktion – die nicht immer nur den Dünndarm, sondern auch andere Organsysteme betreffen kann – und Nährstoffmangel kann es in weiterer Folge zu sehr unterschiedlichen, vielfältigen Symptomen innerhalb und außerhalb des Magen-Darm-Trakts kommen. Auch der Schweregrad der Erkrankung kann sehr unterschiedlich sein. Manche Kinder sind schwer krank und leiden unter mehreren Symptomen. Bei anderen zeigt sich nur ein einziges Symptom, wieder andere bleiben sogar gänzlich symptomlos. Das alles macht es oft sehr schwer, die Zöliakie als »das Chamäleon der Gastroenterologie« zu erkennen und führt häufig dazu, dass die Diagnose erst sehr spät oder gar nicht gestellt wird. Wird die Zöliakie jedoch übersehen oder nicht beachtet, kann das auf Dauer massive Auswirkungen auf die Gesundheit haben.

Bei den meisten Kindern beginnt die Erkrankung vermutlich bereits sehr früh, Voraussetzung dafür ist allerdings – wie bereits erwähnt – der Verzehr von Gluten. Da dieses nicht aus der Nahrung der Mutter in die Muttermilch übertritt und somit von voll gestillten Säuglingen nicht aufgenommen werden kann, tritt die Zöliakie frühestens 3–6 Monate nach der Einführung von glutenhaltigen Lebensmitteln in die Beikost auf. In vielen Fällen zeigen sich die ersten Symptome jedoch deutlich später.

Je jünger ein Kind zu Beginn der Erkrankung ist, desto eher zeigt es die klassischen gastrointestinalen Symptome einer Zöliakie – wie z. B. Übelkeit, Erbrechen, einen aufgeblähten Bauch, Bauchschmerzen und chronischen Durchfall mit voluminösen, übelriechenden und fettglänzenden Stühlen. Bei ca. 10 % der betroffenen Kinder findet man eine chronische Verstopfung[87]. Zusätzlich kommen oft sogenannte extraintestinale Symptome dazu. Das sind Symptome, die außerhalb des Darmes angesiedelt sind – z. B. Gewichtsabnahme, Gedeihstörung, Hautsymptome, Reizbarkeit, chronische Müdigkeit, chronische Eisenmangelanämie und Zahnschmelzdefekte. Zudem werden betroffene Kinder häufig weinerlich, misslaunig und verlieren teilweise sogar Fähigkeiten, die sie davor schon beherrscht haben – beispielsweise Stehen und Laufen. Diese klassische Form der Zöliakie tritt jedoch nur in ca. 10–20 % aller Fälle auf und ist umso seltener, je älter die Betroffenen bei der Diagnosestellung sind[88].

Je älter die Betroffenen bei Beginn der Erkrankung sind, desto eher zeigen sie untypische Verläufe ohne klassische Symptome. Die meisten leiden dabei unter unspezifischen Symptomen wie z. B. einer chronischen Obstipation, Blähungen, einem aufgeblähten Bauch und Bauchschmerzen. Aber auch Müdigkeit, Schlaflosigkeit, fehlende Konzentration, chronische Kopfschmerzen oder Migräne, geringe Knochendichte und die Neigung zu Knochenbrüchen können Symptome sein. Mehr Infos dazu findest du bei der Deutschen Zöliakie Gesellschaft e. V. oder unter zöliakie-verstehen.de.

## Wie wird eine Zöliakie diagnostiziert?

Sollte bei deinem Kind der Verdacht auf Zöliakie im Raum stehen oder diese routinemäßig abgeklärt werden, ist es sehr wichtig, dass dein Kind bis zum Zeitpunkt der Untersuchung mindestens 3 Monate lang täglich ausreichende Mengen an glutenhaltigen Nahrungsmitteln wie z. B. Brot und Nudeln zu sich nimmt[89]. Sollte das nicht der Fall sein, besteht die Gefahr, dass die Untersuchungsergebnisse verfälscht werden bzw. falsch-negativ ausfallen. Das bedeutet, dass eine Zöliakie möglicherweise ausgeschlossen wird, obwohl dein Kind eigentlich daran erkrankt ist. Deswegen sollte dein Kind so lange Gluten zu sich nehmen, bis die Zöliakie-Diagnostik komplett abgeschlossen ist.

Als Erstes wird deinem Kind Blut abgenommen und die Gewebs-Transglutaminase-Antikörper (TGA-IgA oder tTG-IgA) und das Gesamt-IgA bestimmt. Was das genau ist, kannst du im Kapitel »Die Blutuntersuchung« (Seite 62) nachlesen. Diese beiden Werte sind in Kombination sehr zuverlässig und haben eine hohe Treffsicherheit. Falls bei deinem Kind ein Mangel an Gesamt-IgA festgestellt werden sollte, kann das TGA-IgA nicht verwendet werden, da durch den Mangel an IgA falsch negative Ergebnisse entstehen. In diesem Fall ist die Testung einer anderen Art von Antikörpern (tTG-IgG, EMA-IgG oder DGP-IgG) sinnvoll[90]. Vom Ergebnis dieser Blutuntersuchung hängt ab, was als Nächstes passiert:

Wenn das TGA-IgA deines Kindes in der Norm ist – also nicht höher als der vom Labor angegebene Referenzbereich – und es gleichzeitig normale Gesamt-IgA-Werte hat, ist eine Zöliakie mit sehr hoher Wahrscheinlichkeit auszuschließen. Voraussetzung dafür ist, dass kein Risiko für falsch-negative Ergebnisse vorliegt (z. B. dadurch, dass dein Kind zu wenig glutenhaltige Produkte zu sich genommen hat).

Wenn sich der Verdacht auf Zöliakie bei deinem Kind jedoch aufgrund eines erhöhten TGA-IgA-Wertes im Blut erhärtet, sollte es zu einem Kindergastroenterologen oder einem Spezialisten für Zöliakie im Kindesalter überwiesen werden. Das sollte auch dann passieren, wenn die eben angesprochenen falsch-negativen Ergebnisse nicht ausgeschlossen werden können.

Das weitere Vorgehen hängt in erster Linie davon ab, ob die ersten Blutwerte verwertbar sind und wie hoch diese ausgefallen sind. Sollte der TGA-IgA-Wert weniger als 10-fach über dem oberen Referenzwert liegen, muss eine Biopsie der Dünndarmschleimhaut erfolgen, um die Diagnose der Zöliakie zu stellen. Sollten die TGA-IgA-Werte nur knapp über oder unter dem vom Labor angegebenen Referenzbereich liegen, müssen diese sehr genau betrachtet werden. Besonders Jugendliche, die wenig glutenhaltige Lebensmittel zu sich nehmen, haben trotz Zöliakie oft Werte, die sich annähernd im Referenzbereich befinden. In so einem Fall sollte die Blutuntersuchung nach ungefähr 3 Monaten wiederholt werden und dein Kind bis dahin mindestens zwei glutenhaltige Mahlzeiten mit z. B. Brot oder Nudeln pro Tag zu sich nehmen.

Sollte der Wert für TGA-IgA jedoch mehr als 10-fach über dem oberen Normwert liegen, kann die Diagnose bei Kindern unter 18 Jahren unter bestimmten Bedingungen auch ohne Biopsie gestellt werden. Voraussetzung dafür ist jedoch, dass die erste Blutuntersuchung aussagekräftig ist und die Diagnose durch einen positiven Titer für Endomysium-Antikörper (EMA-IgA) in einer zweiten Blutuntersuchung abgesichert wird. Diese zweite Blutentnahme ist deswegen notwendig, weil damit ausgeschlossen wird, dass es bei der Untersuchung der ersten Blutprobe im Labor zu irgendwelchen Fehlern gekommen ist. Diese sollten selbstverständlich nicht vorkommen, sind aber dennoch nie vollkommen auszuschließen. Wo gehobelt wird, da fallen Späne.

## Die Beckenbodendyssynergie

Wie du im Kapitel »Der Darm« (Seite 10) lesen kannst, kommt es beim regulären Stuhlabsatz zu einer vollständigen Entspannung der Schließmuskeln und der Beckenbodenmuskulatur, während das Rektum sich zusammenzieht und der Stuhl durch die Peristaltik des Darmes aus dem Körper befördert wird. Bei der sogenannten Beckenbodendyssynergie können Kinder den Beckenboden während des Stuhlabsatzes nicht so entspannen, wie es dafür eigentlich notwendig wäre. Das bedeutet, dass sie während der Stuhlentleerung – meist unbewusst – den äußeren Schließmuskel und einen Teil der Beckenbodenmuskulatur anspannen, anstatt diese wie üblich zu entspannen[91]. Wie du dir sicher vorstellen kannst, wird der Stuhlabsatz dadurch sehr schwierig und ist oft nur deutlich eingeschränkt möglich[92].

Bei jüngeren Kindern kann man z. B. anhand von Rückhaltemanövern oder langen Toilettenzeiten mit starkem Pressen, geringem Stuhlabsatz, bleistiftartig dünnen Stühlen und dem Gefühl der unvollständigen Entleerung auf eine Beckenbodendyssynergie schließen. Der erhöhte Druck des Analkanals während der Defäkation kann mittels Analmanometrie gemessen werden. Diese Untersuchung ist jedoch nur dann sinnvoll, wenn dein Kind aufgrund seines Alters und seines Verständnisses bereit ist, dabei mitzumachen. Mehr darüber erfährst du im Kapitel »Die Anal- bzw. Rektum-Manometrie« (Seite 71).

## Der Morbus Hirschsprung

Morbus Hirschsprung (MH) gehört zu den seltenen angeborenen Erkrankungen des Darms. Sie ist dadurch charakterisiert, dass das motorische Nervensystem, welches für die Peristaltik verantwortlich ist, in einem unterschiedlich langen Teil des Dickdarms nicht richtig ausgebildet ist. Aus diesem Grund wird diese Erkrankung auch als Aganglionose bezeichnet, was übersetzt »das Fehlen von Nervenzellen« bedeutet.

MH kommt mit einer Häufigkeit von 1:3000–1:5000 vor. In ganz Österreich werden also jedes Jahr ca. 16–20 Kinder damit geboren, in Deutschland etwa 160–200. Jungen sind dabei bis zu 4-mal häufiger betroffen als Mädchen. In 80 % der Fälle tritt MH als Folge einer spontanen Genmutation auf, was bedeutet, dass es bis dahin keinen Fall von MH in der Familie gab. In den restlichen Fällen ist er erblich bedingt. Deswegen

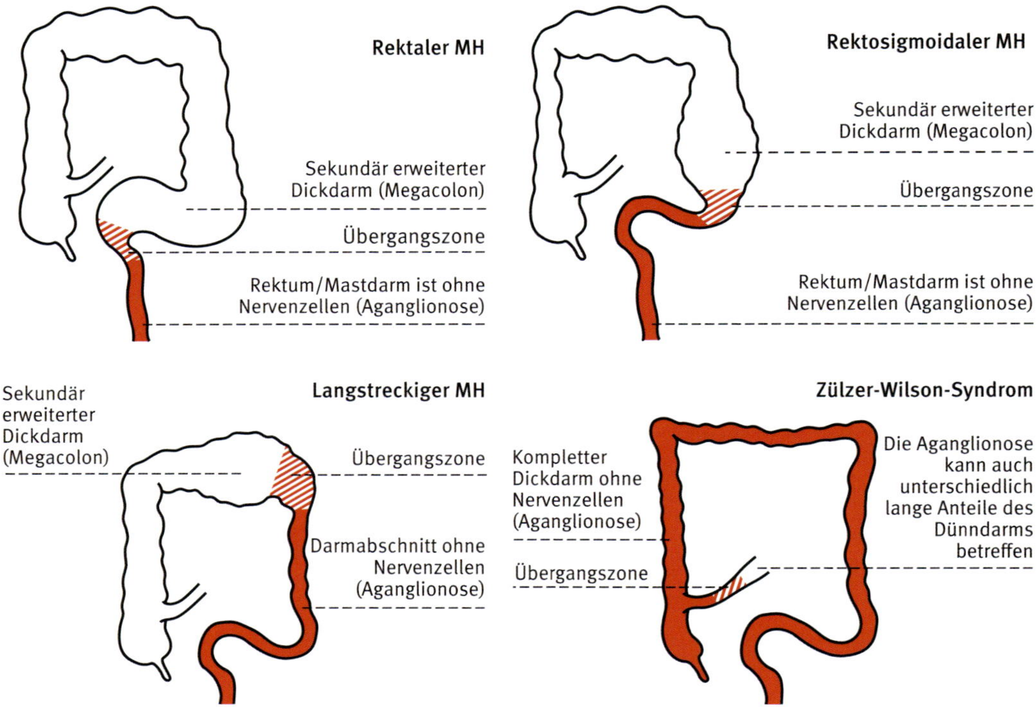




Formen und Häufigkeitsverteilung bei Morbus Hirschsprung

ist es sinnvoll, auch nahe Verwandte mit Beschwerden untersuchen zu lassen, falls dein Kind sicher an MH erkrankt ist.

In der Embryonalphase – also, wenn das Baby noch im Bauch seiner Mutter wohnt – entwickelt sich das Nervensystem des Darmes. Dabei wandern die Nervenzellen von oben nach unten in die Wand des Magen-Darm-Trakts ein: vom Mund über die Speiseröhre bis hin zum Rektum. Bei Kindern mit Morbus Hirschsprung stoppt diese Entwicklung jedoch aus bisher unbekannten Gründen an einem beliebigen Punkt. Somit fehlt ihnen ab diesem Punkt die Nervenversorgung, die für die Peristaltik zuständig ist. Umgekehrt betrachtet, beginnt dieses Stück also immer knapp oberhalb des Anus und betrifft in weiterer Folge einen von Kind zu Kind unterschiedlich langen Teil des Dickdarms. In über 90 % der Fälle ist nur der letzte Abschnitt des Darmes betroffen, in seltenen Fällen der ganze Dickdarm und sogar ein Teil des Dünndarms.

Abhängig davon, wie viel des Darms betroffen ist, teilt man MH in verschiedene Formen ein (siehe Abb.):

**Rektaler MH:** Hier ist nur ein kurzer Abschnitt des Rektums betroffen. Manchmal fällt auch die Bezeichnung »ultrakurzer« MH. Da im allerletzten Abschnitt des Rektums (ca. 1 cm vor der sogenannten Linea dentata) auch bei gesunden Kindern keine Nervenzellen nachweisbar sind, ist umstritten, ob es sich dabei tatsächlich um einen MH oder doch um eine schwere Form der chronischen Verstopfung handelt.

**Rektosigmoidaler MH:** Hier sind die unteren 15–20 cm des Dickdarms betroffen – also das Rektum und/oder das Sigmoid. Der rektale und der rektosigmoidale MH liegen in über 80 % der Fälle vor.

**Langstreckiger MH:** Hier ist ein Teil betroffen, der über das Sigma hinausgeht. Diese Form kommt bei ca. 10–12 % der betroffenen Kinder vor.

**Zülzer-Wilson-Syndrom:** Hier ist der gesamte Dickdarm betroffen – und meistens noch ein Teil des Dünndarms. Diese Form kommt bei 8–10 % der Kinder vor. Sehr selten kann auch ein größerer Teil des Dünndarms betroffen sein.

In dem Darmabschnitt, der von MH betroffen ist, ist das motorische Nervensystem also nicht vollständig ausgebildet. Das führt dazu, dass die Darmmuskulatur in diesem Bereich nicht mehr »locker« lassen kann. Somit ist dieser Teil des Darms permanent zusammengezogen – also eng gestellt – und kann nur wenig Stuhl durchlassen. Dieser staut sich in weiterer Folge vor der Engstelle und erweitert bzw. überdehnt so den gesunden Darm. Je länger der betroffene Darmabschnitt ist, desto weniger Stuhl geht durch und desto früher bekommen die Kinder Probleme.

Ungefähr 90 % aller Kinder mit MH werden aufgrund ihrer ausgeprägten klinischen Symptome direkt nach der Geburt bzw. in der Neugeborenenperiode diagnostiziert:
- verspäteter Mekoniumabgang (über 24 h nach der Geburt)
- aufgetriebener Bauch
- Erbrechen
- Enterokolitis (bakterielle Darmentzündung) in der Neugeborenenperiode

Bei ca. 10 % der Kinder fallen die Symptome erst später – meist mit Beikostbeginn – auf:
- schwere chronische Obstipation
- Überlauf-Enkopresis

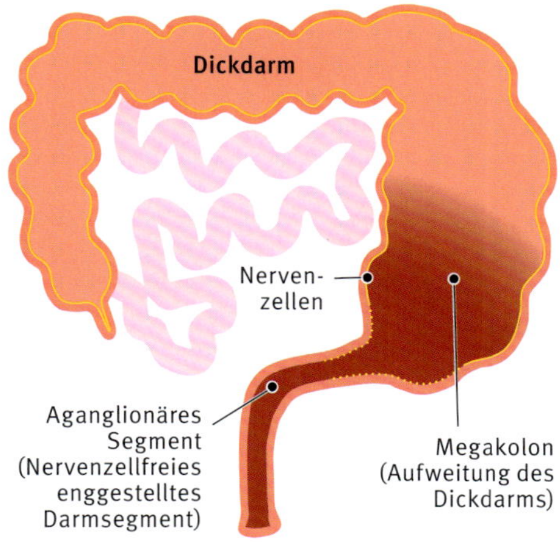


Überdehnter Darm bei Morbus Hirschsprung

- explosionsartige Stuhlentleerung nach rektaler Untersuchung
- Gedeihstörung
- klinisches Bild eines Darmverschlusses mit ggf. toxischem Megakolon

Bei diesen Kindern ist oft nur ein kurzer Teil des Darmes betroffen. Sollte das der Fall sein, kann die Engstelle meistens noch eine gewisse Zeit lang überwunden werden. Vor allem dann, wenn durch den angestauten Stuhl genügend Druck aufgebaut und durch Hilfsmittel wie z. B. Fiebermessen, Einführen eines Zäpfchens, Darmrohres oder Fingers unterstützt wird. So kann es passieren, dass der verengte Darmabschnitt kurzzeitig gedehnt wird und der oft dünnflüssige Stuhl mit genügend Druck entweichen kann. Dieses Phänomen zeigt sich vorwiegend bei Neugeborenen und wird als explosionsartige Stuhlentleerung bezeichnet. Diese kommt bei betroffenen Kindern z. B. auch im Zuge einer rektalen Untersuchung vor, die zur weiteren Abklärung der Symptome durchgeführt wird. Neben den Kindern, bei denen

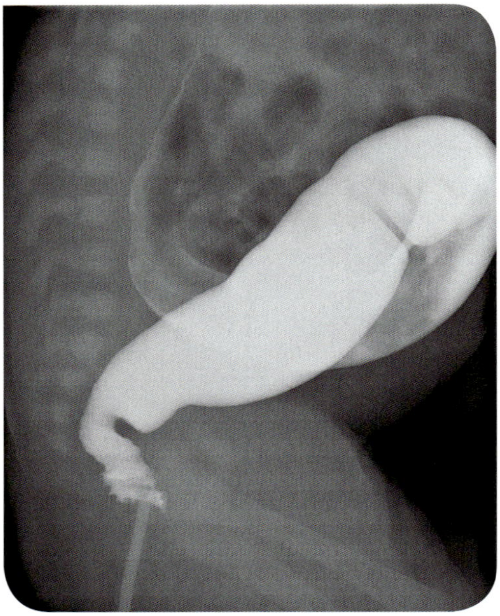

Kolon-Kontrast-Röntgen eines Kindes mit MH. Das Rektum ist sehr schmal, ein Teil des Sigma/Dickdarms hingegen sehr breit.

nur ein eher kurzes Stück des Dickdarms betroffen ist, werden aber auch Kinder mit einer langstreckigen Aganglionose manchmal erst später diagnostiziert. Bei den meisten dieser Kinder zeigt sich jedoch trotz Therapie keine Besserung der Symptome, weshalb weitere Untersuchungen erfolgen müssen, um die Ursache der chronischen Verstopfung abzuklären.

Ein weiteres Merkmal ist die Neigung der betroffenen Kinder zu einer sogenannten Enterokolitis. Dabei handelt es sich um eine bakterielle Entzündung des überdehnten Dickdarmteils, die ohne Behandlung durchaus lebensbedrohlich werden kann. Dabei kommt es zu einer bakteriellen Überwucherung, mit zunehmender Gasbildung und Entzündung der Darmwand, welche sich durch einen großen, prallen, schmerzhaften Bauch, Fieber und Erbrechen äußert. Die Kinder müssen in vielen Fällen stationär aufgenommen, rektal gespült und mittels Antibiotika behandelt werden, um ein Fortschreiten der Entzündung mit lebensbedrohlicher Sepsis (Blutvergiftung) zu verhindern. Sollte eine Entleerung des Darms mit Hilfe von rektalen Spülungen nicht möglich sein, kann in manchen Fällen eine akute Operation mit Anlage eines künstlichen Darmausgangs notwendig werden. Das ist vor allem bei Kindern der Fall, bei denen ein längerer Teil des Darmes betroffen ist.

Wenn bei deinem Kind aufgrund der Anamnese und seiner Symptome der Verdacht auf MH besteht, kommen möglicherweise folgende weiterführende Untersuchungen zum Einsatz:

- die anorektale Manometrie
- das Kolon-Kontraströntgen (Irrigoskopie)
- eine Biopsie der Rektumschleimhaut

Oft erkennt man in einem Kolon-Kontraströntgen den eng gestellten, betroffenen Darmabschnitt und darüber den erweiterten Darmabschnitt. Wenn das der Fall ist, ist dieses Röntgenbild wegweisend. Leider ist das jedoch nicht immer der Fall. Gerade bei Säuglingen liefert diese Untersuchung oft keine eindeutigen Hinweise. Bei bestätigtem MH kann die Irrigoskopie jedoch hilfreich sein, um einzuschätzen, wie lang der betroffene Darmabschnitt ist. Das kann die Operationsplanung unterstützen.

Eine sichere Diagnose kann letztlich jedoch immer nur durch die Biopsie der Rektumschleimhaut und eine anschließende histologische Untersuchung der Proben durch einen erfahrenen Neuropathologen gestellt werden. Mehr über die jeweilige Untersuchung erfährst du im entsprechenden Kapitel dieses Buches. Mehr Infos zu MH findest du bei den Selbsthilfeorganisationen SoMA e.V. und SoMA Austria.

## Die anorektale Malformation

Bei den sogenannten anorektalen Malformationen (ARM) handelt es sich um eine Gruppe von verschiedenen angeborenen Fehlbildungen des Anus und des Analkanales. Diese kommen alle zusammen in etwa gleich selten vor wie Morbus Hirschsprung – also bei etwa 1 von 5000 Neugeborenen. Bei betroffenen Babys ist die Öffnung für den Anus dabei entweder in den vorderen Bereich – außerhalb des Schließmuskels – verlagert oder sie fehlt komplett. Sollte sich bei der klinischen Untersuchung keine Öffnung finden lassen, endet das Rektum blind oder es mündet in den Harntrakt. Welche Form genau vorliegt, lässt sich in diesem Fall erst nach weiteren Untersuchungen feststellen. Prinzipiell werden aber folgende Formen unterschieden:

### Formen der anorektalen Malformation

| Hauptgruppen | Seltene Fehlbildungen/regionale Besonderheiten |
|---|---|
| Perineale (kutane) Fistel | Pouch-Kolon |
| Rekto-urethrale Fistel<br>bulbär<br>prostatisch | Rektumatresie bzw. -stenose |
| Rekto-vesikale Fistel | Rekto-vaginale Fistel |
| Vestibuläre Fistel | H-Fistel-Typ |
| Kloake | Andere |
| Anorektale Malformation ohne Fistel | |
| Analstenose | |

Für die Erkennung und Einteilung der unterschiedlichen Formen ist eine grundlegende Kenntnis der Anatomie des kindlichen Beckenbodens notwendig. Wie du bereits im Kapitel »Der Beckenboden« (Seite 12) lesen konntest, gibt es bei Mädchen in der Regel 3 Öffnungen des Beckenbodens. Wenn es also auf dem Rücken liegt und die Beine nach oben gehalten werden, sind das, von oben nach unten betrachtet, die Harnröhre, die Vagina und mit etwas Abstand dazu der vom Schließmuskel umschlossene Anus. Sollten hier nicht eindeutig drei Öffnungen mit einem separierten Anus identifiziert werden können oder zwei der Öffnungen besonders nahe beieinander liegen, spricht man von einer sogenannten anorektalen Malformation. Beim Jungen sieht man im Vergleich dazu nur eine Öffnung. Diese kann im Falle einer anorektalen Malformation entweder komplett fehlen oder nach oben außerhalb der Schließmuskelregion in Richtung Hodensack verlagert sein.

Jedes neugeborene Baby wird im Rahmen der Neugeborenenuntersuchung standardmäßig auf das Vorhandensein sämtlicher Körperöffnungen untersucht. Sollten dabei Auffälligkeiten vorhanden sein, ist die unmittelbare Vorstellung des Kindes bei einem Kinderchirurgen notwendig. Da nicht alle Kinderchirurgen anorektale Fehlbildungen operieren, hängt das weitere Vorgehen in erster Linie davon ab, was für Ressourcen vor Ort vorhanden sind. Prinzipiell muss aber innerhalb von 24–48 h nach der Geburt ein kinderchirurgischer Behandlungsplan erstellt und das Baby auf weitere Begleitfehlbildungen z. B. des Herzens, der Nieren und der Wirbelsäule untersucht werden[93]. Bei leicht ausgeprägten Formen der ARM, bei denen die Öffnung des Anus z. B. nur ganz knapp außerhalb der Schließmuskulatur liegt, kann diese Fehlbildung auch übersehen werden. Aus diesem Grund ist es unbedingt notwendig, dass die Analregion deines

Kindes im Rahmen der klinischen Untersuchung zumindest einmal gründlich inspiziert wird.

Auf den beiden Bildern siehst du ein kleines Mädchen und einen 2-jährigen Jungen, die beide aufgrund von Verstopfung und Inkontinenz behandelt wurden, ohne dass ihre ARM – eine sogenannte perineale Fistel – bisher aufgefallen ist. Auf beiden Bildern siehst du die Region des Schließmuskels sehr deutlich, als einen etwas dunkleren Bereich. Die eigentliche Analöffnung liegt aber viel weiter vorne. Somit haben beide Kinder keine Schließmuskulatur um den Anus, mit der sie diesen öffnen können. Gleichzeitig aber auch keine Möglichkeit, diese Öffnung zu verschließen. Dadurch kommt es einerseits zu einer Verstopfung und andererseits zu einer Stuhlinkontinenz. Beide Kinder müssen operiert werden. Mehr Infos zu ARM findest du bei den Selbsthilfeorganisationen SoMA e. V. und SoMA Austria.

## Die Motilitätsstörungen (Slow-Transit-Constipation)

Die Motilitätsstörung – auch Slow-Transit-Constipation genannt – ist eine Unterform der Obstipation, bei der es unter anderem zu einer Störung der Nervenversorgung des Magen-Darm-Traktes kommt. Dadurch funktioniert die Peristaltik des Darms nicht wie gewohnt, wodurch die Zeit, in der der Nahrungsbrei durch das Kolon wandert, deutlich verlängert ist. Obwohl die Stö-

Kleines Mädchen mit anorektaler Malformation. Die Analöffnung liegt nicht innerhalb der Schließmuskulatur (perineale Fistel).

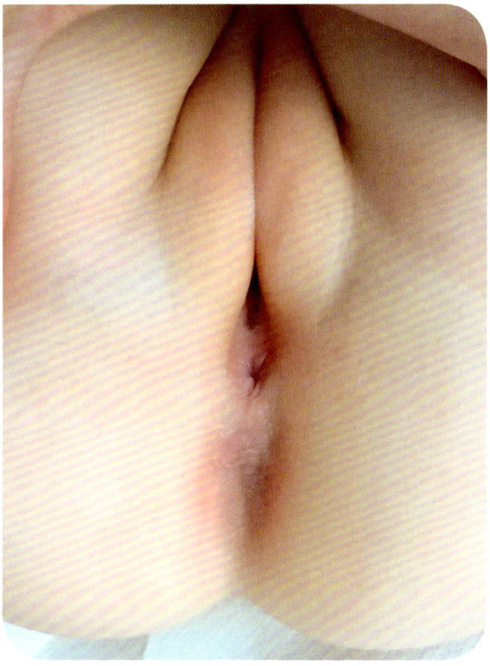

2-jähriger Junge mit anorektaler Malformation. Auch hier liegt die Analöffnung nicht dort, wo sich die Schließmuskulatur befindet (perineale Fistel).

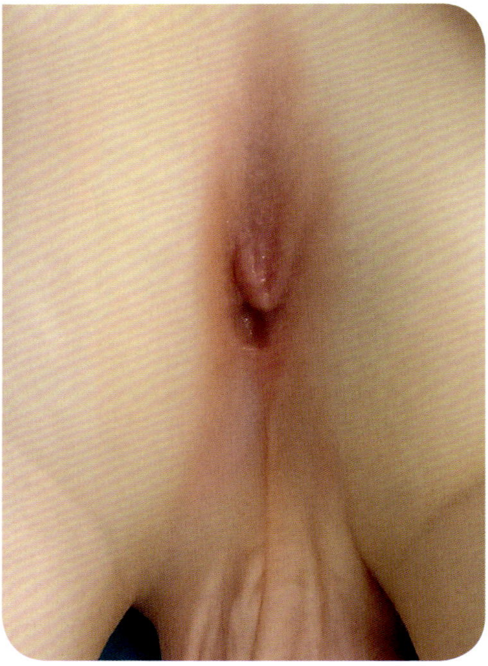

rung der Motilität alle Abschnitte des Magen-Darm-Traktes betreffen kann, ist meistens ein zu langsam arbeitender Dickdarm für die Obstipation verantwortlich. Typisch für eine Motilitätsstörung sind ein sehr früher Beginn der Symptome mit verspätetem Mekoniumabgang, schwerer Obstipation und einer therapieresistenten Stuhlinkontinenz im Kleinkindalter[94]. Im Gegensatz zu einer klassischen Verstopfung werden bei der Slow-Transit-Constipation jedoch häufiger weiche Stühle beobachtet[95, 96, 97, 98].

Diese Form der Obstipation kommt bei Kindern nur sehr selten vor und hat überwiegend genetische Ursachen. Es kommen aber auch andere organische Ursachen infrage[99]. Wenn die Probleme deines Kindes sehr früh begonnen haben und sehr massiv sind, sollte also daran gedacht werden. Aufgrund der hohen genetischen Belastung sollte hier unbedingt auch nach weiteren betroffenen Familienmitgliedern gefragt werden[100]. Falls es bei deinem Kind berechtigte Hinweise darauf gibt, dass es an einer Motilitätsstörung leidet, kann die Diagnose durch eine Kolon-Transitzeit-Bestimmung, eine Kolon-Szintigraphie (bei der die Kolon-Transitzeit mittels eines radioaktiven Markers bestimmt wird) oder einer Kolon-Manometrie[101] ausgeschlossen oder bestätigt werden.

## Das Sigma elongatum

Das Wort »Sigma« bezeichnet den S-förmigen Teil des Dickdarms, »elongatum« bedeutet verlängert. Zusammengefasst bedeutet

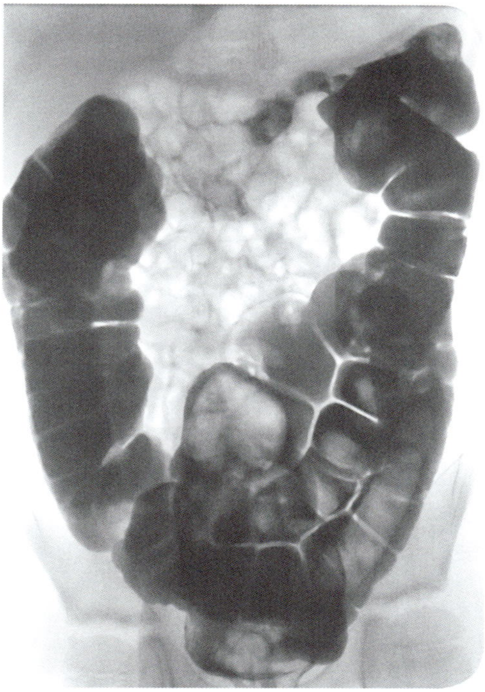

Sigma elongatum im Röntgenbild

Sigma elongatum – manchmal auch Dolichocolon genannt – also, dass der S-förmige Abschnitt des Dickdarms im Vergleich zum Durchschnitt anderer Personen innerhalb dieser Altersgruppe länger ist. Die Länge dieses Darmabschnittes allein kann aber nicht mit einer Erkrankung verknüpft werden. Neue Studien zeigen jedoch, dass vor allem Kinder, die bereits mit unter einem Jahr an Stuhlabsatzproblemen leiden, eher ein längeres Sigmoids aufweisen[102]. Ein längerer Dickdarm fördert vermutlich auch im späteren Leben die Neigung zu einer chronischen Verstopfung.

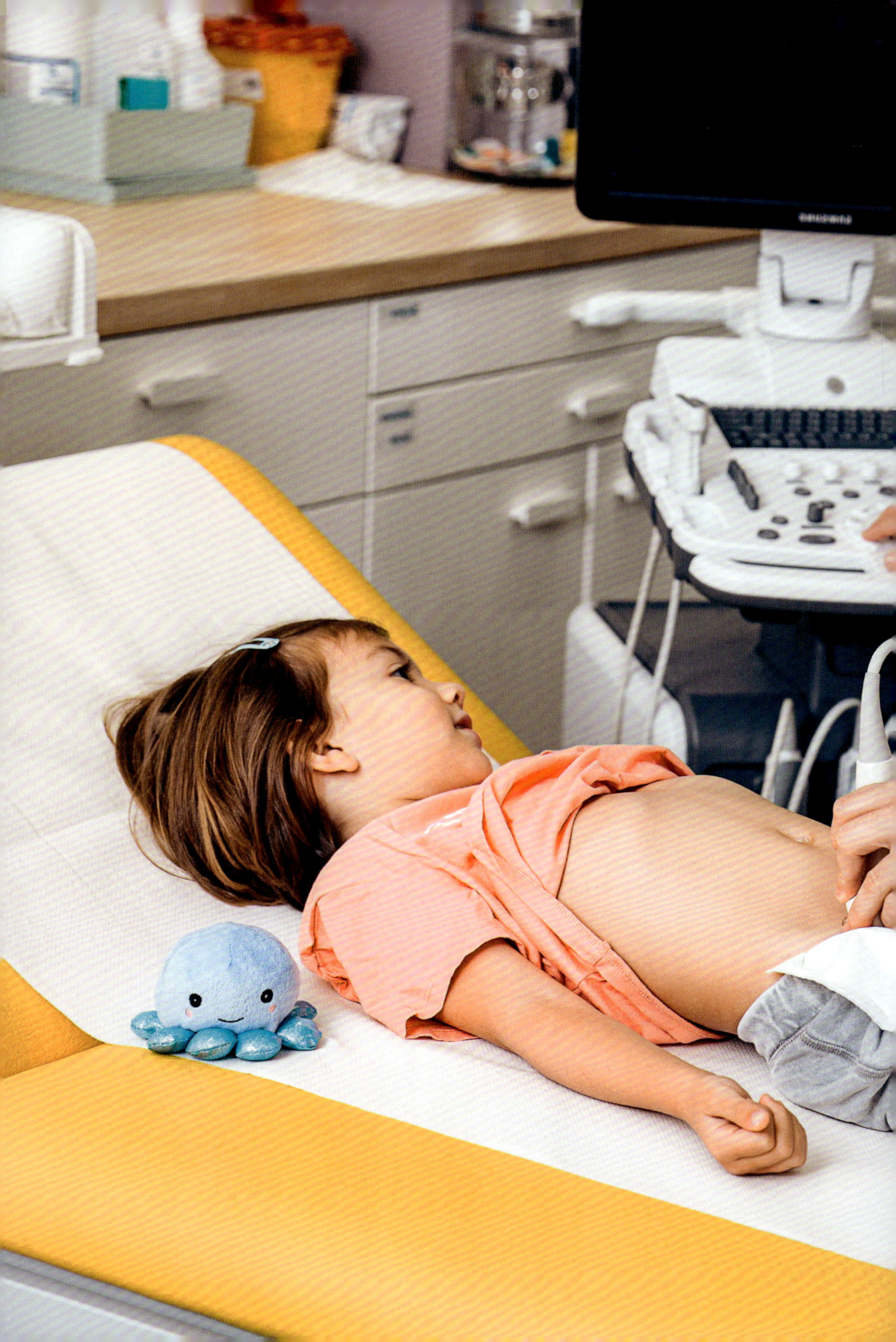

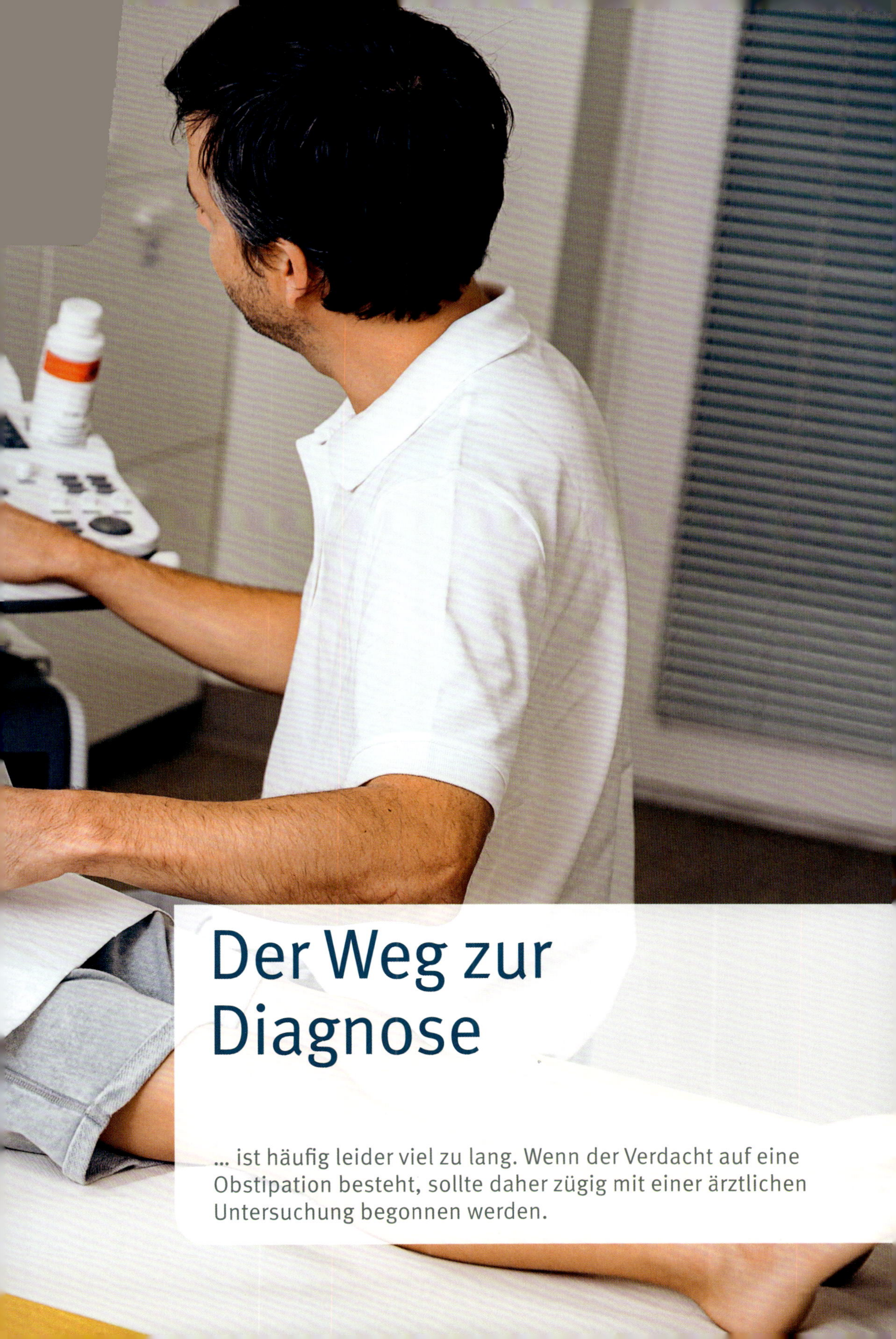

# Der Weg zur Diagnose

... ist häufig leider viel zu lang. Wenn der Verdacht auf eine Obstipation besteht, sollte daher zügig mit einer ärztlichen Untersuchung begonnen werden.

# Die Standard-Diagnostik

Die Standarduntersuchungen finden in der Kinderarztpraxis statt. Falls das jedoch nicht ausreicht, können speziellere Untersuchungen nötig sein.

Organische Ursachen für eine chronische Obstipation sind bei Kindern und Jugendlichen jenseits des Säuglingsalters mit weniger als 5 % sehr selten. Im Umkehrschluss bedeutet das also, dass in über 95 % der Fälle keine organische Ursache zu finden ist und demnach eine funktionelle Obstipation vorliegt. Dennoch muss natürlich jedes obstipierte Kind mit und ohne Stuhlinkontinenz ärztlich untersucht werden, um herauszufinden, was die Ursache für seine Verstopfung ist[103]. Erste Anlaufstelle sollte hier eure Kinderarztpraxis sein.

Unter dem Begriff Standard-Diagnostik werden alle Schritte zusammengefasst, die bei Kindern mit Verstopfung standardmäßig durchgeführt werden sollten. Dazu gehören folgende Punkte:

- Fragebögen inklusive Stuhlprotokoll
- Anamnese
- körperliche Untersuchung
- Ultraschalluntersuchung

Wenn es bei deinem Kind nach dieser Standard-Diagnostik keinen Hinweis auf organische Ursachen gibt, kann auf weitere Untersuchungen verzichtet und die Diagnose der funktionellen Obstipation gestellt werden.

Sollten sich bei den Standard-Untersuchungen hingegen Hinweise auf organische Ursachen ergeben, kann es notwendig werden, sogenannte weiterführende Untersuchungen zu veranlassen. In diesem Fall solltest du dein Kind einer Kindergastroenterologin oder einem Kinderchirurgen vorstellen. Die Spezialisierung auf Kinder ist dabei sehr wichtig, denn eine Verstopfung bei Kindern ist etwas ganz anderes als bei Erwachsenen.

Sollte dein Kind bereits im ersten Lebensjahr Probleme mit dem Stuhlabsatz bekommen haben, ist es in jedem Fall sinnvoll, es einem Spezialisten bzw. einer Spezialistin vorzustellen, um organische Ursachen zu besprechen und ggf. auszuschließen. Als Faustregel gilt: Je früher die Probleme deines Kindes begonnen haben und je massiver sie sind, desto wahrscheinlicher gibt es eine organische Ursache.

## Die Anamnese

Zu Beginn eures Besuches sollte der Arzt oder die Ärztin ein ausführliches Gespräch mit dir führen – die sogenannte Anamnese. Abhängig vom Alter deines Kindes kann das Gespräch alternativ auch nur mit deinem Kind stattfinden oder mit euch beiden in Kombination. Damit du selbst bei diesem Gespräch so entspannt wie möglich sein kannst, empfiehlt es sich (wenn möglich) eine zweite Aufsichtsperson mitzunehmen. Diese kann sich um dein Kind kümmern, während du in Ruhe mit dem Arzt sprichst. Schreib dir zu Hause auf, was du alles sagen möchtest und welche Fragen du ansprechen willst. Die Wahrscheinlichkeit, dass du etwas für dich Wichtiges vergisst, ist somit viel geringer. Falls es bereits Befunde (Untersuchungsergebnisse) von Voruntersuchungen oder anderen Arztbesuchen gibt, solltest du diese unbedingt mitnehmen. Nur so kann sich der Arzt ein umfassendes Bild der Erkrankung deines Kindes machen.

Im Anamnesegespräch wird dich der Arzt vielleicht erst bitten, von selbst zu erzählen, warum ihr zu ihm gekommen seid und was die aktuellen Beschwerden deines Kindes sind. Er wird sich eure Geschichte anhören, dir aber auch gezielte Fragen stellen, um Hinweise darauf zu bekommen, ob bei deinem Kind eine organische Ursache als Grund für seine chronische Verstopfung vorliegen könnte. Er fragt bestimmte Dinge ab, die als »Red Flags« (Warnzeichen) gelten und ihm dabei helfen, eure Situation bestmöglich einzuordnen.

Der Kinderarzt wird z.B. Fragen zu folgenden Dingen stellen:

- aktuelle Beschwerden
- Wann haben diese begonnen bzw. sind wieder aufgetreten?
- Konntest du einen Auslöser erkennen?
- Abgang des Kindspechs (Mekonium)
- Erkrankungen in der Familie (z.B. MH, Verstopfung, Enkopresis)
- Stuhlgang während der Still-, bzw. Fläschchenzeit
- aktuelle Ernährung deines Kindes
- Trinkgewohnheiten
- Stuhlverhalten (Häufigkeit und Dauer des Stuhlabsatzes)
- Stuhleigenschaften (Menge, Konsistenz, Form und Geruch des Stuhles)
- sonstige Erkrankungen/Auffälligkeiten
- Medikamente

Oft reicht dieses Gespräch aus, um anhand deiner Antwort viele der möglichen organischen Ursachen bereits auszuschließen. Andere rücken auf der Liste der Möglichkeiten vielleicht einen Platz weiter nach oben.

Laut aktueller Behandlungsleitlinie zur funktionellen Obstipation und Stuhlinkontinenz im Kindes- und Jugendalter gehören Fragebögen zur Obstipation/Stuhlinkontinenz und zum Verhalten deines Kindes zur Standard-Diagnostik dazu. Diese werden jedoch in erster Linie von Kliniken und spezialisierten Ambulanzen eingesetzt. Sie gewährleisten eine standardisierte Erfassung und Verarbeitung bestimmter Fragestellungen und erleichtern eine eventuelle statistische Auswertung der Daten. Dafür werden vorgedruckte Fragebögen verwendet, die oft bereits im Vorfeld an uns Eltern verschickt werden und in Ruhe zu Hause ausgefüllt werden können. In den meisten Fällen wird der Kinderarzt jedoch zumindest einen Teil dieser Fragen im Rahmen des Anamnesegespräches noch einmal mit dir besprechen.

## Die körperliche Untersuchung

Im Anschluss an die Anamnese erfolgt die sogenannte klinische Untersuchung deines Kindes. Das bedeutet, dass dein Kind gewogen, gemessen und körperlich untersucht wird. Bei der körperlichen Untersuchung liegt der Schwerpunkt immer auf den Körperregionen, die für die Beschwerden deines Kindes wichtig sind. Im Falle der chronischen Verstopfung wird der Arzt deswegen wahrscheinlich in erster Linie den Bauch und den Analbereich deines Kindes untersuchen. Er wird den Bauch dabei genau betrachten, abtasten und auch abklopfen. Das alles klappt am besten, wenn dein Kind dabei liegt und sich der Untersucher auf dessen rechter Seite befindet. Er wird zumindest beim ersten Besuch die Analregion inspizieren, den Analreflex überprüfen und in Ausnahmefällen eine rektale Untersuchung durchführen. Darauf werden wir im Weiteren aber noch genauer eingehen. Die Reihenfolge der einzelnen Untersuchungsschritte ist dem Untersucher überlassen und hängt in erster Linie davon ab, wie es für ihn und auch für dein Kind am angenehmsten ist.

Die Palpation des Bauchs

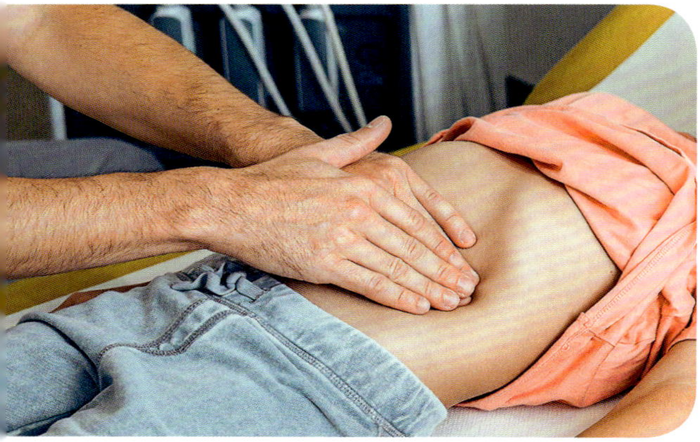

Die Perkussion des Bauchs

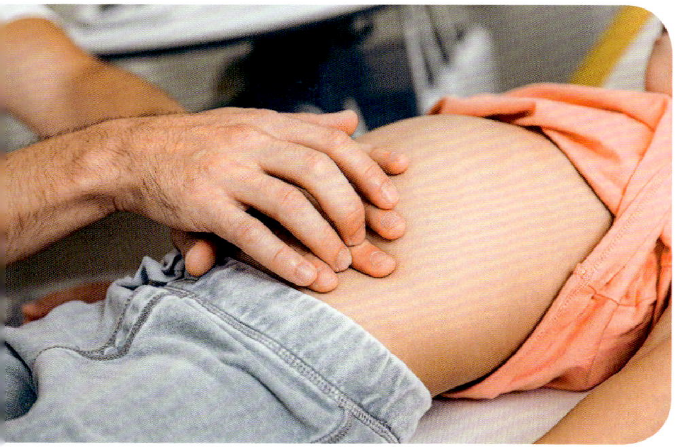

### Inspektion, Palpation und Perkussion

Beim Betrachten des Bauchs – der sogenannten Inspektion – achtet der oder die Untersuchende darauf, ob der Bauch deines Kindes groß und gebläht ist und über dem Niveau des Brustkorbs liegt oder ob er eher eingesunken und flach ist. Das kann bereits erste Hinweise darauf geben, was bei den weiteren Untersuchungsschritten zu erwarten ist.

Bei der Palpation tastet er oder sie den Bauch deines Kindes vorsichtig ab, achtet dabei auf mögliche Auffälligkeiten und auf eventuell vorhandene Stuhlmassen im Darm deines Kindes. Häufig lassen sich dabei besonders im mittleren oder rechten Unterbauch sogenannte Stuhlknollen ertasten und leicht hin und her schieben. Manchmal kann auch eine volle Blase ertastet werden, was die Palpation in diesem Moment zwar schwieriger macht, eine spätere Ultraschalluntersuchung jedoch erleichtert. Um sich dabei ein möglichst vollständiges Bild des

Bauchs zu machen und auch sicher keinen Bereich zu vergessen, folgt man dabei immer einem bestimmten System.

Nach dem Abtasten erfolgt das Abklopfen – die sogenannte Perkussion. Dabei legt die Ärztin bzw. der Arzt eine Hand flach auf den Bauch deines Kindes und klopft mit einem Finger der anderen Hand darauf. Dabei entsteht ein dumpfes Geräusch, dessen Klang davon abhängt, was sich im Bauch deines Kindes befindet. Damit kann man z. B. leicht feststellen, wie luftgefüllt die Darmschlingen sind. Aus praktischen Gründen erfolgt im Anschluss daran meistens die Ultraschalluntersuchung, die wir im nächsten Kapitel ausführlich beschreiben.

Zumindest beim ersten Besuch sollten als Nächstes unbedingt der Beckenboden und der Anus deines Kindes inspiziert und die Reflexe im Analbereich überprüft werden. Das ist deswegen so wichtig, weil es immer wieder vorkommt, dass anorektale Fehlbildungen übersehen werden. Vor allem dann, wenn diese nicht besonders stark ausgeprägt sind. Diese wiederum kommen als organische Ursache einer chronischen Verstopfung in Frage und müssen unbedingt ausgeschlossen werden.

Für diesen Untersuchungsschritt kann dein Kind in Rückenlage auf der Liege bleiben, sollte jedoch seine Hose und Unterhose in etwa bis zu den Knien ziehen. Im Anschluss daran sollte es seine Knie anwinkeln und zur Brust hochziehen. Falls dein Kind noch zu klein ist, um das allein zu schaffen, oder sich deine Unterstützung wünscht, kannst du ihm dabei selbstverständlich helfen und seine Beine halten. Der Arzt oder die Ärztin wird seine Pobacken im Anschluss leicht auseinanderdrücken, um einen guten Blick auf die Analregion deines Kindes zu bekommen. Dann wird er oder sie die Position des Anus beurteilen und darauf achten, dass dieser in der Mitte der Schließmuskulatur liegt. Danach berührt er oder sie die Haut um den Anus vorsichtig z. B. mit einem Wattestäbchen und überprüft so, ob die Reflexe und Kontraktionen im Analbereich vorhanden sind. Außerdem wird auf Veränderungen oder Risse in der Haut oder Schleimhaut geachtet sowie auf Verletzungen, Anzeichen für Infektionen oder entzündete Hautfalten. Falls dein Kind dazu schon in der Lage ist, wird es vielleicht auch aufgefordert, einmal fest zu pressen. Dabei können z. B. beginnende Hämorrhoiden sichtbar gemacht werden. Sollte dein Kind eine entzündliche Hautveränderung aufweisen, wird möglicherweise ein Abstrich genommen, um eine Streptokokken-Infektion zu diagnostizieren und im Anschluss ggf. gezielt zu behandeln. All das ist in der Regel vollkommen schmerzfrei.

Nach der Untersuchung der Analregion kann dein Kind noch auf die Seite oder auf den Bauch gedreht und seine untere Wirbelsäule bzw. die Kreuzbeinregion begutachtet werden. Hier wird besonders auf Hautveränderungen, Behaarung, Einziehungen oder kleine Öffnungen in der Haut – sogenannte Fistelgänge – geachtet, die auf eine Fehlbildung des Kreuzbeins oder der Wirbelsäule hindeuten könnten.

## Die digital-rektale Untersuchung

Eine digital-rektale Untersuchung, also die Untersuchung des Anus und des Rektums mittels Einführung des kleinen Fingers, kann bei Kindern, die bereits Schmerzerfahrungen gemacht haben, eine erneute Traumatisierung auslösen[104]. Aus diesem Grund

»benötigt sie eine spezielle Indikation und soll nicht routinemäßig durchgeführt werden«[105]. Tatsächlich ist sie in den allermeisten Fällen auch nicht notwendig. Wenn sie bei deinem Kind dennoch notwendig ist, sollte dein Kind darüber aufgeklärt werden, was passiert und es muss unbedingt damit einverstanden sein. Zudem muss eine Vertrauensperson anwesend sein und seine Privatsphäre gewahrt werden. Außerdem ist es sehr wichtig, dass die Untersuchung ausschließlich von einem Arzt durchgeführt wird, der daraus auch unmittelbare Konsequenzen ableiten kann und in die weiterführende Diagnostik und Therapie eingebunden ist. Dadurch soll verhindert werden, dass die rektale Untersuchung möglicherweise wiederholt werden muss. Sollte dein Kind Angst vor dieser Untersuchung haben und nicht damit einverstanden sein, muss das unbedingt akzeptiert werden. Alternativ kann sie auch in Sedierung erfolgen[106].

## Die Ultraschalluntersuchung (Sonografie)

Die Sonografie ist ein bildgebendes Verfahren zur Untersuchung von verschiedenen Organen und somit das wichtigste Instrument zur Beurteilung einer chronischen Verstopfung und der Stuhlinkontinenz bei Kindern. Dabei werden – ausgehend vom sogenannten Schallkopf – Ultraschallwellen in das Innere des Körpers gesendet. Diese Schallwellen treffen im Körperinneren auf unterschiedliche Strukturen, werden von diesen zurückgeworfen und vom Schallkopf in ein sichtbares Bild umgewandelt. Ein geübter Untersucher kann die dargestellten Strukturen anhand dieses Bildes beurteilen, untersuchen und auch vermessen. Im Falle einer Verstopfung oder einer Stuhlinkontinenz konzentriert sich die Ultraschalluntersuchung in erster Linie auf die Darstellung des Dickdarms und der Blase. Falls dein Kind zusätzlich Probleme mit der Blase hat, werden auch die ableitenden Harnwege und die Niere untersucht. Sie eignet sich jedoch nicht dazu, zwischen funktioneller und organischer Obstipation zu unterscheiden[107, 108].

Um den Darm und die Blase deines Kindes zu untersuchen, wird ein sogenannter transabdominaler Ultraschall durchgeführt – also ein Ultraschall, bei dem der Schallkopf auf den Bauch deines Kindes aufgesetzt wird. Diese Untersuchung ist vollkommen schmerzfrei, hat keine Nebenwirkungen und kann so oft wiederholt werden wie notwendig. Den Schallkopf in das Rektum deines Kindes einzuführen, um den Darm von innen zu schallen, hat dabei keinen Mehrwert und soll unbedingt unterlassen werden. Durch die breite Verfügbarkeit dieser Untersuchungsmethode im deutschsprachigen Raum und der geringen Belastung für die Patienten gehört die Ultraschalluntersuchung mittlerweile zur Standard-Diagnostik einer chronischen Verstopfung. Sie wird sowohl zu Beginn der Diagnostik als auch im weiteren Verlauf eingesetzt, um den Therapieerfolg zu dokumentieren.

Bei Kindern mit Stuhlinkontinenz ist eine Ultraschalluntersuchung zwingend erforderlich, um zwischen einer retentiven und einer nicht-retentiven Stuhlinkontinenz zu unterscheiden. Das wiederum hat sehr große Auswirkungen auf die Therapie.

### Wie läuft diese Untersuchung ab?

Für die Untersuchung selbst ist es notwendig, dass dein Kind einen Teil seines Bauchs entkleidet. Dafür kann es sein T-Shirt bzw. seinen Pullover etwas nach oben schieben oder ausziehen und seine Hose öffnen und etwas nach unten ziehen. Dann wird meistens noch ein Papiertuch in seinen Hosenbund geschoben, um eine Verschmutzung seiner Kleidung zu vermeiden. Damit es dem Untersucher leichter fällt, die einzelnen Kontraste des Ultraschallbildes zu differenzieren, wird nun der Raum abgedunkelt und das sogenannte Ultraschallgel aufgetragen. Das ist ein durchsichtiges Gel, das wahlweise direkt auf den Bauch deines Kindes oder auf den Schallkopf aufgetragen wird und die Verbindung zwischen dem Schallkopf und der Bauchdecke deines Kindes herstellt. Dieses Gel ist normalerweise eher kalt, wird jedoch von manchen Untersucher*innen im Vorfeld angewärmt. Im Anschluss wird der Schallkopf auf den Bauch deines Kindes aufgesetzt und nacheinander mit leichtem Druck an die Stellen geschoben, die notwendig sind, um alle wichtigen Strukturen darzustellen. Um einen guten Blick auf das Rektum und die Blase zu bekommen, wird der Ultraschallkopf knapp oberhalb des gut tastbaren Schambeins positioniert.

## Was sieht der Arzt per Ultraschall?

Wenn du zu den Menschen gehörst, die nur selten Ultraschallbilder sehen, erkennst du darauf wahrscheinlich nur schwarze und weiße Flecken. Jemand, der darin geübt ist, kann jedoch sehr viele Informationen aus diesen Bildern ziehen. Zum einen können angeborene Fehlbildungen des Gastrointestinaltrakt bzw. des Urogenitaltrakts – also des Magen-Darm-Trakts bzw. des Harntrakts und der inneren Geschlechtsorgane – erhoben werden. Zum anderen kann festgestellt werden, ob das Rektum deines Kindes erweitert ist oder nicht. Misst der Durchmesser des Rektums mehr als 25 mm, so spricht man von einer Erweiterung[109]. Da das Rektum deines Kindes direkt vor dem Stuhlabsatz aber deutlich mehr gefüllt ist, als danach, ist es wichtig, neben dem Alter deines Kindes auch den Zeitpunkt seines letzten Stuhlabsatzes in die Beurteilung dieses Befundes mit einzubeziehen[110]. Ein Rektumdurchmesser von über 30–35 mm ist jedoch

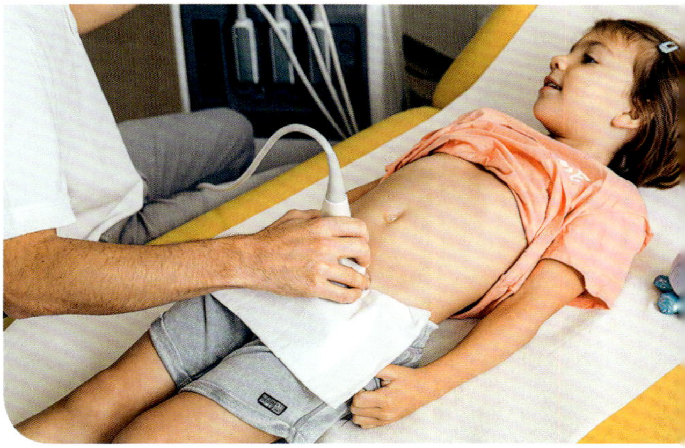

Die Untersuchung per Ultraschall

### Tipp

Falls sich dein Kind für den Ultraschall nicht allein auf die Liege legen will, kannst du versuchen, dich mit deinem Kind gemeinsam hinzulegen. Du auf der Liege, dein Kind auf dir drauf. So funktioniert es meist besser. Ein tolles Spielzeug oder eine Folge seiner Lieblingsserie als Ablenkung hilft auch oft dabei, liegen zu bleiben. Falls es gar nicht anders geht, gelingt es geschickten Untersucher*innen manchmal auch, im Stehen einen kurzen Blick auf den Füllungszustand des Rektums zu werfen.

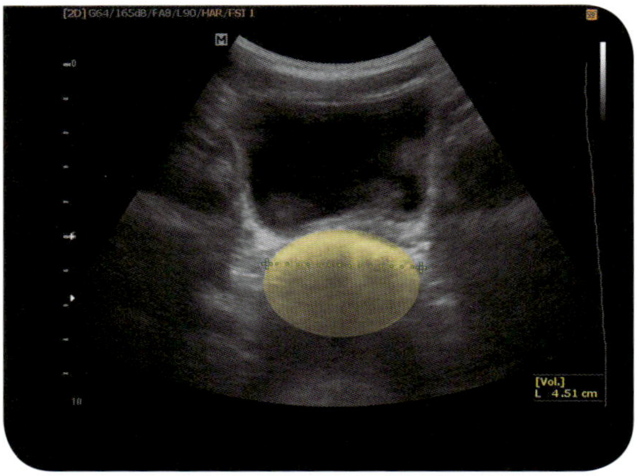


⬘ Ultraschallbild eines erweiterten Rektums (gelb) hinter der Harnblase (schwarz).

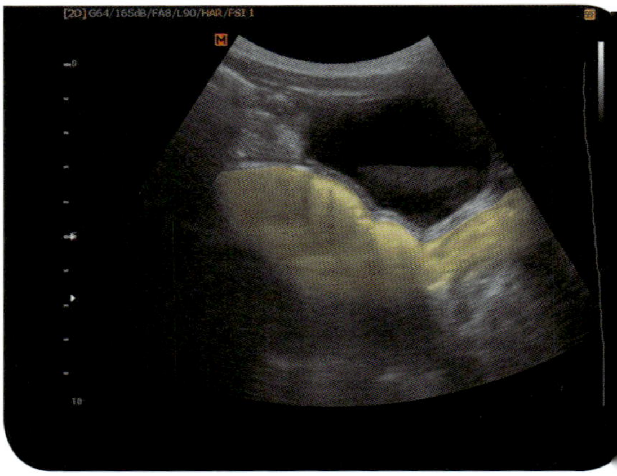

⬘ Längsschnitt der links dargestellten Situation. Auch die Eindellung der Harnblase ist zu erkennen.

ein wichtiger und zuverlässiger Hinweis darauf, dass sich im Darm deines Kindes Stuhlmassen angesammelt haben[111] und es unter einer chronischen Verstopfung leidet. Somit kann die Ultraschalluntersuchung eine rektal-digitale Untersuchung ersetzen[112, 113, 114, 115, 116]. Zudem kann anhand des Füllungszustands des Rektums ganz einfach zwischen einer retentiven und einer nicht-retentiven Stuhlinkontinenz unterschieden werden.

Wenn das Rektum erweitert ist, sieht man oft auch an der Blase typische Befunde – die sogenannten rekto-vesikalen Impressionen. Dabei drücken sich Stuhlmassen von hinten an die Blase und verändern somit deren Kontur (siehe Ultraschallbilder). Zum Teil wird die Blase durch diese Stuhlmassen auch komplett in den rechten Unterbauch verschoben.

# Die weiterführenden Untersuchungen

Speziellere Untersuchungen kommen in erster Linie bei Verdacht auf eine organische Ursache infrage.

Wenn die Anamnese bzw. die Ergebnisse der Standard-Diagnostik keinen Hinweis darauf geben, dass bei deinem Kind eine organische Ursache für seine Probleme vorliegen könnte, sind erst einmal keine weiterführenden Untersuchungen notwendig. Erst einmal deswegen, weil es bei Kindern, die therapieresistent sind – also nicht oder nur sehr schlecht auf eine adäquate Therapie ansprechen – notwendig sein kann, später doch noch einmal über weiterführende Untersuchungen nachzudenken. Das kommt aber sehr selten vor. Da die Dunkelziffer bei der Zöliakie enorm hoch ist, kann es zudem sinnvoll sein, zu Beginn der Diagnostik eine einmalige Blutuntersuchung durchzuführen – auch wenn es dafür aufgrund fehlender Evidenz keine Empfehlung in den internationalen Leitlinien gibt[117].

Sollte es nach der Standard-Diagnostik jedoch den begründeten Verdacht geben, dass bei deinem Kind organische Ursachen vorliegen könnten, kommen weiterführende Untersuchungen ins Spiel. Hier gibt es einige Möglichkeiten, die wir dir im Anschluss alle genau erklären. Wichtig ist jedoch, dass niemals alle diese Schritte notwendig sind, um zu einer Diagnose zu kommen. Du musst also angesichts dieser langen Liste möglicher Untersuchungen nicht erschrecken. Welche Untersuchungen bei deinem Kind durchgeführt werden, richtet sich ausschließlich danach, welche Erkrankungen euer Arzt ausschließen bzw. bestätigen möchte.

Bei speziellen Fragestellungen:

- Diagnostik psychischer Störungen
- Blutuntersuchung
- Stuhluntersuchung
- Harnuntersuchung
- Röntgendiagnostik
- Kolon-Kontrast-Röntgen (Irrigoskopie)
- Kolon-Transitzeitbestimmung
- Magnetresonanztomographie
- Biopsie
- Manometrie

## Die Diagnostik psychischer Störungen

Kinder mit funktioneller Obstipation und Stuhlinkontinenz leiden oft unter Scham- bzw. Schuldgefühlen, mangelndem Selbstvertrauen und geringer Motivation. Zudem ist die Rate von psychischen Begleiterkrankungen mit 30–50 % hoch. Diese Rate ist sogar deutlich höher als bei Kindern mit einer chronischen körperlichen Erkrankung[118]. Eine nicht diagnostizierte und somit unbehandelte komorbide Störung ist jedoch oft mit einer geringeren Mitarbeit des Kindes und somit auch mit einem schlechteren Erfolg der Therapie verbunden[119]. Aus diesem Grund soll bei jedem Kind über 4 Jahren, das unter funktioneller Obstipation oder nicht-retentiver Stuhlinkontinenz leidet, ein Screening auf psychische Störungen durchgeführt werden. Dafür stehen verschiedene gute Screening-Fragebögen für Eltern zur Verfügung[120]. Sollte bei deinem Kind eine psychische Komorbidität diagnostiziert werden, ist es wichtig, dass diese zusätzlich zur Verstopfung bzw. Stuhlinkontinenz behandelt wird.

## Die Blutuntersuchung

Um organische Ursachen einer chronischen Verstopfung abzuklären, können folgende Parameter bestimmt werden:

**TSH, fT4 und fT3** Dies sind Schilddrüsenhormone. Sie zeigen an, ob die Schilddrüse ordnungsgemäß arbeitet oder ob eine Hyper- oder Hypothyreose, also eine Über- oder Unterfunktion der Schilddrüse, vorliegt.

**Kalium und Kalzium** Kalium ist ein Mineralstoff, der überwiegend im Inneren von Körperzellen vorkommt und für die Regulation des Wasserhaushaltes verantwortlich ist.

**Kreatinin** Kreatinin ist eines von mehreren sogenannten harnpflichtigen Abbauprodukten unseres Körpers. Harnpflichtig bedeutet, dass sie von unseren Nieren aus dem Blut herausgefiltert und mit dem Harn ausgeschieden werden müssen. Wenn die Nieren das nicht ausreichend schaffen, sammeln sich diese Abbauprodukte im Blut an.

**Gesamt-IgA** Immunglobulin A (IgA) ist ein spezieller Antikörper, der vor allem in Körpersekreten (z. B. Speichel, Tränenflüssigkeit, Nasenschleim) vorkommt. Manche Menschen produzieren zu wenige dieser Antikörper. Die meisten merken davon nichts, weil andere Teile ihres Immunsystems diesen Mangel ausgleichen. Das Problem ist jedoch, dass Personen mit einem IgA-Mangel ein erhöhtes Risiko dafür haben, z. B. an Zöliakie zu erkranken. So können 2–3 % aller Menschen mit Zöliakie kein IgA produzieren[121]. Das bedeutet, dass die Ergebnisse der Untersuchung auf Gewebs-Transglutaminase-IgA nicht verwendet werden können, weil diese auch beim Vorliegen einer Zöliakie nicht oder nur in geringen Mengen vorhanden sind – also negativ ausfallen. Aus diesem Grund ist es sehr wichtig, dass zumindest zu Beginn der Untersuchung auf Zöliakie das Gesamt-IgA mitbestimmt wird, um einen IgA-Mangel auszuschließen. Da die Werte für Gesamt-IgA vor allem im Lauf des Säuglings- und Kindesalters noch zunehmen, müssen die Gesamt-IgA-Titer unbedingt anhand altersabhängiger Normwerte beurteilt werden.

**Gewebs-Transglutaminase-Antikörper (TGA-IgA, tTG-IgA, TG-IgA oder TG2-IgA)** Gewebs-Transglutaminase-Antikörper

(TGA-IgA) sind Antikörper, die sich gegen bestimmte Strukturen im Inneren von Muskelzellen richten. Sie liegen nahezu bei allen Zöliakie-Patienten vor, bei gesunden Menschen jedoch nicht.

**Endomysium-Antikörper (EMA-IgA, EMA-IgG)** Das Endomysium ist eine Bindegewebsschicht, die einzelne Muskelfasern umgibt. Endomysium-Antikörper treten bei einem Großteil der Zöliakie-Patienten auf, bei gesunden Menschen hingegen äußerst selten. Je höher der Wert dieses spezifischen Antikörpers bei Zöliakie-Patienten ausfällt, desto stärker ist die Atrophie (Rückbildung) seiner Darmzotten bereits vorangeschritten. Da diese Untersuchung sehr aufwändig ist, kommt sie nicht als erstes zum Einsatz, sondern erst dann, wenn die Trans-Glutaminase-Antikörper bereits positiv waren. Vor allem bei Kindern und Jugendlichen unter 18 Jahren, die einen sehr hohen TGA-IgA-Wert haben, kann ein positiver EMA-IgA-Test in einer zweiten, unabhängigen Blutprobe die Diagnose der Zöliakie bestätigen, ohne dass dafür eine Biopsie der Dünndarmschleimhaut notwendig ist.

**Deamidierte Glutenpeptide IgG (DGP-IgG, Anti-DGP IgG oder GAF-3X)** Bei Kindern, die unter einem selektiven IgA-Mangel leiden und bei denen die Werte für TGA-IgA deswegen nicht aussagekräftig sind, können alternativ die IgG-Antikörper gegen deamidierte Gliadinpeptide untersucht werden. Hohe Titer von DGP-IgG sprechen für eine Zöliakie. Um die Aussagekraft dieses Blutwertes zu erhöhen, sollten stets die Trans-Gutaminase-Antikörper (TGA) und die Endomysium-Antikörper (EMA) mitbestimmt werden.

## Laborergebnisse vergleichen

Wenn bei einem vollkommen gesunden Kind ein Blutwert bzw. Laborwert bestimmt wird, ist dieser Wert bei anderen gesunden Kindern nicht gleich. Selbst die Ergebnisse von ein und derselben Person können zu verschiedenen Zeitpunkten unterschiedlich sein. Das liegt daran, dass alle Laborwerte natürlichen Schwankungen unterliegen. Manche schwanken sogar tages- und jahreszeitabhängig. All diese unterschiedlichen Werte können als physiologisch, also als normal, gelten. Vorausgesetzt, sie liegen innerhalb eines bestimmten Bereichs: des Referenzbereichs.

Aus diesem Grund gibt es zu jedem gemessenen Blutwert einen Referenzbereich. Da diese Normwerte von der jeweiligen Untersuchungsmethode und teilweise auch vom Gerät abhängen, können diese von Labor zu Labor sehr unterschiedlich sein. Deswegen müssen sie auf jedem Befund mit angegeben werden. Nur so kann beurteilt werden, ob der gemessene Wert der Norm entspricht oder nicht.

Wir erleben immer wieder, dass Eltern versuchen, untereinander Laborergebnisse zu vergleichen. Meistens nennen sie dabei nur einen einzelnen Laborwert ohne Referenzwert. Dadurch kann es schnell zu Unsicherheiten und Missverständnissen kommen. Bevor du dich also durch abweichende Ergebnisse verunsichern lässt, frag bitte deinen Arzt oder deine Ärztin. Zudem sind einzelne Laborwerte oft nicht aussagekräftig, sondern müssen im Zusammenhang mit anderen Werten oder im zeitlichen Verlauf beurteilt werden.

## Die Stuhluntersuchung

Hier können folgende Parameter bestimmt werden:

**Pankreaselastase** Die Pankreaselastase ist ein Verdauungsenzym, das im Pankreas – also in der Bauchspeicheldrüse – gebildet und in den Dünndarm abgegeben wird. Die Menge an Pankreaselastase im Stuhl gibt somit Aufschluss über die Funktion der Bauchspeicheldrüse.

**Fäkales Calprotectin** Das fäkale Calprotectin ist ein Entzündungsprotein, das im Falle einer Entzündung der Darmschleimhaut in das Darmlumen abgegeben wird und in weiterer Folge im Stuhl nachgewiesen werden kann. Es dient damit als unspezifischer Biomarker für akute und chronische Entzündungen des Magen-Darm-Traktes. Bei Babys und Kleinkindern können höhere Calprotectin-Werte im Stuhl altersabhängig normal sein. So haben Säuglinge bis 3 Monate vergleichsweise hohe Calprotectin-Werte, die mit zunehmendem Alter niedriger werden. Ab dem 2. Lebensjahr liegen diese im Bereich der Erwachsenen.

**Blut im Stuhl** Wenn sich Blut im Stuhl befindet, ist dieses nicht immer mit bloßem Auge sichtbar. Abhängig davon, an welcher Stelle des Magen-Darm-Traktes es in den Speisebrei bzw. den Stuhl gelangt, kann es verdaut oder frisch, gut vermengt oder als Stuhlauflagerung ausgeschieden werden. Mithilfe eines speziellen Tests können im Labor auch kleinste Mengen Blut im Stuhl detektiert und diagnostiziert werden.

**Einzeller (Protozoen)** Als Einzeller werden all jene Lebewesen bezeichnet, die aus nur einer einzigen Zelle bestehen. Dazu gehören die meisten Bakterien, Protozoen, Algen und verschiedene Pilze. Aufgrund ihrer Größe sind sie mit bloßem Auge nicht erkennbar, lassen sich aber in einer mikroskopischen Untersuchung der Stuhlprobe nachweisen.

**Endoparasiten** Als Endoparasiten bezeichnet man all jene Parasiten, die im Inneren ihres Wirtes – in diesem Fall des Menschen – leben, so z. B. im Darm. Hierzu gehören u. a. Bandwürmer oder Fadenwürmer. Teilweise sind diese mit bloßem Auge im Stuhl sichtbar, teilweise sind ihre Eier bzw. ihre Entwicklungsstadien nur unter dem Mikroskop erkennbar. Eine Besonderheit stellt hier der am weitesten verbreitete, sogenannte »Kindermadenwurm« (Enterobius vermicularis) dar. Seine Eier sind nur schwer im Stuhl nachweisbar. Aus diesem Grund erfolgt die Diagnose oft über ein sogenanntes Abklatschpräparat. Hierzu wird morgens vor dem Aufstehen ein Klebestreifen über den Anus deines Kindes geklebt und vorsichtig wieder abgezogen. Dieser Klebestreifen wird im Anschluss auf einen Objektträger (ein kleines Glasplättchen) geklebt und ins Labor gesendet. Dort wird er unter dem Mikroskop auf die charakteristisch geformten Eier hin untersucht. Da die Kindermadenwürmer ihre Eier nicht kontinuierlich ausscheiden, ist es für eine zuverlässige Diagnose wichtig, dass diese Abklatschpräparate an drei aufeinander folgenden Tagen angefertigt werden.

## Die Stuhlanalyse/Darmanalyse

Immer wieder hören wir, dass Eltern eine sogenannte Stuhl- oder Darmanalyse ihres Kindes machen lassen. Diese Analyse unterscheidet sich deutlich von dem, was wir im Kapitel »Die Stuhluntersuchung« beschrieben haben und läuft meistens nicht über Mediziner*innen, die evidenzbasiert arbeiten, sondern über Heilpraktiker*innen, Homöopath*innen oder direkt über Untersuchungs-Kits, die du dir selbst im Internet bestellen kannst. Mit Hilfe dieser Test-Kits nimmst du eine Stuhlprobe und schickst diese anschließend in ein angegebenes Labor. Dort wird die Probe aufgearbeitet und das Darm-Mikrobiom analysiert. Im Anschluss erfährst du in einem detaillierten Bericht, welche der gesuchten Darmbakterien in welcher Anzahl in der eingesendeten Probe enthalten sind. Bei der Analyse dieser Ergebnisse erfährst du dann, von welchen Bakterien dein Kind angeblich zu viele bzw. zu wenige hat. Eltern geben dafür meist sehr viel Geld aus, setzen große Hoffnungen in das Ergebnis und noch mehr in den Ausgleich der vermeintlichen Defizite. Doch welchen Wert haben solche Tests tatsächlich für die Gesundheit unserer Kinder? Ist es möglich, daraus wissenschaftlich fundierte Rückschlüsse auf eine chronische Verstopfung zu ziehen? Und noch wichtiger: Kann diese durch einen Ausgleich der angeblich fehlenden Darmbakterien geheilt werden?

Unser Darm-Mikrobiom besteht aus Millionen von Mikroorganismen, deren Zusammensetzung bei jeder einzelnen Person so individuell und einzigartig ist wie ihr Fingerabdruck. Zudem ist sie einem ständigen Wandel unterworfen und verändert sich im Laufe des Lebens stetig. Immer mehr Studienergebnisse zeigen, dass dieses Mikrobiom nicht nur wichtig für unsere Verdauung ist, sondern seine genaue Zusammensetzung offenbar auch eine Rolle bei der Entstehung verschiedener Krankheiten wie z. B. Adipositas oder Lebererkrankungen spielt. Einige Firmen und Labore bieten deshalb sogenannte Darmanalysen an, bei denen sie eine gewisse Anzahl an Darmbakterien im Stuhl analysieren und aus den Ergebnissen Ernährungs- und Handlungsempfehlungen ableiten. Die Deutsche Gesellschaft für Gastroenterologie, Verdauungs- und Stoffwechselkrankheiten (DGVS) rät bislang jedoch davon ab, »Stuhltests zur Untersuchung des Mikrobioms zu nutzen«[122]. Und das hat auch einen guten Grund: Diesen Untersuchungen fehlt bisher die wissenschaftliche Grundlage[123].

Die Erkenntnisse, die die Wissenschaft in den letzten Jahren über das Darm-Mikrobiom gewonnen hat, zeigen, dass in seiner weiteren Erforschung großes Potenzial steckt. Dennoch steht diese Forschung aktuell erst am Anfang. Eine Analyse aller Mikroorganismen im Darm ist weitgehend sinnlos, da man daraus bisher keine Rückschlüsse auf eventuell bestehende Erkrankungen ziehen kann. Welche Zusammenhänge zwischen Ernährung, Mikrobiom, Darmgesundheit bzw. dem Zustand anderer Organe bestehen und wie sich diese dann wiederum im jeweiligen Einzelfall auswirken, ist derzeit weder ausreichend bekannt noch verstanden[125]. Trotzdem werden aus den Ergebnissen von Darmanalysen oft Ernährungsempfehlungen abgeleitet, die die Lebensqualität der jeweiligen Personen einschränken und mitunter sogar zu einer Mangelernährung führen können[126].

In einigen Jahren wird man aus einer solchen Analyse vielleicht viele Informationen ziehen können, die dann eventuell auch Rückschlüsse auf diverse Krankheiten zulassen. Im Moment ist das aus wissenschaftlicher Sicht nicht seriös möglich. Eine Analyse des gesamten Mikrobioms sagt aktuell nur aus, welche der analysierten Bakterien im Stuhl deines Kindes zu finden sind. Daraus lassen sich derzeit aber weder Rückschlüsse auf seine chronische Obstipation ziehen noch Empfehlungen dafür ableiten, wie man diese behandeln könnte.

## Die Harnuntersuchung

Wenn dein Kind zusätzlich zur Verstopfung unter Harninkontinenz oder immer wiederkehrenden Harnwegsinfekten leidet, wird möglicherweise auch eine Untersuchung des Harnes eingeleitet. Sollte dein Kind noch Windeln tragen, bekommt es dafür einen sogenannten Urin-Auffangbeutel über den Ausgang der Harnröhre geklebt, der den Harn auffangen soll. Dieser wird dann zu Hause oder in der Arztpraxis einfach unter der Windel getragen, bis er Harn enthält. Wenn dein Kind bereits größer ist und selbstständig auf die Toilette geht, wird es gebeten, in einen kleinen Becher zu urinieren. Hier wird das Auffangen des sogenannten Mittelstrahlurins angestrebt. Unter Mittelstrahlurin versteht man eine Harnprobe, die nicht zu Beginn des Wasserlassens, sondern aus dem bereits laufenden Harnstrahl gewonnen wird. Vor dem Harnabsatz wird die Genitalregion gereinigt und anschließend abgetrocknet. Wichtig ist hier, dass die Miktion für die Gewinnung des Mittelstrahlurins nicht unterbrochen wird. Sonst besteht die Gefahr, dass es zu einer Verunreinigung der Harnprobe kommt.

### Der Harnstatus

Als Harnstatus bezeichnet man die gesammelten Ergebnisse einer Harnuntersuchung. Abhängig von der Ausstattung der Arztpraxis bzw. der Klinik können diese Befunde vor Ort oder in einem Labor erhoben werden. Bei Verdacht auf eine Harnwegsinfektion ist zusätzlich eine bakteriologische Untersuchung sinnvoll[127].

Für den Routineharnstatus werden zuerst die Harnmenge, die Farbe, der Geruch, eventuelle Trübungen und das spezifische Gewicht des Harnes bestimmt und beurteilt. Im Anschluss wird der Harn mit Hilfe eines Streifentests auf verschiedene Inhaltsstoffe untersucht. Welche das im Einzelfall sind, hängt davon ab, welcher Test verwendet wird. Infrage kommen hier Glukose, Eiweiß, pH-Wert, Nitrit, Keton, Urobilinogen, Bilirubin, Erythrozyten (bzw. Hämoglobin/Myoglobin), Leukozyten und auch das spezifische Gewicht. Dafür wird ein Teststreifen in den möglichst frischen Morgenharn deines Kindes getaucht. Auf diesem Streifen befinden sich verschiedene Untersuchungsfelder, die nach einer gewissen Zeit ihre Farbe verändern. Um den Test auszuwerten, werden diese Felder mit den Symbolfeldern auf der Verpackung der Teststreifen verglichen. Diese geben Aufschluss darüber, ob der Harn deines Kindes Auffälligkeiten zeigt oder nicht. Im Anschluss kann der Harn noch mikroskopisch untersucht werden. Hier wird auf das Vorhandensein von verschiedenen Blutkörperchen, Epithelzellen aus den Nieren oder den ableitenden Harnwegen, Bakterien, Pilzen, Parasiten oder Kristallen geachtet.

### Die bakteriologische Untersuchung

Bei einer bakteriologischen Untersuchung wird geschaut, ob sich im Harn Bakterien befinden, die dort normalerweise nicht zu finden sind. Dafür wird eine kleine Menge des Harns auf sogenannten Agar-Platten ausgestrichen. Diese werden im Labor unter standardisierten Bedingungen gelagert, die für das Wachstum der gesuchten Bakterien optimal sind. Nach einer bestimmten Zeit werden die Platten kontrolliert und geschaut, ob Bakterien angewachsen sind oder nicht.

## Die diagnostische Eliminationsdiät mit anschließendem Provokationstest

Bei Verdacht auf eine nicht-IgE-vermittelte KMPA als Ursache für die chronische Verstopfung deines Kindes ist eine diagnostische Eliminationsdiät bzw. Ausschlussdiät mit anschließendem Provokationstest notwendig, um die Diagnose der KMPA stellen zu können. Das bedeutet, dass die stillende Mama bzw. das betroffene Kind für mindestens 4–6 Wochen konsequent auf Kuhmilch, Kuhmilchprodukte – dazu gehören auch laktosefreie Produkte – und eventuell auf andere häufige Allergene (allergieauslösende Stoffe) verzichten muss. Bei nicht gestillten Säuglingen ist es notwendig, in dieser Zeit eine spezielle Therapienahrung zu füttern. Abhängig vom Schweregrad der Symptome kann dies auch bei gestillten Kindern notwendig sein[128].

Wichtig zu wissen ist, dass sich die handelsübliche HA-Nahrung nicht für diese Auslassdiät eignet. Es müssen speziell dafür konzipierte Produkte zum Einsatz kommen. Besonders bei Kindern mit schweren allergischen Reaktionen des Magen-Darm-Traktes muss ein vollständiger Ausschluss von Allergenen gewährleistet werden. Aus diesem Grund kommt hier nur eine Aminosäuren-Formulanahrung (AFF) infrage, bei anderen Kindern kann möglicherweise auch eine extensiv hydrolysierte Formulanahrung (eHF) gewählt werden.

Wenn sich die Symptome deines Kindes unter dieser Eliminationsdiät verbessern oder sogar verschwinden, muss ein sogenannter oraler Provokationstest (OPT) durchgeführt werden, um die Diagnose der KMPA stellen zu können. Wenn sich die Symptome deines Kindes jedoch nicht verbessert haben, kann eine KMPA ausgeschlossen werden.

### Der orale Provokationstest

Für die Diagnose einer KMPA muss ein OPT erfolgen. Hierbei wird versucht, die früheren Symptome deines Kindes durch das Wiedereinführen von Kuhmilchproteinen in die Ernährung der stillenden Mama bzw. in seine eigene Ernährung zu provozieren – also auszulösen. Begonnen wird dabei mit einer kleinen Menge, die immer weiter gesteigert wird, bis der Umfang dem normalen Tageskonsum entspricht. Abhängig vom Schweregrad der Symptome erfolgt diese Provokation entweder unter ärztlicher Aufsicht oder zu Hause.

Gelingt die Provokation und die früheren Symptome treten erneut auf, gilt der Verdacht auf KMPA als gesichert. In diesem Fall wird die milchfreie Ernährung für die nächsten 6–18 Monate oder bis zum Alter von 9 bis 12 Monaten konsequent fortgesetzt – je nach Einschätzung des behandelnden Arztes. Danach kann ein weiterer OPT gewagt werden. Sollte dein Kind hingegen trotz der Einführung von Kuhmilchprotein 4–6 Wochen lang symptomfrei bleiben, kann eine KMPA ausgeschlossen werden.

Wenn bei deinem Kind vor der Einführung der Eliminationsdiät schwere Symptome aufgetreten sind, kann in seltenen Fällen auf eine erneute Belastung mit Kuhmilchprotein verzichtet werden. Dadurch soll eine Gefährdung deines Kindes vermieden werden.

## Das Abdomen-Übersichts-Röntgen

Als Abdomen-Übersichts-Röntgen bezeichnet man ein Röntgenbild des Bauchs, das ohne vorherige Verabreichung von Kontrastmittel angefertigt wird. Auch wenn die Strahlenbelastung eines einzelnen Röntgens deutlich niedriger ist als z.B. bei einem Langstreckenflug[129], sollten strahlenbelastende Untersuchungen immer nur dann durchgeführt werden, wenn dabei Informationen gewonnen werden können, die einen Einfluss auf die Therapie haben. Im Falle einer Verstopfung gelingt dies nur in etwa der Hälfte der Fälle. Aus diesem Grund gehört das Abdomen-Übersichts-Röntgen im deutschsprachigen Raum nicht zu den Standard-Untersuchungen zur Abklärung einer chronischen Obstipation. Es kommt vor allem vor Beginn einer Kolon-Transitzeit-Bestimmung und zum Ausschluss eines Darmverschlusses zum Einsatz.

## Das Kolon-Kontrast-Röntgen (Irrigoskopie)

Beim Kolon-Kontrast-Röntgen, auch Irrigoskopie genannt, wird der Dickdarm deines Kindes mit einem Kontrastmittel gefüllt und dann mittels eines Röntgenbilds dargestellt. Das Kontrastmittel wird über einen Einlauf in den Darm deines Kindes eingebracht und sorgt dafür, dass dieser sich auf dem Röntgenbild farblich deutlich von den umliegenden Strukturen abhebt. Diese Untersuchung macht vor allem dann Sinn, wenn organische Ursachen wie z.B. Morbus Hirschsprung noch nicht vollständig ausgeschlossen sind oder dein Kind trotz adäquater Therapie immer noch Probleme hat.

Da nur sehr wenige niedergelassene Röntgeninstitute diese Untersuchung bei Kindern machen, wird sie üblicherweise an einer Klinik mit Kinderradiologie durchgeführt. Dein Kind muss sich dafür in Rückenlage auf einen Röntgentisch legen. Dann wird ein kleiner weicher Katheter gleitfähig gemacht und vorsichtig in den After deines Kindes eingeführt. Im Anschluss wird darüber das angewärmte, flüssige Kontrastmittel unter Röntgendurchleuchtung in den Dickdarm appliziert. Das kann entweder händisch durch eine Spritze erfolgen oder mit einem hängenden Beutel. Dabei kann man das Anfüllen des Dickdarms während der Untersuchung direkt sehen und den Verlauf, die Darmlänge und die Ausdehnung des Darms gut beurteilen. Die Untersuchung an sich ist schmerzfrei und du kannst zu jedem Zeitpunkt bei deinem Kind sein.

Im Anschluss kann das Kontrastmittel entweder wieder über den Katheter abgelassen oder von selbst ausgeschieden werden. In seltenen Fällen passiert es, dass Kinder das Kontrastmittel nicht zeitnah ausscheiden, sondern dieses deutlich länger im Dickdarm verbleibt. Das ist im Normalfall kein Grund, sich Sorgen zu machen. Falls du dennoch beunruhigt sein solltest, halte bitte Rücksprache mit deinem Arzt.

Wichtig ist, dass dein Kind durch den Kontrastmittel-Einlauf keinesfalls zusätzlich traumatisiert wird. Sollte es aufgrund seiner Angst oder deiner Bedenken nicht möglich sein, diese Untersuchung durchzuführen, wenn dein Kind wach ist, kann es dafür sediert oder sogar in Vollnarkose gelegt werden. Eine kindgerechte Umgebung und ein einfühlsames Vorgehen ermöglichen es aber in den meisten Fällen, die Untersuchung ohne Narkose oder Sedierung durchzuführen.

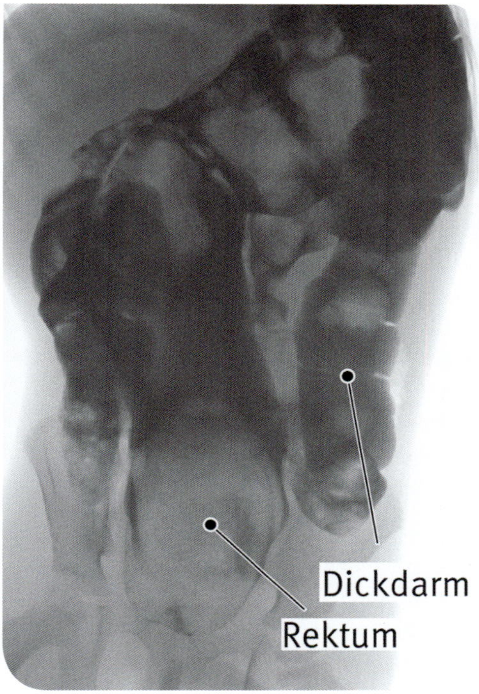


Kolon-Kontrast-Röntgen eines Kindes mit chronischer Obstipation. Man sieht das deutlich erweiterte Rektum und eine Stuhlansammlung im gesamten Dickdarm.

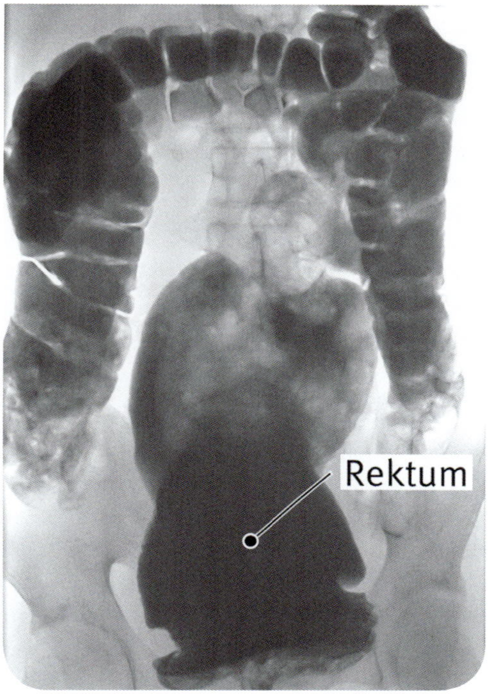


Kolon-Kontrast-Röntgen eines Jugendlichen mit massiv erweitertem Rektum durch das langjährige Bestehen einer chronischen Obstipation ohne Therapie.

Sollte eine Narkose notwendig oder sowieso geplant sein, ist eine Kombination mit weiteren Untersuchungen, wie z. B. einer rektalen Untersuchung oder einer Rektumschleimhaut-Biopsie bzw. einer kompletten Entleerung des Darms, möglich.

Auf dem Röntgenbild kann der Untersucher im Anschluss den genauen Verlauf, eventuelle Ausdehnungen, Stuhlansammlungen und die sogenannte Haustrierung, also die physiologischerweise vorhandenen, anatomischen Ausbuchtungen des Dickdarms erkennen. Wichtig ist, dass hier auch Engstellen identifiziert werden. Nach der Beurteilung der Bilder wird der Radiologe alles in einem schriftlichen Befund zusammenfassen.

## Die Biopsie der Rektumschleimhaut

Wenn bei deinem Kind der begründete Verdacht auf MH besteht, ist zur Bestätigung dieser Diagnose eine Biopsie der Rektumschleimhaut notwendig. Diese findet entweder ambulant oder im Rahmen eines stationären Aufenthaltes und meistens in Narkose statt. Für die Biopsie stehen zwei verschiedene Möglichkeiten zur Auswahl:
- die Schnittbiopsie
- die Saugbiopsie

Die Entscheidung, welche Form der Biopsie zum Einsatz kommt und ob diese ambulant oder stationär durchgeführt wird, obliegt der Klinik, in der die Untersuchung durchgeführt wird. In manchen Kliniken wird vor dem Eingriff eine medikamentöse Entleerung des Darms gemacht, die sogenannte Darmvorbereitung. Oftmals ist diese jedoch nicht zwingend notwendig.

In Narkose wird der Anus deines schlafenden Kindes vorsichtig und ohne, dass dieser dabei verletzt wird, so weit geöffnet, dass die zu biopsierende Region im Rektum gut eingesehen werden kann. Dann werden der Rektumschleimhaut ein längeres oder mehrere kleine, etwa reiskorngroße Stücke entnommen und die dabei entstandene Wunde anschließend wieder vernäht. Da der Abschnitt des Darms, der biopsiert wird, keine sensiblen Nervenenden enthält, merken die Kinder nach der Untersuchung kaum etwas davon. Zudem lösen sich die Nähte von selbst auf und müssen somit nicht entfernt werden. In manchen Fällen wird die Biopsie der Rektumschleimhaut auch mit anderen Untersuchungen wie z. B. einer Irrigoskopie oder einer kompletten Entleerung des Darms in Narkose kombiniert.

Bei kleineren Kindern unter 6 Monaten kann auch die sogenannte Saugbiopsie durchgeführt werden. Hierbei wird ein schmaler konischer Aufsatz in den Anus deines Kindes eingeführt, an dem sich seitlich ein kleines Loch befindet. Mit Hilfe einer Spritze wird ein Unterdruck erzeugt, der die Schleimhaut des Darms in dieses kleine Loch saugt. Sobald ausreichend Gewebe angesaugt ist, kann ein Schnittmechanismus ausgelöst werden, wodurch der angesaugte Teil der Schleimhaut abgetrennt wird. Um aussagekräftige Ergebnisse zu bekommen, kann dies an mehreren Stellen und in unterschiedlichen Tiefen durchgeführt werden. Im Normalfall kommt es dabei zu keiner stärkeren Blutung, was auch ein Vernähen der Biopsiestellen unnötig macht. Da diese Untersuchung schmerzfrei ist, kann sie theoretisch auch dann erfolgen, wenn dein Kind dabei wach ist. Bei Kindern, die älter sind als 6 Monate, ist diese Methode aus unterschiedlichen Gründen oft weniger aussagekräftig[130].

Unabhängig davon, welche Methode bei deinem Kind zum Einsatz kommt, ist es sehr wichtig, dass auf jeden Fall die richtige Region des Darms biopsiert wird. Es gibt einen Bereich des Enddarms, in dem es physiologischerweise – also auch bei gesunden Menschen – wenig oder keine Nervenzellen gibt. Dieser Bereich befindet sich üblicherweise knapp oberhalb der sogenannten Linea dentata. Um falsche Ergebnisse zu vermeiden, müssen die Biopsien daher immer oberhalb dieser Region entnommen werden.

Nach der Entnahme werden die Gewebestücke haltbar gemacht und an einen sogenannten Neuropathologen geschickt. Dieser bereitet die Proben vor, färbt sie mit speziellen Färbemethoden ein und untersucht sie anschließend unter dem Mikroskop. Dabei beurteilt er vor allem das Nervengeflecht unterhalb der Darmschleimhaut (Plexus submucosus) und das der Darmmuskulatur (Plexus myentericus). Er achtet genau darauf, ob ausreichend Nervenzellen vorhanden sind und ob die vorgeschalteten Nervenfasern verdickt sind. Das Verwenden von verschiedenen Färbemethoden erleichtert ihm dabei die Identifizierung dieser wichtigen Strukturen, was oft gar nicht so einfach ist. Abhängig davon, wo die Biopsie gemacht wird, dauert es ein paar Tage bis Wochen, bis das Ergebnis der Untersuchung fertig ist.

## Die Biopsie der Dünndarmschleimhaut

Wenn die Blutuntersuchung deines Kindes den Verdacht auf Zöliakie in den Raum gestellt bzw. erhärtet hat, ist im Anschluss meistens eine Biopsie der Dünndarmschleimhaut notwendig. Dafür muss dein Kind nüchtern sein und in Narkose gelegt werden. In Narkose wird ihm ein Endoskop – ein dünner, elastischer Schlauch mit einer Kamera an der Spitze – über die Speiseröhre durch den Magen bis in den ersten Teil des Dünndarms geschoben. Dort werden an mindestens 5 verschiedenen Stellen kleine Gewebeproben entnommen, die anschließend in ein Labor geschickt und dort histologisch untersucht werden. Dabei wird unter anderem auf Anzeichen einer Entzündung geachtet und die Länge der Darmzotten gemessen. Sollte diese Biopsie den durch die Blutwerte erhärteten Verdacht auf Zöliakie bestätigen, ist die Diagnose gesichert.

## Die Anal- bzw. Rektum-Manometrie

Die sogenannte anorektale Manometrie ist ein schmerzloses Messverfahren, bei dem der Druck im Analkanal und im Rektum gemessen und optisch dargestellt wird. Diese Untersuchung dient als Funktionsprüfung und zur Beurteilung des Schließmuskelapparates und der Defäkationsreflexe. Sie gehört nicht zur Basis- bzw. Standard-Diagnostik und kommt somit nur dann zum Einsatz, wenn es dafür eine Indikation – also einen wichtigen Grund – gibt. Beispielsweise kommt sie zum Einsatz, wenn der begründete Verdacht auf Morbus Hirschsprung, Sphinkterachalasie, Beckenbodendyssynergie oder eine anorektale Fehlbildung besteht. Zudem kommt sie bei Stuhlinkontinenz mit organischer Ursache wie z. B. nach der Korrektur eines Morbus Hirschsprung oder einer anorektalen Fehlbildung zum Einsatz.

### Tipp

Da MH eine sehr seltene Erkrankung ist, gibt es nur wenige Ärzte bzw. spezialisierte Kliniken, die viel Erfahrung mit dessen Behandlung haben. Wenn dein Kind eine Biopsie zum Ausschluss von Morbus Hirschsprung bekommen soll, dann wende dich dafür aber bitte unbedingt an eine Klinik, die Erfahrung mit der Operation von Morbus Hirschsprung hat und dein Kind im Ernstfall dann auch operieren würde. Ansonsten kann es passieren, dass die Biopsie wiederholt werden muss.

In Vorbereitung auf die rektale Manometrie muss der Enddarm deines Kindes medikamentös entleert werden. Für die Untersuchung muss sich dein Kind – ähnlich wie für den Kontrastmittel-Einlauf – hinlegen und bekommt vorsichtig einen dünnen Katheter in den Darm eingeführt, an dessen Ende sich ein aufblasbarer Ballon befindet. Da die Untersuchung ohne Narkose oder Sedierung stattfindet, geht das natürlich nur, wenn dein Kind auch dazu bereit ist, das Einführen des Katheters zuzulassen. Wenn der Katheter im Darm platziert ist, wird der Ballon aufgeblasen und simuliert dadurch das Vorhandensein von Stuhl. Bereits während des Aufpumpens kann gemessen werden, ab wann dein Kind die Füllung des Rektums wahrnimmt und ab wann es zur Auslösung des Defäkationsreizes kommt. Durch die Dehnung des Rektums kommt es normalerweise zu einer reflexartigen Entspannung der inneren Schließmuskulatur, was als sogenannter rektoanaler Inhibitionsreflex (RAIR) bezeichnet wird. Dieser Reflex ist bei Kindern mit Morbus Hirschsprung nicht auslösbar. Des Weiteren können der Ruhedruck des Rektums und der Schließmuskulatur sowie der sogenannte Kneifdruck, also der Druck bei maximaler Anspannung der Schließmuskulatur, gemessen und in Druckkurven dargestellt werden. Dafür wird dein Kind während der Untersuchung gebeten, den Schließmuskel aktiv anzuspannen bzw. zu pressen. So kann die Funktion des Schließmuskelapparates untersucht werden.

Im Anschluss an die Untersuchung erfolgt die Auswertung der Befunde am Computer. Die erhobenen Messwerte werden dabei mit den Durchschnitts- und Normwerten verglichen, die aus verschiedenen Studien bekannt sind. Sie können als Grundlage der weiteren Therapie dienen.

## Die Kolon-Transitzeit-Bestimmung

Bei der sogenannten Kolon-Transitzeit-Bestimmung wird anhand eines Röntgenbildes bestimmt, wie lange die Nahrung braucht, um den kompletten Magen-Darm-Trakt zu passieren. Weil man unterschiedliche Nahrungsmittel auf einem Röntgenbild nicht erkennen kann, verwendet man dafür röntgendichte Marker als Hilfsmittel. Röntgendichte Marker sind kleine Teilchen in verschiedenen Formen, die – wenn sie sich im Magen-Darm-Trakt deines Kindes befinden – auf einem Röntgenbild eindeutig erkennbar sind. Diese kleinen Marker werden in Medikamenten-Kapseln verpackt und können so geschluckt werden. Anhand von Röntgenbildern kann im Anschluss bestimmt werden, wie rasch diese durch den Magen-Darm-Trakt transportiert werden. Diese Untersuchung kann im Rahmen einer weiterführenden Diagnostik zur Abklärung einer therapieresistenten Verstopfung oder von Motilitätsstörungen verwendet werden. Sie dient jedoch nicht der Unterscheidung zwischen einer Verstopfung mit organischer Ursache und einer funktionellen Obstipation[131, 132].

> **Tipp**
>
> Wenn dein Kind die Kapseln nicht schlucken kann oder will, kannst du diese öffnen, den Inhalt z. B. in Joghurt mischen und deinem Kind das Joghurt zu essen geben.

Vor Beginn dieser Untersuchung sollte eine Desimpaktion durchgeführt werden, damit der Darm deines Kindes leer ist und die Ergebnisse der Kolon-Transitzeit-Bestimmung nicht durch einen bestehenden Kotstau verfälscht werden. Manche Ärzte machen dann noch ein Abdomen-Übersichts-Röntgen, um den aktuellen Ist-Zustand zu erfassen.

Wenn das geschafft ist, muss dein Kind an 6 aufeinanderfolgenden Tagen jeweils zur selben Zeit eine Kapsel mit röntgendichten Markern schlucken. Jede dieser Kapseln enthält eine gewisse Anzahl an Markern, die an jedem Tag eine andere Form haben. Dadurch lassen sich die einzelnen Marker später dem jeweiligen Tag zuordnen, an dem sie geschluckt wurden. Während dieser Zeit darf dein Kind keine Abführmittel einnehmen, weil auch diese das Ergebnis der Untersuchung beeinflussen würden.

Am 7. Tag wird ein Röntgenbild angefertigt, auf dem die Marker gezählt und deren Position bestimmt wird. In manchen Fällen kann nach 13 Tagen die Aufnahme eines 2. Röntgenbildes notwendig sein. Anhand der Position der einzelnen Marker lassen sich Rückschlüsse darauf ziehen, wie rasch der Nahrungsbrei durch den Dickdarm deines Kindes transportiert wird. Dabei lassen sich die Gesamt-Transitzeit und Teil-Transitzeiten in den einzelnen Darmabschnitten berechnen und mit den Normwerten vergleichen. Laut Studien liegt die Kolon-Transitzeit bei gesunden Kindern zwischen 25 und 84 Stunden[133].

Leider lässt diese Untersuchung nur eine bedingte Aussage über die Funktion einzelner Darmabschnitte zu. Um die Peristaltik genau zu beurteilen und mögliche Veränderungen auf bestimmte Darmabschnitte einzugrenzen, ist eine sogenannte Kolon-Manometrie notwendig. Mehr dazu findest du im Abschnitt »Die Kolon-Manometrie«. Zudem kann durch die Kolon-Transitzeit-Bestimmung zwar festgestellt werden, ob die Transitzeit deines Kindes im Normbereich liegt oder verlangsamt ist, es ist aber oftmals trotzdem fraglich, ob dies Ursache oder Folge der chronischen Verstopfung ist.

## Die Kolon-Manometrie

Bei der sogenannten Kolon-Manometrie wird eine Sonde in den Dickdarm deines Kindes eingebracht, die für 24h die Peristaltik im kompletten Dickdarm misst. Diese Untersuchung wird vor allem bei Kindern mit sehr schwerer Obstipation und bei The-

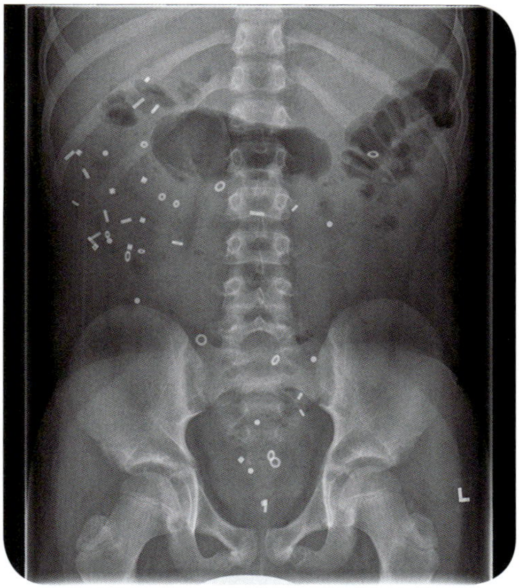


Röntgenbild zur Kolon-Transitzeit-Bestimmung

rapieresistenz eingesetzt. Sie dient dazu, krankhafte Bewegungsmuster im Dickdarm zu erkennen, und gibt Hinweise darauf, ob möglicherweise chirurgische Interventionen hilfreich sein könnten. Somit kann diese Untersuchung vor allem bei Kindern sinnvoll sein, bei denen z. B. die Entfernung von krankhaften Darmabschnitten notwendig sein könnte[134].

Da für das Einbringen der Sonde in den Dickdarm eine vollständige Koloskopie – also eine Dickdarmspiegelung – notwendig ist, muss dies in Sedierung oder in Vollnarkose durchgeführt werden. Zudem muss der Darm dafür komplett entleert und wie für jede andere Koloskopie vorbereitet werden. Wenn dein Kind schläft, wird die Koloskopie durchgeführt und dabei mit Hilfe einer Kamera die Manometrie-Sonde eingeführt. Dieses wird anschließend mittels Halteclips an der Darmwand fixiert. Da die Darmwand keine sensiblen Nervenenden enthält, ist das Befestigen des Clips nicht schmerzhaft. Diese Sonde bleibt für ca. 24 h im Darm liegen und zeichnet während dieser Zeit die Bewegungsaktivität des Darms auf.

Da die Sonde aus dem Anus schaut und mit einem Computer verbunden bleiben muss, ist das Aufstehen aus dem Bett während der gesamten Untersuchungszeit nicht möglich. Nach Abschluss der Untersuchung kann die Sonde jedoch einfach aus dem Darm gezogen werden, ohne dass dein Kind dafür noch einmal in Narkose gelegt werden muss. Da die Sonde mit Halteclips an der Darmwand fixiert ist, verspürt dein Kind beim Entfernen möglicherweise einen kleinen Ruck, den manche Kinder als kurz unangenehm beschreiben. Es werden jedoch keine starken Schmerzen ausgelöst.

Röntgenbild eines Kindes mit einer Kolon-Manometrie-Sonde im Dickdarm. Dieses Bild wird angefertigt, um die Messpunkte später den anatomischen Regionen zuordnen zu können.

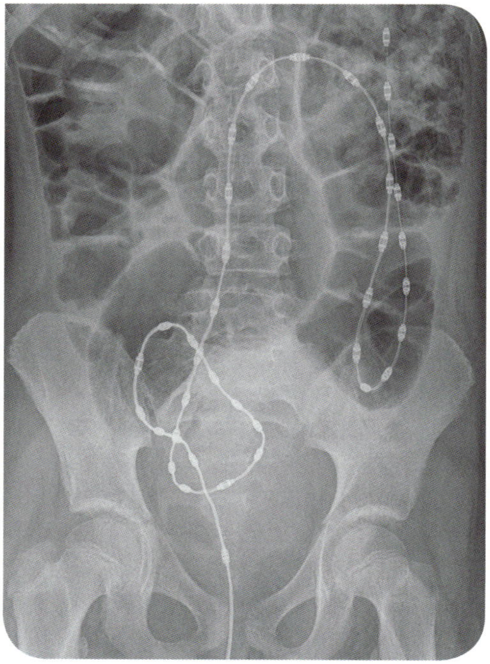

Während der Messung werden die Druckkurven der Peristaltikwellen als sogenannte high amplitude propagating contractions (HAPCs) dokumentiert und im Anschluss ausgewertet. Bei der Auswertung der Messungen werden grob folgende Varianten unterschieden:

- normale Bewegung des Dickdarms
- einzelne Darmabschnitte ohne Bewegung
- keine Bewegung des Dickdarms

In den meisten Untersuchungsprotokollen werden während der Messung die Zeitpunkte der Nahrungsaufnahme vermerkt, um dadurch auch den gastrokolischen Reflex zu erfassen. Zudem kann die Wirkung von stimulativen Laxanzien gemessen werden, die entweder geschluckt oder direkt über die Manometrie-Sonde gegeben werden können. Somit kann zusätzlich ein möglicher therapeutischer Effekt der Medikamente ermittelt und bildlich dargestellt werden.

## Die Magnetresonanztomographie

Die Magnetresonanztomographie – besser bekannt als MRT – ist ein bildgebendes Verfahren, das zur Darstellung von Organen und Gewebe eingesetzt wird. Das MRT wird vor allem zur weiteren Abklärung einer Stuhlinkontinenz mit begleitender Harninkontinenz und bei speziellem Verdacht auf Wirbelsäulen- oder Beckenbodenprobleme eingesetzt. Also z. B. zum Ausschluss von Kreuzbeinfehlbildungen, Wirbelkörperdefekten und Bogenschlussstörungen, Erkrankungen des Rückenmarks oder der rückenmarksnahen Nerven sowie von Tumoren im

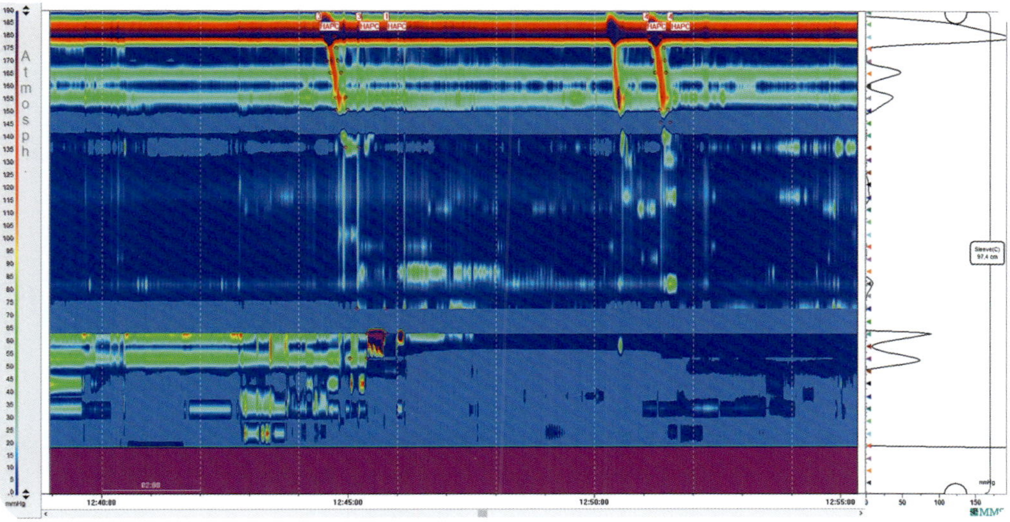


Aufzeichnung einer Kolon-Manometrie mit 3 sichtbaren HAPCs, die im mittleren Bereich (Sigmoid) unterbrochen sind. Das deutet auf eine Bewegungsstörung in diesem Bereich hin.

Beckenbereich. Ob diese Untersuchung bei deinem Kind notwendig ist, wird euer Arzt aufgrund der Anamnese, der Symptome deines Kindes und der Ergebnisse der klinischen Untersuchungen entscheiden. Für die Abklärung mancher Fragestellungen ist es notwendig, deinem Kind während der Untersuchung Kontrastmittel in die Vene zu spritzen. Sollte das der Fall sein, müssen im Vorfeld seine Nierenwerte kontrolliert werden, da das Kontrastmittel bei einer Nierenproblematik anders dosiert werden muss oder gar nicht verwendet werden kann.

Für die Durchführung des MRTs selbst muss sich dein Kind auf eine Liege legen, mit der es langsam in eine eher enge Röhre geschoben wird. Wenn die Untersuchung beginnt, kommt es zu einem lauten Surren und Klopfgeräuschen. Damit die Bilder nicht verwackelt werden, muss dein Kind während der gesamten Untersuchung ruhig liegen bleiben. Andernfalls wäre die Untersuchung nutzlos, da verwackelte Bilder leider nicht ausgewertet werden können. Da ein MRT jedoch oft länger dauert – zwischen einer halben und einer ganzen Stunde –, muss dein Kind entweder alt genug sein, um so lange still liegen zu können, oder es muss dafür in Narkose gelegt werden. Deswegen sollte ein MRT wirklich nur dann gemacht werden, wenn es auch eine Indikation dafür gibt.

Anhand der entstandenen Schnittbilder deines Kindes kann der Radiologe die abgebildeten Regionen untersuchen und beurteilen, ob es dabei Abweichungen gibt, die für die Inkontinenz verantwortlich sein können. Die Abklärung von Fehlbildungen des Rückenmarkkanals wie z. B. Spina bifida, Sakrale Dysplasien oder Tethered Cord ist oft nur mit dieser Untersuchung möglich.

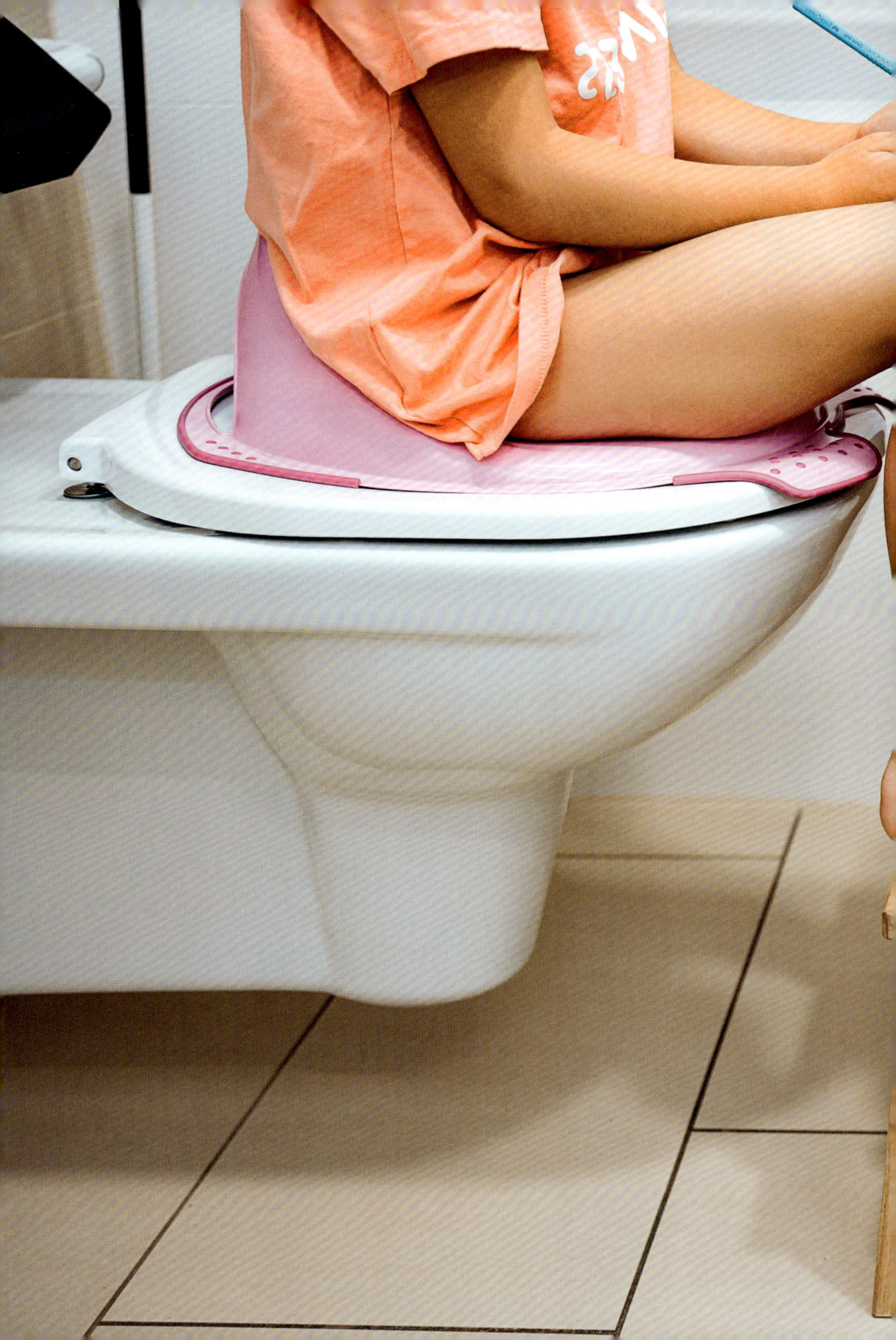

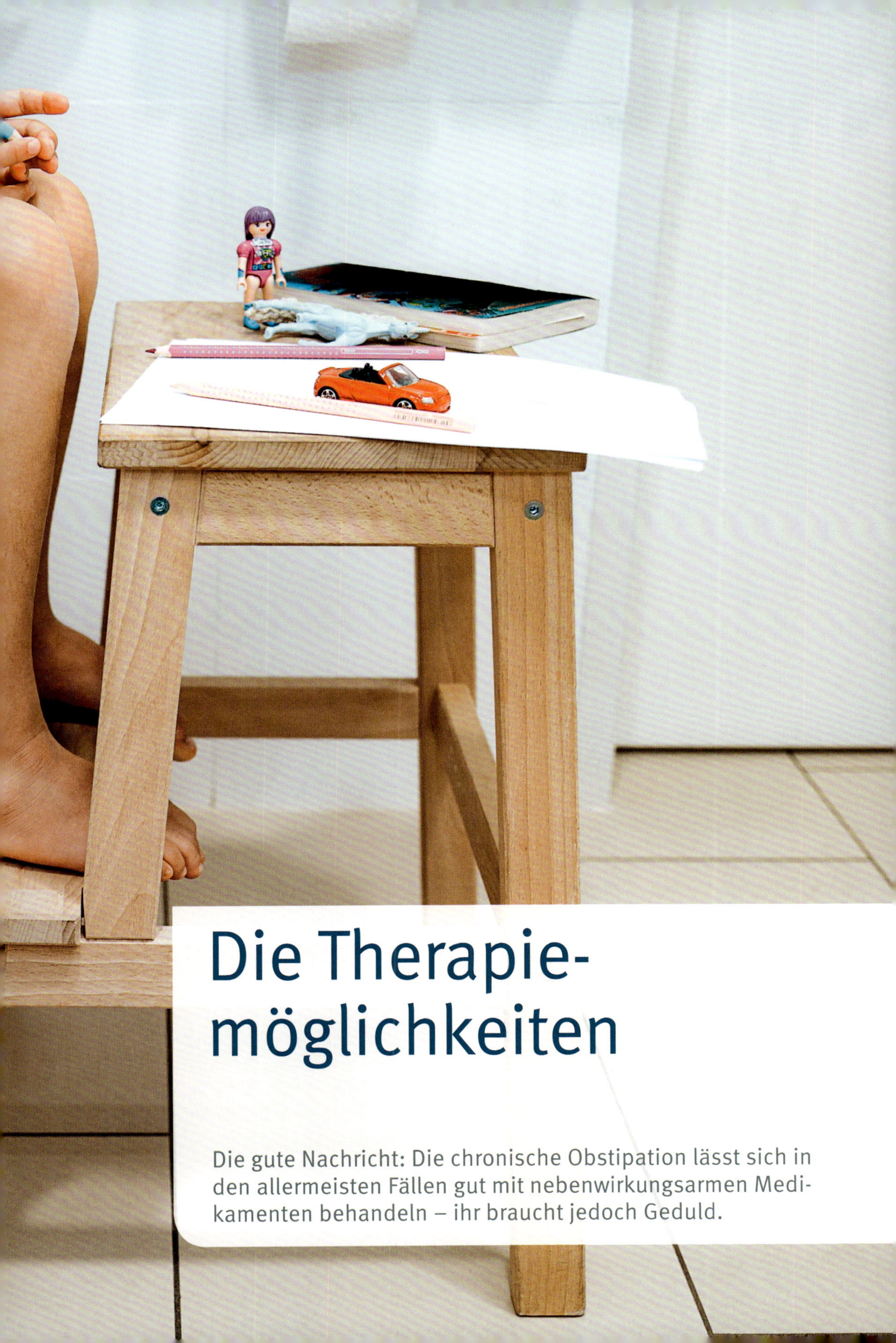

# Die Therapiemöglichkeiten

Die gute Nachricht: Die chronische Obstipation lässt sich in den allermeisten Fällen gut mit nebenwirkungsarmen Medikamenten behandeln – ihr braucht jedoch Geduld.

# Die Therapie der funktionellen Obstipation

Die Therapie einer funktionellen Verstopfung kann diverse Punkte umfassen, die jedoch bei weitem nicht immer alle notwendig sind.

Auch hier unterscheiden wir wieder zwischen der Standard-Therapie und weiteren Therapieoptionen. Diese kommen meistens nur dann ins Spiel, wenn die Standard-Therapie nicht ausreicht, um die chronische Verstopfung deines Kindes adäquat zu therapieren.

## Die Standard-Therapie

Zur Standard-Therapie einer funktionellen Obstipation zählen folgende Punkte, die wir im weiteren Verlauf dieses Buches genauer ausführen werden:

- diätetische Maßnahmen und Lebensstiländerungen
- Aufklärung und Demystifizierung
- medikamentöse Therapie
- Desimpaktion
- Erhaltungsphase
- Reduktion
- Toilettentraining
- Dokumentation

### Diätetische Maßnahmen und Lebensstiländerungen

Viele Menschen denken, dass man eine chronische Verstopfung allein durch eine Änderung des Ess- und Trinkverhaltens und eine Steigerung der Bewegung in den Griff bekommt. Als Elternteil eines betroffenen Kindes hört man demnach immer wieder und von allen Seiten: »Dein Kind muss mehr Ballaststoffe essen.« »Dein Kind muss doch einfach mehr trinken und sich mehr bewegen.« Zudem darf es angeblich nur noch Vollkorn essen, keine Süßigkeiten mehr bekommen und muss komplett auf Schokolade verzichten. Selbst dann, wenn Babys erst gerade mit der Beikost begonnen haben, hören wir Eltern oft: »Muttermilch begünstigt die Verstopfung. Dein Kind muss mehr essen und weniger stillen, dann gibt sich das schon.« Aber ist das wirklich so? Funktioniert das?

» *Mir wurde von Außenstehenden vorgeworfen, dass ich mir das Leben einfach machen will und meinem Kind deswe-*

*gen Macrogol gebe, anstatt einfach seine Ernährung umzustellen. Als hätte ich das nicht bereits versucht.* «

Sowohl die Ernährung als auch das Trinkverhalten und die Bewegung sind wichtige Faktoren, die einer akuten Verstopfung – als Auslöser einer chronischen – vorbeugen können. Allerdings ist eine chronische Verstopfung bei Kindern komplett anders einzuordnen als eine akute. Bei einer chronischen, funktionellen Obstipation steht meistens die Angst vor Schmerzen beim Stuhlabsatz an erster Stelle. Dieser Angst kann man nicht allein mit einer Umstellung der Ernährung, mit mehr Flüssigkeit und mehr Bewegung entgegentreten. Aber schauen wir uns das mal etwas genauer an:

Zu wenig Flüssigkeit bzw. das Trinken großer Mengen Kuhmilch, ein ausschließlicher Konsum von ballaststoffarmen Produkten und ein absoluter Bewegungsmangel erhöhen das Risiko einer akuten Verstopfung. Aber: Auch wenn es allgemein angenommen wird: Für die ursächliche Rolle einer ballaststoffarmen Ernährung oder verminderter Flüssigkeitszufuhr als Ursache der chronischen Obstipation gibt es bisher keine wissenschaftlichen Belege[135, 136, 137]. Um jedoch das Risiko einer akuten Verstopfung – als Auslöser einer chronischen Verstopfung – von vornherein zu reduzieren bzw. um ihr Wiederauftreten zu vermeiden, solltet ihr euch dennoch die Ernährung, die Trinkmenge und das Ausmaß der Bewegung der ganzen Familie einmal genauer anschauen. Warum der ganzen Familie? Unser Alltag ist die Kindheit unserer Kinder. Alles, was wir machen, hat Einfluss auf das, was unsere Kinder tun oder in Zukunft tun werden. Wenn wir etwas verändern wollen oder müssen, dann geht das also am besten gemeinsam und mit uns als gutem Vorbild. Vielleicht findet ihr dabei ein paar Punkte, die ihr in diesem Bereich optimieren könnt.

Wenn du dir unsicher bist, ob eure Ernährung optimal ist, hilft dir vielleicht der Besuch bei einer Ernährungsberatung für Kinder. Dort wird ein professioneller Blick auf das Ess- und Trinkverhalten deines Kindes geworfen und dieses genau unter die Lupe genommen. Falls notwendig, bekommt ihr im Anschluss Tipps, was ihr verbessern könnt. Im besten Fall bekommst du hingegen nur die Information, dass eure Ernährung so passt, wie sie ist. Wichtig ist dabei, dass auch die tägliche Menge an Milch beachtet wird, die dein Kind trinkt. Kuhmilchmengen über 250 ml pro Tag sollten vermieden werden, da größere Mengen eventuell eine Verstopfung begünstigen könnten[138]. Zusätzlich hilft dir das Führen eines Ernährungstagebuches vielleicht dabei, Lebensmittel zu identifizieren, die dein Kind nicht so gut verträgt bzw. die bei ihm stopfend wirken. So ist es z. B. ein Mythos, dass Bananen bei jedem Menschen stopfende Wirkung haben. Manche Menschen vertragen sie problemlos, bei anderen führen sie zu einer Verstopfung. Deswegen ist es immer wichtig, jedes Kind individuell zu betrachten und nicht per se Dinge zu streichen, die auf die Verdauung deines Kindes vielleicht gar keinen Einfluss haben.

Wenn aus der akuten Verstopfung deines Kindes aber einmal eine chronische geworden ist, sind die Chancen, mit der Ernährung etwas zu erreichen, nur noch gering. Das bestätigt auch die Wissenschaft: Denn sowohl im Falle der diätetischen Maßnahmen – also der Erhöhung der Trinkmenge und des Ballaststoffgehaltes – als auch bei der Bewegung ist die Datenlage sehr dünn. Einige Studien zeigen, dass sich eine Steigerung der Trinkmenge positiv auswirkt[139, 140], andere widerlegen das[141, 142]. Auch durch eine zusammenfassende Übersichtsarbeit scheint die Rolle der Flüssigkeitssteigerung über ein »normales Maß« hinaus zum jetzigen Zeitpunkt nicht geklärt werden zu können[143]. In Bezug auf die Erhöhung des Ballaststoffgehaltes schaut es ähnlich aus: Auch hier gibt es nur wenig Evidenz[144], genauso wie für die Bewegung[145]. Zusammengefasst heißt das also: Dein Kind soll ausreichend trinken, sich gesund und ausgewogen ernähren und sich täglich bewegen. Alles, was dabei über ein normales Maß hinausgeht, bringt keinen nachweislichen Mehrwert.

**Stillen als Auslöser für Verstopfung?**
Stillen ist die einfachste, natürlichste und gesündeste Form der Ernährung, die du deinem Kind in den ersten Lebensmonaten bieten kannst. Muttermilch ist gut bekömmlich und enthält alle Nährstoffe in genau der Menge und Zusammensetzung, die dein Baby braucht und die es am besten verarbeiten kann. Zusätzlich bekommt es über die Muttermilch wichtige Antikörper, die es vor Krankheit schützen. Wie du bereits im Kapitel »Die Ernährung« (Seite 15) lesen konntest, verliert sie diese großartigen Eigenschaften nicht plötzlich, wenn dein Kind 6 Monate alt ist. Sie verliert sie auch dann nicht, wenn es anfängt, Beikost zu essen. Im Gegenteil: Sie passt sich zu jeder Zeit den Bedürfnissen deines Kindes an. Wenn dein Baby also voll gestillt keine Probleme mit der Verdauung hatte, kann die Muttermilch auch später nicht die Ursache dafür sein. Sollte dein Baby jedoch tatsächlich bereits voll gestillt unter Verstopfung leiden oder gelitten haben, ist es sehr wichtig, organische Ursachen dafür auszuschließen. Da eine funktionelle Obstipation bei Säuglingen sehr selten vorkommt, sollte es von einem entsprechend erfahrenen Arzt untersucht werden[146, 147, 148].

Wir erleben hingegen recht häufig, dass Kinder schon Beikost bekommen, obwohl sie die Beikostreifezeichen noch nicht erfüllen, oder dass ihnen zu schnell zu viel Beikost und zu wenig Muttermilch bzw. Muttermilchersatz angeboten wird. Wenn dein Baby also bereits mit Beginn der Beikost Verstopfung bekommt, gibt es einige Stellschrauben, die du überprüfen und ggf. optimieren kannst.

> **Tipp**
>
> Welche Lebensmittel wir gut vertragen, ist eine sehr individuelle Sache – bei uns Erwachsenen genauso wie bei unseren Kindern. Bei manchen Kindern wirken z. B. Bananen stopfend, bei anderen nicht. Welche Nahrungsmittel deinem Kind guttun und welche nicht, kannst du am besten durch ein Ess- und Trinkprotokoll herausfinden. Dafür schreibst du dir einfach eine Zeit lang auf, was und wie viel dein Kind täglich trinkt und isst, um zu erkennen, was die Verdauung unterstützen kann und was sich eher negativ auswirkt.

## Aufklärung und Demystifizierung

Ein sehr wichtiger und aus unserer Sicht weit unterschätzter Punkt ist die Demystifizierung und die Aufklärung von uns Eltern bzw. – altersabhängig – unserer Kinder.

Wir merken bei unserer Arbeit immer wieder, wie wenig Eltern betroffener Kinder über die Hintergründe, Mechanismen und adäquate Therapie einer Verstopfung bei Kindern wissen und mit wie viel Mythen, Falschinformationen und Vorurteilen sie im Gegenzug dazu konfrontiert sind. All das kann massiv verunsichern und führt regelmäßig dazu, dass Eltern die Therapie nicht mittragen, sie sogar abbrechen. Aus Unsicherheit oder aus Angst, ihrem Kind damit zu schaden. Eine Studie belegt, dass die Rate der Eltern, die sich auch nach guter Beratung und Schulung durch den behandelnden Arzt an den Therapieplan ihrer Kinder halten, bei nur 37 % liegt[151]. Das ist erschreckend wenig.

All dem kann man nur mit sehr viel Erklärung, Aufklärung und Unterstützung entgegentreten. Denn wenn wir Eltern – und altersabhängig auch unsere Kinder – die Mechanismen hinter einer chronischen Verstopfung kennen und verstehen, wenn wir wissen, wie eine Stuhlinkontinenz zustande kommt und was wir selbst dagegen tun können, wenn wir wissen, was die Medikamente unserer Kinder genau bewirken, wofür das Toilettentraining gut ist und wie es stressfrei durchführbar ist, funktioniert die Therapie oft deutlich besser. Vor allem die Klärung diverser Mythen über Verstopfung, Stuhlinkontinenz und die verwendeten Medikamente und Wirkstoffe kann viel Angst nehmen und die familiäre Belastung deutlich verringern.

### Die harten Fakten

Eine Steigerung der Flüssigkeitsaufnahme und ausreichend ballaststoffhaltige Lebensmittel können die Therapie der funktionellen Obstipation begleiten[149]. Zudem wird ein normales Maß an körperliche Aktivität wird empfohlen. Aus diesem Grund sollten Eltern und Kinder über gesunde Ernährung, ausreichende Trinkmengen und Bewegung beraten werden. »Diätetische Maßnahmen allein sind zur Behandlung der funktionellen Obstipation jedoch nicht ausreichend«[150].

## Die medikamentöse Therapie

Bei der medikamentösen Therapie der chronischen Verstopfung kommen in erster Linie sogenannte Stuhlweichmacher zum Einsatz. Das Mittel der 1. Wahl ist hier ein Wirkstoff namens Macrogol, der in vielen abführenden Medikamenten für Kinder enthalten ist. Regelmäßig und in der für dein Kind passenden Dosis angewendet, führt dieser dazu, dass dein Kind 1- bis 2-mal täglich bis maximal jeden 2. Tag schmerzfrei Stuhl in cremiger Konsistenz absetzen kann. Sollte die alleinige Therapie mit Macrogol nicht ausreichen, um den gewünschten Therapieerfolg zu erzielen, können weitere Therapieoptionen wie z. B. stimulative Laxanzien zum Einsatz kommen.

Damit die medikamentöse Behandlung erfolgreich sein kann, gibt es einige Punkte, die zu beachten sind. Allen voran die Tatsache, dass sich die Medikamentengabe in 3 verschiedene Phasen gliedert:

- die Desimpaktion
- die Erhaltungstherapie
- die Reduktion

**Die Desimpaktion**

Der Grundstein für eine erfolgreiche Therapie ist die sogenannte Desimpaktion – umgangssprachlich auch als Entleerung bezeichnet. Wie du bereits weißt, sammeln Kinder durch das aktive Zurückhalten teilweise große Mengen an Stuhl in ihrem Darm. Diese können zu einer Erweiterung des Enddarms bis hin zu einer Erweiterung des gesamten Dickdarms führen. In weiterer Folge wird die Wahrnehmung der Darmwand reduziert, wodurch die Kinder irgendwann nicht mehr spüren, dass sie so viel Stuhl im Darm haben. Bei der Desimpaktion wird der Darm deines Kindes komplett entleert und von allen angesammelten Stuhlmassen befreit. Erst wenn diese entfernt sind, kann der Darm zu seiner ursprünglichen Form und Funktion zurückfinden und die darauffolgende Erhaltungstherapie erfolgreich sein. Die Desimpaktion ist also der 1. Baustein der Therapie, der 1. wichtige Schritt in die richtige Richtung. Aus diesem Grund darf darauf nicht verzichtet werden[152].

Trotz all des Wissens, das wir mittlerweile um die Wichtigkeit der Desimpaktion und die schmerzfreie Behandlung einer Verstopfung haben, wird diese immer noch häufig einfach weggelassen oder mit Einläufen bzw. Klistieren gemacht. Eine fehlende Desimpaktion mag sich am Anfang der Therapie vielleicht nicht direkt bemerkbar machen, wir erleben aber oft, dass es in weiterer Folge z.B. nicht möglich ist, eine gute Erhaltungsdosis zu finden oder die Medikamente irgendwann zu reduzieren. Es kann aber auch sein, dass dadurch eine vorhandene Stuhlinkontinenz z.B. nicht besser oder sogar schlechter wird.

» *Mein 7-jähriges Kind leidet schon seit 6 Monaten an Stuhlinkontinenz. Der Kinderarzt hat uns 10g Macrogol verschrieben. Das hat aber nichts geändert, das Einkoten geht weiter. Jetzt waren wir in der Klinik, wo mein Kind endlich einen Ultraschall bekommen hat. Sein Darm ist stark geweitet und er hat große Mengen von altem Stuhl im Darm. Jetzt soll er einen Einlauf bekommen.* «

Eine Entleerung mit Einläufen ist oft schmerzhaft und verschlimmert die Situation dadurch meist massiv. Wenn man sich vor Augen führt, dass unsere Kinder Stuhl zurückhalten, weil sie Angst vor Schmerzen im Analbereich haben, dann ist auch schnell klar, warum das so ist. Zudem wissen wir schon seit vielen Jahren, dass Macrogol – abhängig von der Dosis, in der es eingesetzt wird – so gut wie jede Verstopfung von innen auflösen kann. Es führt dazu, dass der verhärtete Stuhl aufgeweicht wird und völlig schmerzfrei ausgeschieden werden kann. Ohne Manipulation am After, ohne Schmerzen und Traumatisierung beim Einführen der Klistiere, ohne Schmerzen beim Ausscheiden des angestauten Stuhles. Wichtig ist hier jedoch zu erwähnen, dass Macrogol keine Soforthilfe ist, sondern nach unserer Erfahrung ein paar Tage braucht, bis es wirkt. Wenn Macrogol allein nicht ausreicht, um den Darm deines Kindes zu entleeren, können zusätzlich oder anstatt dessen stimulative Laxanzien eingesetzt werden. Zäpfchen, Einläufe oder Klistiere sind dafür im Normalfall nicht notwendig. Meistens kann die Entleerung gut zu Hause durchgeführt werden. Nur in seltenen Fällen ist dafür ein stationärer Aufenthalt in einer Klinik erforderlich. Optimalerweise sollte am Ende der Entleerung mittels Ultraschall überprüft werden, ob der Darm wirklich leer ist.

**Die Entleerung zu Hause** Wie bereits erwähnt, ist Macrogol das Mittel der 1. Wahl für die Desimpaktion – auch zu Hause. Dafür geben uns die Fachliteratur und in weiterer Folge die Behandlungsleitlinie für funktionelle Obstipation verschiedene Dosierungsschemata vor, die du unter »Initialdosis« im Kapitel »Die Dosierungsschemata« (Seite 118) findest. Da manche Ärzte und Kliniken ihre eigenen Schemata haben,

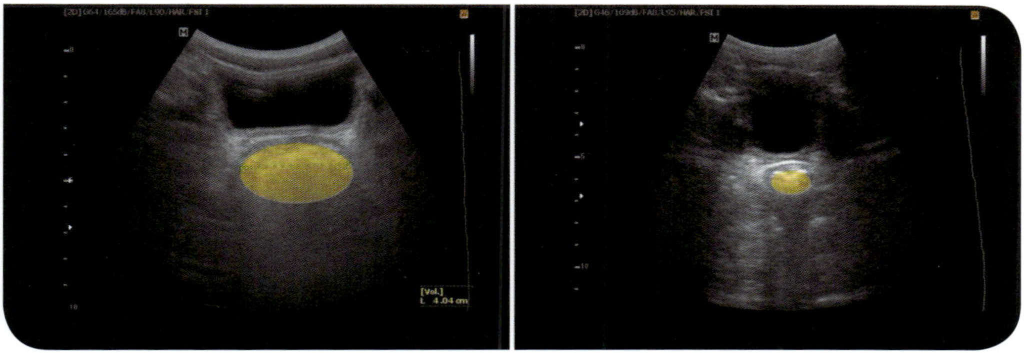


Ultraschallbild des Rektums (gelb), links vor der Desimpaktion, rechts danach.

kann es durchaus passieren, dass die Dosierung, die du von eurem Arzt bekommst, von denen in diesem Buch abweicht bzw. deutlich höher liegt. Wenn Macrogol nicht ausreicht, können zusätzlich stimulative Laxanzien zum Einsatz kommen. Bevor ihr jedoch mit der Entleerung loslegt, gibt es noch ein paar wichtige Dinge zu beachten:

Wie schnell die eingesetzten Medikamente ihre Wirkung zeigen, hängt vor allem von den verwendeten Wirkstoffen, der Höhe der Dosierung und dem Ausmaß der Verstopfung ab. Je höher Macrogol dosiert wird, desto schneller ist mit einer Wirkung zu rechnen, je massiver die Verstopfung, umso länger dauert es. Wenn zusätzlich stimulative Laxanzien eingesetzt werden, kann es wiederum schneller gehen. Abhängig von diesen Faktoren kann es etwas dauern, bis die volle Wirkung eintritt. Es geht also meistens nicht direkt los, nachdem die erste Dosis eingenommen wurde. Je nach Alter und Charakter deines Kindes kannst du im Vorfeld besprechen, was in der Zeit der Entleerung passieren wird und warum das notwendig ist. Dafür eignet sich ab einem Alter von etwa 4–5 Jahren das YouTube-Video »The poo in you« sehr gut.

Unserer Erfahrung nach kann es einige Tage dauern, bis die Entleerung komplett abgeschlossen ist. Da dies meist nicht an einem Wochenende erledigt ist, ist es für dein Kind vermutlich angenehmer, wenn es in dieser Zeit zu Hause betreut werden kann. Das hat mehrere Gründe: Zum einen wird es aller Wahrscheinlichkeit nach flüssigen Durchfall bekommen und möglicherweise sehr häufig und dann auch sehr rasch auf die Toilette müssen. Zum anderen kann sich eine eventuell vorhandene Stuhlinkontinenz erst einmal verschlimmern. Beides soll nicht dazu führen, dass du die Entleerung abbrichst, kann für dein Kind aber zeitweise unangenehm sein. Zusätzlich besteht die Gefahr, dass es in der Betreuungseinrichtung zu einer für dein Kind unangenehmen Situation kommt, die wiederum zu zusätzlichen Problemen wie Hänseleien führen kann. Falls es nicht möglich ist, dein Kind für die Zeit der Entleerung zu Hause zu lassen, könnt ihr – abhängig von der Situation und dem Leidensdruck deines Kindes – vielleicht auch die nächsten Ferien abwarten und die Entleerung in der freien Zeit machen.

Während der Entleerung sollte dein Kind unbedingt ausreichend trinken. Die meisten Hersteller von Macrogol-Präparaten empfehlen 1g Macrogol in ca. 9 ml Flüssigkeit aufzulösen (also bei 10g ca. 100 ml Flüssigkeit).

Diese Flüssigkeit muss aber nicht unbedingt gleichzeitig mit dem Macrogol in dein Kind kommen. Es ist auch möglich, das Macrogol in weniger Flüssigkeit zu lösen und im Anschluss genug zu trinken. Das ist für viele Familien wesentlich einfacher.

Falls die Desimpaktion mittels Macrogol nicht erfolgreich sein sollte, können zusätzlich stimulative Laxanzien wie z. B. Natrium-Picosulfat eingesetzt werden. Manche Ärzte setzen diese auch direkt ein. Sollte das alles nicht erfolgreich oder nicht durchführbar sein, ist eine rektale Desimpaktion mit Klistieren das Mittel der 2. Wahl. Diese müssen jedoch zum Teil mehrere Tage hintereinander eingesetzt werden. Dabei müssen eine Traumatisierung deines Kindes und eine rektale Medikamentenapplikationen gegen seinen Willen unbedingt vermieden werden, da es die Problematik in den meisten Fällen verschlimmert.

**Die Desimpaktion im Krankenhaus** Falls dein Kind im Rahmen eines stationären Aufenthaltes in der Klinik entleert werden soll, ist auch hier Macrogol das Mittel der 1. Wahl. Wenn das allein nicht ausreicht, können auch hier zusätzlich stimulative Laxanzien zum Einsatz kommen. Falls dein Kind das Macrogol nicht trinken möchte oder kann, gibt es in der Klinik zudem die Möglichkeit, ihm eine Magensonde zu legen. Dafür wird deinem Kind ein kleiner, dünner Schlauch durch die Nase bis in den Magen geschoben, über den ihm danach seine Medikamente verabreicht werden. Das klingt für viele Eltern erst einmal erschreckend, ist aber für die Kinder meist weit weniger belastend als das tägliche Trinken großer Mengen Macrogol oder die wiederholte Applikation von Einläufen.

Nur wenn diese Optionen nicht den gewünschten Erfolg bringen oder aus einem wichtigen Grund nicht eingesetzt werden können, ist eine rektale Desimpaktion mit Klistieren bzw. Einläufen das Mittel der 2. Wahl. Aber auch hier gilt: Diese müssen oft wiederholt verabreicht werden und die Traumatisierung deines Kindes muss unbedingt verhindert werden. Um das zu garantieren, gibt es die Möglichkeit, dein Kind für die Einläufe zu sedieren. Dafür erhält es eine sogenannte Analgosedierung, also ein Beruhigungsmittel, das angstlösend und entspannend wirkt und dein Kind zudem schläfrig macht. Sollte dir diese Option nicht angeboten werden, kannst du sie im Vorfeld bei den behandelnden Ärzten ansprechen. Auch hier soll der Erfolg der Entleerung mittels Ultraschalluntersuchung überprüft werden.

Wenn die bisher beschriebenen Optionen alle nicht erfolgreich waren oder nicht durchgeführt werden können, ohne dass dein Kind dabei traumatisiert wird, besteht noch die Möglichkeit, den Darm deines Kindes in Narkose zu entleeren. Das ist z. B. auch dann möglich, wenn dein Kind für eine Rektumschleimhaut-Biopsie – zum Ausschluss von Morbus Hirschsprung – in Narkose gelegt werden muss. Aufgrund der mittlerweile sehr guten oralen Möglichkeiten ist eine Entleerung in Narkose jedoch nur noch selten notwendig.

### Die Erhaltungstherapie

Direkt im Anschluss an die erfolgreiche Desimpaktion beginnt die Erhaltungstherapie – auch Erhaltungsphase oder kurz »Erhaltung« genannt. Während dieser Zeit ist die tägliche Einnahme der sogenannten Erhaltungsdosis notwendig. Auch hier ist Macrogol das Mittel der 1. Wahl, wobei Macrogol 3350 mit Elektrolyten und Macrogol 4000 ohne Elektrolyte gleichwertig sind[153]. Das bedeutet für euch, dass es egal ist, ob ihr Macrogol 3350 oder 4000 verwendet, weil beide gleich gut wirken. Zudem ist es egal, ob ihr ein Präparat mit Elektrolyten verwendet oder eines ohne. Ihr könnt euch also einfach das aussuchen, was euer Kind am besten nimmt.

**Wann ist die Erhaltungsdosis richtig?** Das Ziel der Erhaltungsdosis ist, dass dein Kind 1- bis 2-mal täglich bis maximal alle 2 Tage schmerzfrei und ohne Probleme Stuhl in cremiger Konsistenz absetzen kann. Ohne Probleme bedeutet dabei, dass dein Kind im Optimalfall keine Rückhaltemanöver mehr zeigt und auch keine Unfälle mehr hat bzw. nicht mehr unter Stuhlinkontinenz leidet. Zudem soll das Thema Stuhlabsatz nicht mehr für Stress in der Familie sorgen, nicht mehr euren Alltag bestimmen und es soll niemand mehr darüber nachdenken müssen, ob dein Kind heute schon Stuhl abgesetzt hat oder nicht.

Die Dosis, bei der dieses Therapieziel erreicht wird, ist oft sehr individuell und nicht immer einfach zu finden. Aus diesem Grund sollte die Dosis an die Wirkung angepasst werden[154]. Manchmal braucht man dafür ein wenig Geduld und sehr oft liegt die Wahrheit irgendwo zwischen zwei Beuteln. Die Beutel der einzelnen Hersteller unterscheiden sich bezüglich des Inhalts und auch das reine Macrogol gibt es in verschiedenen Körnungen, die sich teilweise deutlich im Gewicht unterscheiden. Eine Dosierung mittels Esslöffel oder ähnlichem ist oft sehr ungenau und führt zu Schwankungen in der Erhaltungsdosis. Deswegen sollte am besten nach Gramm dosiert werden[155]. Am einfachsten klappt das mithilfe einer digitalen Waage.

**Was ist der Sinn der Erhaltungstherapie?** Sinn der Erhaltungstherapie ist, dass dein Kind seinen Darm über einen längeren Zeitraum regelmäßig und vollständig entleert, dieser dadurch nicht wieder überdehnt wird und Zeit hat, sich zu regenerieren. Was in vielen Fällen aber noch deutlich wichtiger ist: Dein Kind lernt wieder, darauf zu vertrauen, dass der Stuhlabsatz keine Schmerzen verursacht. Kinder, die wiederholte Schmerzerfahrungen gemacht haben, brauchen oft sehr lange, um sich davon zu erholen. Ihre Psyche braucht viele, viele positive Erfahrungen im Zusammenhang mit dem Stuhlabsatz, um die negativen zu überschreiben. Dafür muss der Stuhl weich genug sein, um zuverlässig keine Schmerzen verursachen zu können. Nur so kann sich die Psyche deines Kindes erholen. Und nur so wird dein Kind diese Erkrankung hinter sich lassen können. Die Erhaltungsphase ist also die Zeit, in der dein Kind gesund wird.

**Wie finden wir die für mein Kind passende Erhaltungsdosis?** Auch hier gibt uns die Fachliteratur zwei Möglichkeiten an die Hand:

- Start mit 0,8g/kg/Tag (dadurch soll eine erneute Ansammlung von Stuhl im Darm vermeiden werden), dann Anpassung der Dosis nach Wirkung, bis cremiger Stuhl erreicht wird[156].
- Start mit 0,4g/kg/Tag, dann Anpassung der Dosis nach Wirkung, bis cremiger Stuhl erreicht wird[157, 158, 159].

In Anlehnung daran möchten wir euch gerne zusätzlich von der Erfahrung vieler Familien profitieren lassen, die ihre Erhaltungsdosis bereits gefunden haben: Vorausgesetzt, es wurde euch von eurem behandelnden Arzt nicht anders verordnet, hat es sich bewährt, die Dosis, die ihr am letzten Tag der Entleerung verwendet habt, zu Beginn der Suche nach der optimalen Erhaltungsdosis deines Kindes in etwa zu halbieren und 3–4 Tage dabei zu bleiben. So lange dauert es unserer Erfahrung nach in etwa, bis sich eine Änderung der Macrogol-Dosis voll auswirkt. Wenn dein Kind nach 4 Tagen mit der halbierten Dosis 1- bis 2-mal täglich cremigen Stuhl absetzt – dann ist das eure Erhaltungsdosis. Wenn nicht, beginnt jetzt die aktive Suche danach.

Wenn der Stuhl nach der Halbierung der Initialdosis noch sehr flüssig ist, kannst du für die ersten Schritte eventuell etwas mehr reduzieren – ansonsten hat es sich bewährt, die Dosis ab diesem Zeitpunkt in Gramm-Schritten zu verändern. Das heißt: Du erhöhst oder reduzierst die Tagesdosis um jeweils 1g, bis das Therapieziel erreicht ist. Bitte warte dabei nach jedem Schritt wieder 3–4 Tage, bis sich die Veränderung der Dosis voll auswirkt und reduziere bzw. erhöhe erst dann wieder um 1g: so lange, bis das Ziel erreicht ist und dein Kind 1- bis 2-mal täglich schmerzfrei Stuhl in cremiger Konsistenz absetzt.

Wenn du von eurem behandelnden Arzt die Empfehlung bekommen hast, mit einer geringen Dosis zu starten und die Dosis so lange zu erhöhen, bis dein Kind Durchfall bekommt, kannst du im Prinzip gleich vorgehen wie oben beschrieben, nur umgekehrt. Du beginnst also mit einer bestimmten Dosis und erhöhst entweder so lange jeweils um 1g, bis das Ziel erreicht ist. Oder du erhöhst erst säckchen- bzw. beutelweise, bis dein Kind Durchfall hat, und titrierst im Anschluss wieder grammweise nach unten, bis das Optimum gefunden ist.

Wenn ihr die richtige Erhaltungsdosis gefunden habt, soll diese mindestens 6–24 Monate beibehalten werden, bevor sie reduziert wird – bzw. so lange, wie die Obstipation deines Kindes schon andauert. Zusätzlich soll dein Kind in dieser Zeit regelmäßig ärztlich untersucht werden. Kinder, die noch eine Windel tragen, müssen meistens so lange behandelt werden, bis sie zuverlässig sauber sind[160]. Wie du also siehst: Die Therapie einer chronischen Verstopfung ist kein Sprint, sondern eher ein Marathon. Sie kann durchaus Monate bis Jahre dauern.

**Woran kann die Suche nach der passenden Erhaltungsdosis scheitern?** Es kommt vor, dass die optimale Erhaltungsdosis einfach nicht zu finden ist. Wenn das passiert, gibt es ein paar Ursachen, die dafür infrage kommen. Die häufigsten Gründe dafür sind unserer Erfahrung nach folgende:

Der Weg zur Erhaltungsdosis

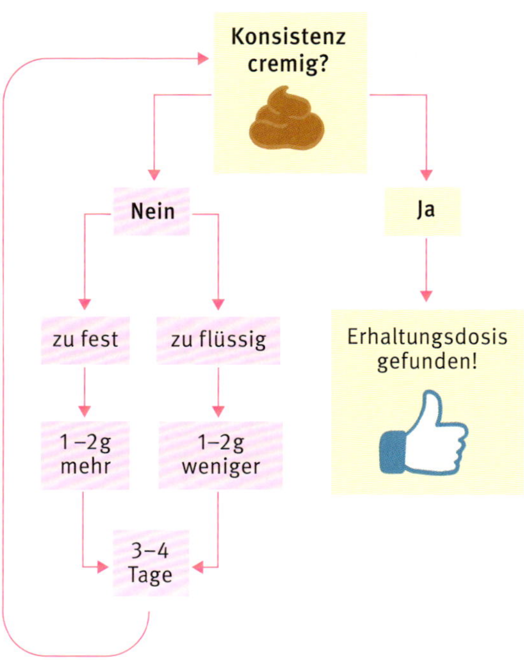

- fehlende Desimpaktion
- zu große/zu schnelle »Schritte« bei der Suche nach der Erhaltungsdosis
- Stress/Druck
- keine konstante Einnahme der Medikamente
- übersehene organische Ursache
- übersehene Begleiterkrankung

Wenn dein Kind nicht oder nur unzureichend auf die Therapie anspricht, hat sich laut aktuellen Behandlungsleitlinien die Kontrolle der Rektumweite mittels Ultraschall als wichtig erwiesen[161]. Bei Erweiterung des Rektums muss oft eine erneute Desimpaktion erfolgen und meistens zusätzlich die Dosis der Stuhlweichmacher gesteigert werden[162].

**Was, wenn das Therapieziel nicht zu erreichen ist?** Bei manchen Kindern reicht Macrogol allein nicht aus, um das gewünschte Therapieziel zu erreichen. Hier kann es sinnvoll sein, zusätzlich zu oder auch anstelle von Macrogol stimulative Laxanzien wie Bisacodyl, Natrium-Picosulfat oder Senna einzusetzen. Diese können die Darmbewegung verbessern, zu einem vollständigen Stuhlabsatz und somit zu einer besseren Regeneration des Enddarms führen. Auch bei den stimulativen Laxanzien richtet sich die Dosierung in erster Linie nach dem Gewicht deines Kindes, aber auch nach dem Effekt und der Wirkung.

Wenn auch das immer noch nicht ausreicht, gibt es noch weitere Bausteine der Therapie, die zusätzlich mit ins Boot geholt werden können. Alle Infos dazu findest du im Kapitel »Die weiteren Therapieoptionen« (Seite 96).

### Tipp

Da die Erhaltungsdosis sehr individuell ist, ist es am einfachsten, das Macrogol abzuwiegen. Das klingt erst kompliziert, ist mit etwas Übung aber sehr rasch gemacht und hat sich im Alltag vieler Familien bewährt. Am besten klappt das mit einer digitalen Waage, die es bereits für ein paar Euro im Handel gibt.

**Die Reduktion**

Wenn dein Kind schon länger schmerzfrei ist, sich sein Darm regeneriert hat und sein Stuhlabsatz schon lange wieder zur Nebensache geworden ist, könnt ihr anfangen, die Erhaltungsdosis langsam zu verringern. Dieses langsame Ausschleichen der Medikamente bezeichnet man als Reduktion. Um dabei den bisherigen Therapieerfolg nicht zu gefährden, ist es sehr wichtig, dass die Reduktion individuell an dein Kind angepasst wird. Bitte lass dich nicht drängen, wenn du das Gefühl hast, dass dein Kind dazu noch nicht bereit ist. Leider erleben wir nämlich sehr oft, dass viel zu früh oder zu schnell reduziert wird. Das führt bei vielen Kindern jedoch postwendend zu Rückfällen und kann im blödesten Fall dazu führen, dass ihr wieder bei null anfangt. Das wäre sehr schade. Vor allem deswegen, weil es sich mit etwas mehr Geduld und Gelassenheit in den allermeisten Fällen ganz einfach verhindern lassen würde.

**Wie kann eine Reduktion am ehesten klappen?** Für die Reduktion von Macrogol gibt es verschiedene Möglichkeiten. Manche Ärzte empfehlen, die aktuelle Erhaltungsdosis um ganze oder halbe Beutel zu reduzieren oder die Tagesdosis immer wieder zu halbieren. Andere empfehlen, bei der bewährten Erhaltungsdosis zu bleiben und die Abstände zwischen den Einnahmen zu vergrößern – das Macrogol also zuerst nur noch jeden 2. Tag, dann jeden 3. Tag zu geben und so weiter. Andere empfehlen, die Erhaltungsdosis in Gramm-Schritten zu reduzieren. Und wieder andere kombinieren mehrere Möglichkeiten miteinander. Da den Durchblick zu bewahren, ist nicht so einfach. Viele Eltern sind deswegen verunsichert und fragen sich, was für ihr Kind das Richtige ist.

» *Als es endlich gut lief, sagte unser Kinderarzt zu mir, dass ich von 2 Beuteln auf 1 reduzieren soll. Das hat dazu geführt, dass mein Kind sofort wieder zurückgehalten hat.* «

Bei vielen Kindern funktioniert eine Reduktion in Beuteln bzw. halben Beuteln sehr gut. Bei anderen Kindern funktioniert das hingegen überhaupt nicht und sie bekommen aufgrund der schnellen Reduktion und der damit verbundenen Änderung der Stuhlkonsistenz wieder Angst vor Schmerzen und beginnen zurückzuhalten. Für solche Kinder kann eine Reduktion in Gramm-Schritten die bessere Lösung sein. Das Schöne dabei ist aber: Es gibt kein generelles Richtig oder Falsch. Du kannst dir die Option aussuchen, die für euch gut praktikabel ist und für dein Kind – vor allem ohne Rückfälle – am besten funktioniert.

Bei manchen Kindern hat die Reduktion der Erhaltungsdosis um 1g bereits merkliche Auswirkungen auf die Stuhlkonsistenz. Gerade bei solchen Kindern bzw. auch bei stark traumatisierten oder sehr sensiblen Kindern hat es sich bewährt, die Reduktion in Gramm-Schritten zu machen. Wichtig ist dabei aber, dass du immer lange genug bei der neuen Dosis bleibst, bevor du weiter reduzierst und nicht zu viel in zu kurzer Zeit erreichen möchtest. Macrogol kann problemlos über längere Zeit angewendet werden. Es ist nicht wichtig, dass ihr es so schnell wie möglich wieder loswerdet, sondern dass es dabei zu keiner Schmerzerfahrung und zu keiner erneuten Verstopfung kommt.

Auch bei den stimulativen Laxanzien hat sich eine langsame Reduktion der Erhaltungsdosis bewährt. Da bei Kindern meistens Präparate eingesetzt werden, die tropfenweise dosiert werden, kannst du sie auch sehr einfach tropfenweise reduzieren. Wie bei der Reduktion von Macrogol sollte auch hier nach jeder Reduzierung abgewartet werden, ob dein Kind seinen Darm weiterhin ausreichend und vollständig entleeren kann. Wenn das über einen ausreichend langen Zeitraum so bleibt, könnt ihr weiter reduzieren und die stimulativen Laxanzien somit langsam ausschleichen. Das kann sowohl mit als auch ohne begleitende Therapie mit Macrogol durchgeführt werden.

**Woran kann die Reduktion scheitern?** Dafür kann es mehrere Gründe geben. Unter anderem folgende:

- fehlende Desimpaktion
- optimale Erhaltungsdosis nie gefunden
- zu frühe Reduktion
- zu schnelle Reduktion
- Stress und damit verbundene Rückfälle
- selten auch eine übersehene organische Ursache oder Begleiterkrankung

Der Grund, der uns tatsächlich am häufigsten begegnet, ist die fehlende Desimpaktion. Stell dir mal vor, der Abfluss in deiner Küche ist verstopft. Wenn du mit einem langen Gegenstand darin herumstocherst, rinnt wieder etwas ab. Wenn du damit aufhörst, ist der Abfluss gleich wieder zu. Wenn du das Rohr aber ordentlich sauber machst und alle Abfälle entfernst, läuft es wieder sehr gut. So ähnlich kannst du dir das mit dem Darm deines Kindes vorstellen. Wenn der ganze alte Stuhl nicht entfernt wird, funktioniert der tägliche Stuhlabsatz mit einer gewissen Erhaltungsdosis oft recht gut. Wenn du aber anfängst, diese Erhaltungsdosis zu reduzieren, geht wieder nichts mehr. Wenn die Reduktion also nicht gelingt, sollte die erste Frage sein: Gab es bei meinem Kind jemals eine erfolgreiche Entleerung? Oder kann es sein, dass der Darm in der Zwischenzeit wieder voll ist? Am einfachsten lässt sich das durch eine kurze Ultraschalluntersuchung bei eurem Kinderarzt herausfinden.

Wenn es nicht an der fehlenden Entleerung bzw. einem wieder vollen Darm liegt, kann es sein, dass die Reduktion für dein Kind einfach zu früh oder zu schnell ist. Die aktuellen Behandlungsleitlinien geben vor, dass die Erhaltungsdosis für mindestens 6 Monate gegeben werden soll bzw. so lange, wie die Obstipation schon andauert. Wenn dein Kind nun also z. B. schon seit 3 Jahren unter chronischer Verstopfung leidet, wird eine Reduktion nach 6 Monaten aller Wahrscheinlichkeit nach zu früh sein.

**Wie kann ich bei einem Rückfall reagieren?** Unserer Erfahrung nach kann es immer wieder passieren, dass Kinder während der Erhaltungsphase oder während der Reduktion einen akuten Rückfall erleiden. Vor allem in besonders aufregenden Zeiten, wie z. B. der Adventszeit, vor Ostern, vor Geburtstagen oder im Urlaub. In so einem Fall ist es wichtig, dass du schnell und effektiv gegensteuerst, um eine oder mehrere Schmerzerfahrungen zu verhindern. Dafür hat es sich bewährt, spätestens nach 3 Tagen ohne Stuhlabsatz das Macrogol zu erhöhen. Und das lieber 1x zu früh als 1x zu spät. Es gibt nichts Ärgerlicheres, als wieder am Anfang der Therapie zu stehen, nur weil man zu spät reagiert hat.

### Die harten Fakten

Wenn eine Reduktion der Erhaltungsdosis nicht funktioniert und dein Kind einen Rückfall bekommt, bedeutet das nicht, dass es abhängig von seinen Medikamenten ist und es ohne diese keinen Stuhl mehr absetzen kann. Meistens liegt es entweder daran, dass zu Beginn der Therapie keine erfolgreiche Entleerung gemacht wurde oder dass die Reduktion für dein Kind zu früh oder zu schnell ist. Unsere Kinder sind oft massiv traumatisiert. Es dauert lange, bis die negativen Erfahrungen durch positive überschrieben sind. Durch eine Reduktion der Stuhlweichmacher ändert sich automatisch die Stuhlkonsistenz. Mit dieser Änderung würde der Darm deines Kindes wahrscheinlich gut klarkommen, die Psyche hingegen nicht.

## Das Toilettentraining

Nicht selten weigern sich Kinder mit chronischer Verstopfung, für den Stuhlabsatz das Töpfchen bzw. die Toilette zu benutzen, und bestehen stattdessen darauf, diesen in die Windel zu machen. Das ist völlig in Ordnung. Vor allem dann, wenn das Bedürfnis, eine Windel zu tragen, in der Angst vor der Toilette oder der Angst vor Schmerzen begründet ist. Oft sind kindliche Ängste für uns Erwachsene im ersten Moment nicht ersichtlich, nicht fassbar. Wir denken nicht daran, dass das Plumps-Geräusch beim Stuhlabsatz, das Geräusch der Klospülung oder das Rauschen des Händetrockners beängstigend sein kann. Wir sehen die Monster nicht, die uns aus der Kloschüssel zuwinken und unsere Erfahrung hat uns bereits gelehrt, dass die Toilette nicht vorhat, uns zu verschlucken. Doch die Welt ist eine andere, wenn man sie durch Kinderaugen betrachtet. Ihre Ängste sind legitim, präsent und real. Aus diesem Grund ist es wichtig, diese Ängste ernst zu nehmen und herauszufinden, warum dein Kind nicht auf die Toilette möchte. Denn nur wenn du den Auslöser kennst, kannst du diesen beheben oder deinem Kind die Hilfe anbieten, die es braucht, um seine Angst zu verlieren. Wenn dein Kind seine Windel also braucht, um sich sicher zu fühlen, dann ist das erst einmal so. Jedes Kind hat sein eigenes Tempo und jedes körperlich und geistig gesunde Kind wird dir von sich aus irgendwann signalisieren, dass es bereit ist, trocken zu werden. Dafür müssen wir als Eltern nichts tun, außer auf die Signale unseres Kindes zu achten und darauf zu reagieren.

**Warum dann aber das Toilettentraining?**
Das sogenannte Töpfchen- bzw. Toilettentraining (TT) ist ein wichtiger Bestandteil der Therapie einer chronischen Verstopfung mit und ohne Stuhlinkontinenz. Dafür sollte dein Kind 2- bis 3-mal täglich – im Anschluss an die großen Mahlzeiten – 5–10 min auf der Toilette oder dem Töpfchen verbringen. Die Zeit nach den großen Mahlzeiten ist hier besonders wertvoll, weil wir uns den gastrokolischen Reflex (siehe Seite 11) zu Nutze machen. Der Magen-Darm-Trakt ist hier besonders aktiv und zur Ausscheidung bereit.

Nicht jedes Kind braucht das Toilettentraining, um die chronische Verstopfung zu überwinden. Vielen helfen die schön gestalteten und liebevoll begleiteten Toilettenzeiten aber dabei, dem Körper wieder einen gewissen Rhythmus zu geben, regelmäßig Stuhl abzusetzen und den Darm vollständiger zu entleeren. Doch vor allem dann, wenn dein Kind unter Stuhlinkontinenz leidet, sollte das Toilettentraining früher oder später ein fester Bestandteil der Therapie sein – egal ob diese Stuhlinkontinenz durch eine Verstopfung ausgelöst wurde oder nicht.

» *Meine Tochter geht, dank Toilettentraining, nun endlich für ihr Geschäft auf die Toilette und hat die Windel an den Haken gehängt. Diese Aktion hat in ihr so einen Knoten gelöst, dass sie gefühlt um 1 Jahr gereift ist. Die Verstopfung bleibt und wird weiter behandelt, aber wir haben in so einem Strudel festgesteckt.* «

Das Endziel des Toilettentrainings ist, dass dein Kind von sich aus auf die Toilette geht, wenn es den Drang dazu verspürt – selbstverständlich und angstfrei. Um dieses Ziel möglichst stressfrei zu erreichen, gibt es ein paar grundlegende Dinge, die du beachten solltest. Den Rest könnt ihr mit eigener Kreativität so gestalten, wie es für euch passt.

**Die Schmerzfreiheit und die Entwicklung**
Die absolute Grundvoraussetzung für den Start des Toilettentrainings ist, dass dein Kind keine Schmerzen beim Stuhlabsatz mehr hat und aufgrund seiner körperlichen und geistigen Entwicklung dazu bereit ist, mitzumachen. Vor allem dann, wenn dein Kind Schmerzen beim Stuhlabsatz hat, solltest du mit dem Toilettentraining noch warten, bis es zuverlässig schmerzfrei ist. Vor

allem kleinere Kinder könnten die Toilette bzw. das Töpfchen ansonsten mit Schmerzen verknüpfen, was für den weiteren Verlauf der Therapie und ihre Sauberkeitsentwicklung nicht von Vorteil ist.

**Die Ruhe und die richtige Sitzposition**

Dein Kind soll seine Ruhe haben und entspannt, sicher und mit abgestellten Beinen sitzen können. Für den optimalen Sitz auf der normalen Toilette eignet sich ein Toilettensitz-Verkleinerer in Kombination mit einem Hocker, auf dem die Füße stehen. Wichtig ist, dass die Knie höher sind als das Becken. Das führt dazu, dass der Musculus puborectalis – den wir bereits im Kapitel »Beckenboden« (Seite 12) beschrieben haben – nachgibt und sich der Darm leichter und kompletter entleeren kann.

**Die Bereitschaft zum Mitmachen**

Wenn dein Kind nicht bereit ist, beim Toilettentraining mitzumachen, wird es höchstwahrscheinlich über kurz oder lang zum täglichen Kampf. Und genau aus diesem Grund beginnt auch hier der Teil, für den deine Kreativität, viel Empathie und Fantasie gefragt sind, um die Toilettensituation so zu gestalten, dass dein Kind sich wohlfühlt und gerne mitmacht. Um das zu erreichen, ist es wichtig, die Toilette zu einem positiven Ort zu machen. Bei kleineren Kindern ist es oft sinnvoll, sie nicht zur Toilette zu »schicken«, sondern einfach ein tolles Erlebnis mit gemeinsamem Lesen, Spielen oder Zeitverbringen daraus zu machen. Das Toilettentraining soll etwas Besonderes, Spannendes sein und darf auch gerne zur Quality-Time werden.

Dein Kind kann sich vielleicht ein paar Dinge aussuchen, die es während des TTs macht. Ihr könnt z. B. gemeinsam ein schö-

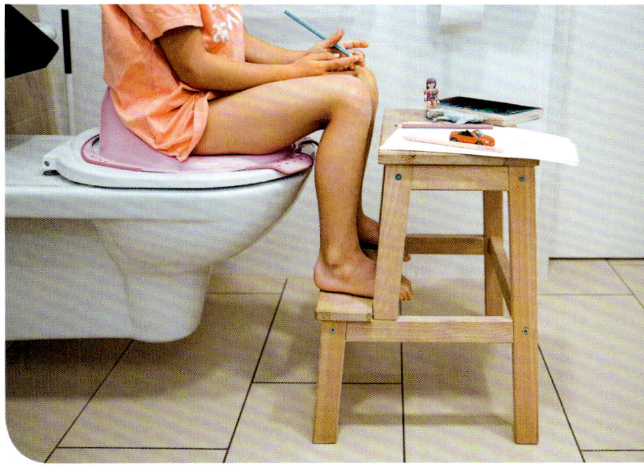

Die richtige Sitzposition auf der Toilette

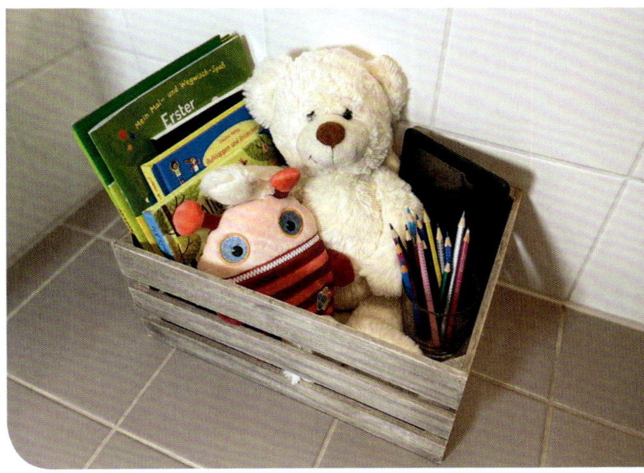


Eine gute Idee: eine Box mit verschiedenen Beschäftigungsmaterialien in Reichweite der Toilette.

nes Buch lesen, ein besonderes Spiel spielen, malen, etwas hören oder anschauen. Gerade bei größeren Kindern ist es sehr beliebt, das Toilettentraining mit Medienzeiten zu verbinden. So kann es z. B. eine Option sein, die Lieblingsserie auf der Toilette anzuschauen oder ein neues Spiel auf dem Tablet zu spielen. Was auch immer dir und deinem Kind sonst noch so einfällt und Spaß macht. Wenn dein Kind entspannt und abgelenkt ist, wird der Stuhl möglicherweise ganz nebenbei abgesetzt. Dein Kind hat so die Chance, zu lernen, dass Stuhlabsatz nicht mehr mit Schmerzen verbunden ist. Wichtig ist hier nur, dass es auf Dauer nicht so abgelenkt ist, dass es keine Zeit hat, Stuhl abzusetzen. Unserer Erfahrung nach kommt das jedoch eher selten vor und wird von den Eltern meist recht schnell bemerkt. Sollte dein Kind so in sein Spiel vertieft sein, dass es um sich herum nichts mehr mitbekommt, kann es an einem gewissen Punkt sinnvoll sein, eine andere Beschäftigung zu suchen.

**Der richtige Ort – egal wo**

Auch hier ist wieder eure Kreativität gefragt. Denn manchmal ist der richtige Platz für den Stuhlabsatz zu Beginn des Toilettentrainings nicht die Toilette. Manche Kinder fühlen sich auf der Toilette nicht wohl, würden aber z. B. gerne in ihrem Zimmer eine Klo-Ecke einrichten. Vielleicht möchte dein Kind sein Töpfchen gern in einer ruhigen Ecke seines Zimmers platzieren, den Schrank zum Dixi-Baustellenklo umfunktionieren oder eine Höhle unter dem Hochbett bauen. Ganz egal, ob in der Toilette oder außerhalb: wichtig ist, dass dein Kind ungestört ist, sich sicher fühlt und entspannen kann. Kreativ zu sein, unterschiedliche Möglichkeiten anzubieten, auszuprobieren und daraus die für euch beste Lösung zu wählen, lohnt sich jedenfalls. Alles, was für euch als Familie passt, ist erlaubt. Zusätzlich kannst du den Toilettenort durch die richtige Beleuchtung, Wärme, eine kindgerechte Einrichtung und gute Gerüche optimieren. Je angenehmer die Atmosphäre, umso leichter fällt das Entspannen.

### Tipp

Alles, was den Mund bzw. den Mundraum entspannt, entspannt gleichzeitig auch den Beckenboden. So kann dein Kind auf der Toilette z. B.:

- singen,
- mit einem Strohhalm in einer Wasserflasche blubbern,
- Seifenblasen machen,
- Grimassen schneiden,
- eine Faschingströte so vorsichtig aufblasen, dass sie keine Geräusche macht, oder auch
- Pupsgeräusche machen.

Vielen Kindern macht es großen Spaß, die Einrichtung für ihren Toilettenort selbst auszusuchen und mitzugestalten. So können sie z. B. ihr Töpfchen bzw. ihren Toilettenaufsatz und ihren Hocker für die Füße selbst aussuchen. Zusätzlich dürfen sie diese vielleicht noch verschönern und individualisieren – z. B. durch Bemalen oder Aufkleben von wieder ablösbaren Stickern. Gib deinem Kind gerne die Führung in die Hand und lass es das Toilettenpapier, die Bücher oder die anderen Beschäftigungsmaterialien für das Toilettentraining aussuchen. Damit förderst du seine Autonomie und gibst ihm das Gefühl, selbst entscheiden zu dürfen. Zusätzlich könnt ihr den gemeinsamen Einkauf als Quality-Time nutzen und damit euren Bindungstank ein wenig auffüllen – eine Win-win-Situation.

Neben Ruhe, der richtigen Sitzposition und guten Gerüchen kann auch Wärme dazu beitragen, dass dein Kind sich besser entspannen kann. Beispielsweise könnt ihr die Sitzfläche der Toilette mit Hilfe eines Föhns oder eines Wärmekissens anwärmen – bitte überprüfe hier aber immer zuerst die

Wärme des Sitzes, bevor dein Kind sich setzt. Auch eine Wärmequelle (z. B. Kirschkernkissen) auf dem Bauch, dem Rücken oder dem Kreuzbein kann die Entspannung fördern. Zusätzlich kann sie das Wohlbefinden erhöhen und Bauchschmerzen lindern.

### Den Toilettengang zu etwas Natürlichem machen

Damit unsere Kinder lernen, dass Stuhlabsatz zum normalen Leben dazu gehört, müssen sie sehen und erleben dürfen, was Erwachsene auf der Toilette machen. Das kannst du fördern, indem du immer klar kommunizierst, wenn du selbst auf die Toilette gehst, dort einfach die Türe offen lässt oder dein Kind aktiv zu deinen Toilettenbesuchen mitnimmst. Auch das gemeinsame Betrachten und Verabschieden der Ausscheidungen ist – zumindest in einem gewissen Alter – eine Möglichkeit. Bitte achte hier aber unbedingt auf eine positive Wortwahl und darauf, keinen Ekel zu erzeugen.

Um diesen Lernprozess zusätzlich zu unterstützen, könnt ihr – natürlich altersabhängig – den Toilettengang z. B. mit Kuscheltieren oder Puppen nachspielen. Vielen Kindern macht es großen Spaß, dabei viele lustige Toilettengeräusche zu machen, was wiederum die Entspannung des Beckenbodens begünstigt. Oft verkrampfen Kinder ihr Gesicht, wenn sie versuchen, Stuhl zurückzuhalten oder abzusetzen. Pupsgeräusche lockern die Lippen und den Mund. Zudem kannst du altersentsprechende Bücher rund um das Thema Körper, Verdauung, Windel und Toilette bereitlegen, um das Interesse an diesen Themen zu wecken. Tipps dazu findest du z. B. auf der Homepage von Knopf im Bauch e. V.

### Kolonmassage

Die Massage des Dickdarms dient der Anregung der Peristaltik und kann so zusätzlich die Verdauung und den Stuhlabsatz unterstützen. Klassischerweise wird diese von Physiotherapeut*innen bzw. medizinischen Masseur*innen durchgeführt. Eltern können aber auch dazu angeleitet werden, diese selbst an ihren Kindern durchzuführen.
In Kombination mit warmem Öl kann z. B. eine Routine eingeführt werden, die dein Kind insgesamt entspannt und zusätzlich das vegetative Nervensystem positiv beeinflusst. Ab einem gewissen Alter können Kinder diese Streichungen im Dickdarmverlauf dann selbst übernehmen.

### Das Toilettentraining in der Betreuungseinrichtung

Oftmals sind die Bedingungen in Betreuungseinrichtungen wie Kindergarten, Schule oder Nachmittagsbetreuung nicht optimal, um ein Toilettentraining zu machen. Wenn es für die Therapie deines Kindes aber wichtig ist, dass es auch dort eine Einheit absolviert, gibt es ein paar Tipps und Tricks, die es vielleicht einfacher machen können. Wichtig ist aber in jedem Fall, dass du als Elternteil das Gespräch mit den zuständigen Betreuungspersonen suchst, um euer Problem zu besprechen und nach entsprechenden Lösungen zu suchen. Am besten schreibst du dir dafür zu Hause schon ein paar Ideen zusammen, die du mit ins Gespräch nehmen kannst. Auch hier ist wichtig, dass ihr eine Lösung findet, die für alle passt.

Für viele Kinder ist die fehlende Privatsphäre ein großes Problem – unabhängig davon, ob sie unter Verstopfung leiden oder nicht. Um die Situation für alle Kinder zu verbessern, kann z. B. ein Besetzt-Schild bzw. eine sogenannte Klo-Ampel sehr hilfreich sein. Das ist ein Schild mit bestimmten Farben oder Symbolen, mit dem die Kinder eigenständig angeben können, ob die Kabine gerade besetzt ist oder nicht. Wenn das Schild »besetzt« anzeigt, darf kein anderes Kind stören oder die Tür der Kabine öffnen. Zusätzlich können Toilettenregeln sinnvoll sein. Diese Regeln sollten am besten mit allen Kindern gemeinsam erarbeitet werden. So kann auch dein Kind einbringen, was ihm wichtig ist.

Falls es in eurem Kindergarten nach dem Mittagessen eine Ruhestunde gibt, kann vielleicht auch diese ausgenutzt werden, um deinem Kind zu mehr Ruhe beim Toilettentraining zu verhelfen. Ansonsten sollte jede Einrichtung über ein Personal- bzw. Behinderten-WC verfügen. Vielleicht kann diese als Ruhe-Toilette umfunktioniert und dementsprechend mit Töpfchen bzw. Sitzverkleinerung und Schemel für die Füße eingerichtet werden. Wenn dein Kind Spiel- und Beschäftigungsmaterial mit auf die Toilette nehmen darf, sollte das entweder heiß waschbar sein oder über glatte, desinfizierbare Flächen verfügen. Ansonsten besteht die Gefahr, dass Infektionskrankheiten übertragen werden können und der Kindergarten es deswegen ablehnen muss.

Auch in der Schule bzw. Nachmittagsbetreuung ist die Privatsphäre ein großes Thema. Und auch hier gibt es ziemlich sicher ein Personal- oder Behinderten-WC, auf dem es etwas ruhiger zugeht und das dein Kind vielleicht nutzen kann.

**Die Belohnungssysteme**

Im Allgemeinen wird empfohlen, das Toilettentraining mit einem Verstärkerplan bzw. Belohnungssystem zu kombinieren – gerne in Form von sogenannten Thrönchen-Kalendern. Das ist ein vorgedruckter Plan, auf den dein Kind für jeden Stuhlabsatz auf der Toilette oder das Sauberbleiben der Unterhose einen Aufkleber kleben darf. Das dient zum einen der Dokumentation – der Arzt sieht beim nächsten Besuch, wie häufig dein Kind Stuhl auf der Toilette abgesetzt hat bzw. wie oft die Unterhose sauber geblieben ist. Zum anderen soll es die Motivation deines Kindes steigern. Wenn dein Kind für jeden Stuhlabsatz auf der Toilette einen Aufkleber kleben darf, wird es belohnt – für das Verhalten, das du dir von ihm wünschst. Das klingt erst einmal nach einer Win-win-Situation. Oder? Trotzdem gibt es ein paar Aspekte, die du berücksichtigen solltest, bevor du ein Belohnungssystem einsetzt:

Zum einen werden die Thrönchen-Kalender oft verteilt, ohne zu beachten, aus welchem Grund das jeweilige Kind nicht auf die Toilette geht. Wenn es sich aber z. B. aus Angst vor Schmerzen oder Angst vor der Toilette an sich nicht überwinden kann oder wenn es zwar Stuhl absetzen will, der Darm aber einfach nichts hergibt, dann erreicht dein Kind sein Ziel nicht und geht leer aus. Das Belohnungssystem wird somit automatisch zu einem indirekten Bestrafungssystem. Das kannst du z. B. dadurch verhindern, dass du das aktive Mitmachen beim Toilettentraining belohnst und nicht den Stuhlabsatz.

» *Ich hätte ihr wahlweise ein Pony versprechen oder ihr androhen können, ihr einen Arm abzuschneiden. Vollkommen egal. Mein Kind hätte niemals – weder für das eine noch um das andere zu verhindern – Stuhl abgesetzt. Ihre Angst vor den Schmerzen beim Stuhlabsatz war viel zu groß.* «

Zudem sind Kinder, die unter Stuhlinkontinenz leiden, oft nicht in der Lage, dieses Verhalten aktiv zu verändern. Sie sind der Willkür ihres Darms ausgesetzt und spüren nicht, dass sie in die Hose machen. Wenn sie dafür belohnt werden, dass die Unterhose sauber bleibt, wird das dazu führen, dass sie versuchen, dieses Ziel zu erreichen. Allerdings werden sie dafür aller Wahrscheinlichkeit nach vermehrt zurückhalten. Dass das bei chronisch verstopften Kindern keine gute Idee ist, dürfte an dieser Stelle bereits allen klar sein. Und sogar dann, wenn der Stuhlinkontinenz zu Beginn keine Verstopfung zugrunde liegt – was extrem selten ist –, kann dieses Zurückhalten zusätzlich zu einer Verstopfung führen. Eine Situation, die mit Sicherheit niemand haben möchte. Aus diesem Grund ist es wirklich wichtig, dass du dein Kind niemals für das Sauberbleiben der Unterhose belohnst.

Zum anderen erhöhen wir durch unsere Belohnung lediglich die extrinsische (äußere) Motivation. Das ist die Motivation, die durch äußere Reize und Einflüsse – also z. B. durch Belohnung – hervorgerufen wird. Im Gegensatz zur intrinsischen (inneren) Motivation nutzt sich diese recht schnell ab und verliert somit ihren Reiz. Die Folge daraus ist, dass die Thrönchen-Kalender immer nur sehr kurz helfen. Unsere Kinder müssen das Toilettentraining aber meistens über einen deutlich längeren Zeitraum absolvieren. Wenn wir nicht in die Situation kommen wollen, dass die Motivation durch das Belohnungssystem nachlässt, müssen wir den Anreiz stetig erhöhen. Die Frage ist also: Reicht es, wenn der Kalender dein Kind kurzzeitig motiviert, oder bist du alternativ dazu bereit, immer kreativer zu werden und gegebenenfalls tiefer in die Tasche zu greifen, um den Anreiz ständig zu erhöhen?

*» Ich habe festgestellt, dass sich Belohnungssysteme sehr schnell abnutzen und irgendwann kaum noch Anreiz bieten. Außerdem war es meiner Tochter ab einem gewissen Punkt auch egal. «*

## Die Dokumentation

Die schriftliche Dokumentation bestimmter Dinge wie der Medikamentengabe und des Stuhlabsatzes kann sowohl für die Diagnose als auch für die Therapie der chronischen Obstipation wichtig sein. Anhand dieser Dokumentation ist eine objektive Beurteilung der aktuellen Situation möglich. Zudem lassen sich eventuelle Veränderungen rasch erkennen. Dies ist zum einen für die Überprüfung der richtigen Therapie wichtig, andererseits kann es auch für euch als Familie hilfreich sein, zu sehen, wie sich die Situation entwickelt. Je nachdem, wie alt dein Kind ist und was alles dokumentiert werden soll, gibt es verschiedene Möglichkeiten:

**Das Stuhlprotokoll** In einem Stuhlprotokoll dokumentierst du z. B., wann dein Kind welche Medikamente bekommt, wann es auf der Toilette war, welche Konsistenz der Stuhl hatte und wann etwas danebengegangen ist. Es hilft dir und deinem Arzt, Erfolge oder Misserfolge zu objektivieren, einen Überblick über die aktuelle Situation und den Erfolg der Therapie zu bekommen. Außerdem kann es dir dabei helfen, eventuelle zeitliche Zusammenhänge zwischen der Medikamentengabe und dem Zeitpunkt des Stuhlabsatzes zu erkennen oder den Zeitpunkt des Toilettentrainings zu optimieren. Das ausgefüllte Protokoll solltest du zu jedem Arzttermin mitnehmen. Ein Stuhlprotokoll zum Download findest du am Ende des Buches im Empfehlungskasten der Autoren (Seite 148).

**Der Stuhlkalender** Die allermeisten Kinder sind irgendwann so selbstständig, dass sie für den Toilettenbesuch keine Hilfe mehr brauchen. Das ist toll, macht es aber für uns Eltern schwierig, die aktuelle Situation im Auge zu behalten, ohne ständig danach zu fragen. Um dieses Problem zu lösen, könnt ihr z. B. einen Stuhlkalender einführen, den dein Kind selbstständig ausfüllt. Das ermöglicht eine nonverbale Kommunikation und fördert zusätzlich die Autonomie deines Kindes. Den Stuhlkalender zum Download findest du am Ende des Buches im Empfehlungskasten der Autoren (Seite 148).

## Die weiteren konservativen Therapieoptionen

Wenn die Standard-Therapie nicht ausreicht, um die chronische Verstopfung deines Kindes in den Griff zu bekommen, gibt es weitere Therapieoptionen, die zum Einsatz kommen können. Euer Arzt wird diese Optionen vermutlich mit dir besprechen, wenn er das Gefühl hat, dass eine oder mehrere davon notwendig wären. Aber auch wenn du das Gefühl hast, dass die Standard-Therapie nicht ausreicht, kannst du ihn darauf ansprechen.

### Die Zäpfchen und die Einläufe

Ein Zäpfchen ist eine feste Darreichungsform eines Medikaments, das in den Enddarm eingeführt wird. Nach der Aufnahme des Wirkstoffes über die Darmschleimhaut wirkt das Medikament sehr schnell. Bei Kindern mit Verstopfung kommen vor allem Kümmel-, Glyzerin- oder $CO_2$-Zäpfchen zum Einsatz. Mehr dazu findest du im Kapitel »Die Wirkstoffe und ihre Mechanismen« (Seite 113).

Bei einem Einlauf, auch Klistier oder Klysma genannt, wird über ein dünnes Plastikrohr eine Flüssigkeit in den unteren Teil des Dickdarms geleitet. Das kann z. B. körperwarmes Wasser, Röntgenkontrastmittel oder eine mit bestimmten Wirkstoffen versetzte Lösung sein. Hier kommen z. B. Natriumcitrat, Natriumphosphat oder Sorbitol zum Einsatz.

» *Die erste Behandlungsempfehlung unseres Arztes waren Klistiere, die wir unserem Sohn regelmäßig geben mussten. Er schrie wie am Spieß, wehrte sich mit Händen und Füßen und wir mussten ihn festhalten. Es war schrecklich und brach mir jedes Mal das Herz. Ich habe immerzu mitgeweint.* «

Rektale Manipulationen jeder Art können bei Kindern mit Verstopfung Schmerzen

#### Die harten Fakten

Vor allem in Situationen, in denen dein Kind aufgrund akuter Bauchschmerzen in einer Kinder-Notfallambulanz vorstellig wird, kann es unter Umständen sinnvoll sein, ihm einen Einlauf zu verabreichen. Oft steckt hinter den akuten Bauchschmerzen z. B. keine Blinddarmentzündung, sondern eine akute Verstopfung. Wenn das der Fall ist, ist dein Kind nach dem Einlauf sofort beschwerdefrei und eine weitere Diagnostik zur Abklärung der akuten Schmerzen somit hinfällig. Das kann deinem Kind und auch dir im weiteren Verlauf viel Stress ersparen. Natürlich sollte dies nur einmalig und auch hier nur im Einverständnis mit deinem Kind erfolgen.

und Angst auslösen und das Problem damit eher verschlimmern als verbessern. Deswegen sollten diese immer nur dann eingesetzt werden, wenn orale Medikamente aus einem wichtigen Grund nicht verwendet werden können. Zudem sollten sie immer nur mit dem Einverständnis deines Kindes erfolgen. Zusätzlich kannst du z. B. im Vorfeld eine sogenannte Betäubungscreme aus der Apotheke auf den Anus auftragen, um die Applikation und den nachfolgenden Stuhlabsatz weniger schmerzhaft zu gestalten.

## Die stimulativen Laxanzien

Wenn Stuhlweichmacher wie z. B. Macrogol allein nicht ausreichen, können zusätzlich oder auch als Zweitlinienbehandlung stimulative Laxanzien (stimulierende Abführmittel) eingesetzt werden. Diese machen den Stuhl weicher und stimulieren zusätzlich aktiv die Peristaltik. Hier kommen die Wirkstoffe Natrium-Picosulfat, Bisacodyl und das pflanzliche Mittel Senna zum Einsatz. Mehr dazu findest du bei den jeweiligen Wirkstoffen im Kapitel »Die Wirkstoffe und ihre Mechanismen« (Seite 113). Vor allem bei Kindern, bei denen die chronische Obstipation bereits länger besteht und die Darmbewegung dadurch eingeschränkt ist, können diese zu einer vollständigen Entleerung beitragen. Auch wenn die Anwendung von stimulativen Laxanzien mittlerweile als sicher eingestuft wird und es viele der Präparate auch ohne Rezept zu kaufen gibt, solltest du diese nur nach Rücksprache mit eurem Facharzt anwenden.

## Die Physiotherapie

Wenn bei deinem Kind eine angeborene Fehlbildung als Ursache seiner Verstopfung vorliegt, bist du mit dem Thema der physiotherapeutischen Behandlung von Kindern mit urogenitalen oder anorektalen Funktionsstörungen vielleicht schon in Berührung gekommen. Wenn es keine organische Ursache gibt, dann wahrscheinlich eher weniger. Denn obwohl die neueren Studien zur Wirksamkeit der Beckenboden-Physiotherapie bei Kindern mit chronischer Verstopfung und Stuhlinkontinenz erfolgversprechend sind[163], ist diese unserer Erfahrung nach bisher weitestgehend unbekannt. Aktuell kommt sie zwar nicht routinemäßig zum Einsatz, kann jedoch in manchen Fällen als Ergänzung in Betracht gezogen werden[164]. Meistens handelt es sich dabei um Therapieprogramme, bei denen Übungen der Beckenbodenmuskulatur und Übungen zur Verbesserung des Verhaltens beim Stuhlabsatz und Wahrnehmungstraining miteinander kombiniert werden[165].

Aber was genau muss man sich darunter vorstellen? Was passiert bei einer Beckenboden-Physiotherapie? Und was sind ihre Ziele?

Am Beginn stehen auch hier eine ausführliche Anamnese und eine Begutachtung des kindlichen Körpers. Dabei achtet der Therapeut genau auf die Haltung, die Atmung, die Muskulatur, die Beinstellung und den Gang deines Kindes. Anhand der dabei gewonnenen Informationen erarbeitet er im Anschluss einen individuellen Therapieplan, der genau an die Baustellen und Bedürfnisse deines Kindes angepasst ist.

Teil dieses Therapieplans können z. B. kindgerechte Erklärungen verschiedener anatomischer Strukturen, zu Abläufen im Körper, gesunder Ernährung und einem normalen Trinkverhalten sein. Zudem kann das Erlernen eines natürlichen Toilettenverhaltens eine Rolle spielen. Zu lernen, was bei der Verdauung und der Ausscheidung passiert, was die Schließmuskeln machen und dass man sie teilweise selbst steuern kann, ist für viele Kinder mit Sicherheit sehr spannend. Dass der Körper einem Signale gibt, welche das sind, wie man diese besonders gut spüren und am besten darauf reagieren kann, ist für manche Kinder vielleicht eine ganz neue Erfahrung. Zusätzlich können z. B. das Benennen und Mitteilen von Emotionen und das Erlernen von kindgerechten Entspannungstechniken mit eingebaut werden.

Ergänzend dazu kommen meistens Übungen zum gezielten An- und Entspannen der Beckenboden- und der Rumpfmuskulatur zum Einsatz. Denn obwohl viele Eltern denken, ihr Kind mit Stuhlinkontinenz leide unter einer Schwäche der Schließmuskeln oder des Beckenbodens, ist oft genau das Gegenteil der Fall: Die meisten Kinder sind durch das permanente Zurückhalten von Stuhl sehr angespannt und müssen eine gezielte Ansteuerung und Entspannung ihrer Beckenbodenmuskulatur erst erlernen. Je nach Ausbildungs- und Fortbildungsstand der Physiotherapeut*in können z. B. auch durchblutungsfördernde Maßnahmen, Kolonmassage und Reflexzonentherapie am Fuß mit einfließen.

Unabhängig davon, was genau euer individueller Therapieplan für Bausteine enthält: Das Ziel sollte jedenfalls sein, dass dein Kind sich selbst besser spürt, seine Bedürfnisse wahrnimmt und dadurch kompetenter für seinen eigenen Körper wird. Zusätzlich dazu soll es Strategien an die Hand bekommen, die ihm selbst erlauben, negativen Erfahrungen beim Stuhlabsatz entgegenzuwirken. Egal welche Übungen und Techniken bei deinem Kind zum Einsatz kommen: Wichtig ist immer, dass nichts gegen seinen Willen passiert. Es sollte zu jeder Zeit ein respektvoller Umgang mit deinem Kind herrschen und es immer um Erlaubnis gebeten werden, wenn es berührt werden muss. Außerdem muss dein Kind jederzeit die Möglichkeit haben, Stopp zu sagen – und dieses Stopp muss unbedingt akzeptiert werden. Falls dein Kind zu schüchtern ist, in der Therapie zu sagen, wenn ihm etwas unangenehm ist, können euch unsere Tipps im Kapitel »Die nonverbale Kommunikation« (Seite 131) vielleicht weiterhelfen.

Zusätzlich zu dem, was ihr bei der Physiotherapie vor Ort macht, bekommt ihr vielleicht auch die ein oder andere Aufgabe für zu Hause mit: z. B. das spielerische Erarbeiten gezielter Übungen, die kindgerechte Toilettengestaltung und das Umsetzen der Tipps rund um eine gesunde Verdauung und eine physiologische Entleerung von Darm und Blase. Die aktive Mitarbeit und Zusammenarbeit von euch beiden – dir und deinem Kind – kann hierbei sehr wichtig sein. Ihr seid ein Team, das gemeinsam gegen die Erkrankung deines Kindes kämpft – an einem Seil zieht, um zusammen ein Ziel zu erreichen!

Die herkömmliche Physiotherapie ist in etwa ab dem Entwicklungsalter von 4–5 Jahren möglich. Bei Babys und Kleinkindern werden die Therapieangebote selbstverständlich an das Alter angepasst. Wenn du für dein Kind eine Physiotherapie verordnet bekommst, such dir bitte unbedingt eine*n Physiotherapeut*in, die bzw. der auf den kindlichen Beckenboden spezialisiert ist. Diese findest du über Google auf der Physiotherapeuten-Liste der SoMA e. V. Deutschland, bei der Arbeitsgemeinschaft für Gynäkologie, Geburtshilfe, Urologie und Proktologie (AG GGUP) oder auf Anfrage bei

Knopf im Bauch e.V. Solltest du keinen spezialisierten Therapeuten in deiner Nähe finden, euer Physiotherapeut vor Ort aber Interesse an der Thematik haben, gibt es immer wieder die Möglichkeit, die entsprechende Fortbildung für Physiotherapie bei Kindern mit urogenitalen und anorektalen Funktionsstörungen zu machen. Auch hierzu bekommst du Informationen bei den oben genannten Stellen.

## Das Biofeedback

Beim sogenannten Biofeedback handelt es sich um ein Verfahren, bei dem mit Hilfe eines Gerätes die Muskelaktivität in speziellen Körperregionen gemessen und sofort visuell dargestellt wird. Damit kann ein gezieltes Anspannen und Lockerlassen bestimmter Muskelgruppen wie z. B. des Beckenbodens trainiert werden. Biofeedback wird vor allem bei Kindern mit Harn- und Stuhlinkontinenz angewendet.

Wenn das Biofeedback im Rahmen des Beckenbodentrainings zum Einsatz kommt, wird meist mit Klebeelektroden gearbeitet. Diese werden in den Bereich zwischen Anus und Vagina bzw. Hodensack und auf die Bauchmuskulatur geklebt. Im Anschluss sollen die zu trainierenden Muskelgruppen gezielt an- und entspannt werden. Dabei geben die Elektroden sofort Rückmeldung über den Spannungszustand der Muskeln, welcher dann wiederum auf einem kleinen Bildschirm dargestellt wird. Für das spezielle Training des Schließmuskels gibt es zudem Elektroden, die rektal eingeführt werden müssen. Diese Anwendung kann jedoch bei jungen Kindern oder bei falscher Indikation zu einer Verstärkung der Problematik führen. Aus diesem Grund sollte diese nur bei Kindern verwendet werden, die damit auch einverstanden sind und mitmachen möchten.

Auch wenn einige Studien an Erwachsenen im Zusammenhang mit einer Beckenbodendyssynergie positive Effekte zeigen[166], gibt es derzeit keine Empfehlung zur Anwendung von Biofeedback zur Therapie einer chronischen Verstopfung bei Kindern[167]. Dieses Verfahren kommt vor allem bei Kindern mit schweren therapieresistenten urologischen Problemen wie z. B. Harninkontinenz und Blasenentleerungsstörungen im Rahmen von Studien zum Einsatz[168]. Aber auch bei Kindern mit angeborenen Fehlbildungen zeigt sich nach operativer Korrektur durch das Biofeedback eine gewisse Verbesserung der Inkontinenz[169, 170]. Hier ist jedoch noch nicht vollständig geklärt, welche Kinder davon profitieren und welche nicht. Da man möglicherweise belastende und unnötige Therapien vermeiden möchte, ist die Anwendung derzeit eher im Rahmen von Studien zu empfehlen.

## Die transkutane Tibialis-Nervenstimulation (TTNS)

Die TTNS ist eine schmerzfreie, leicht anwendbare und kostengünstige elektromedizinische Reizstromtherapie, die bei Harn- und Stuhlinkontinenz sowie bei chronischer Verstopfung eingesetzt wird. Neue Studien zur Behandlung von chronischer Verstopfung zeigen, dass diese sogenannte Neurostimulation vielversprechende Erfolge liefert[171] – vor allem bei Kindern, bei denen die anderen Bausteine der Therapie nicht ausreichen[172].

Für die Durchführung der TTNS soll es sich dein Kind im Liegen oder im Sitzen bequem machen und etwas zur Beschäftigung dabeihaben. Dann werden ihm 2 Elektroden an den Knöchel geklebt, die mit einem kleinen Gerät verbunden sind. Eine oberhalb des Sprunggelenks, eine darunter. So sollte dein Kind im Anschluss etwa 10–20 min liegen oder sitzen bleiben. In der Zwischenzeit leitet das Gerät Strom mit einer Stromstärke von 10–25 mA durch das Bein des Kindes bis hin zum Beckenboden, wo dieser zu einer pulsartigen Kontraktion der Beckenmuskulatur führt. Dies soll sich positiv auf die Stuhlentleerung auswirken, zu einer verbesserten Wahrnehmung im Rektum führen, die Muskulatur des Beckenbodens kräftigen und die Entleerungsreflexe verbessern. Gleichzeitig wird die Kolon-Transitzeit verkürzt und der Stuhl somit rascher durch den Darm transportiert.

Die TTNS wird meist über mehrere Monate durchgeführt. Wenn sich die Symptome deutlich verbessert haben, kann sie beendet werden. Sollten die Beschwerden nach der Beendigung der Therapie wieder zunehmen, kann sie wieder begonnen werden. Versuchsweise auch mit weniger häufigen Intervallen von z. B. 1–3-mal pro Woche.

Die Durchführung der TTNS

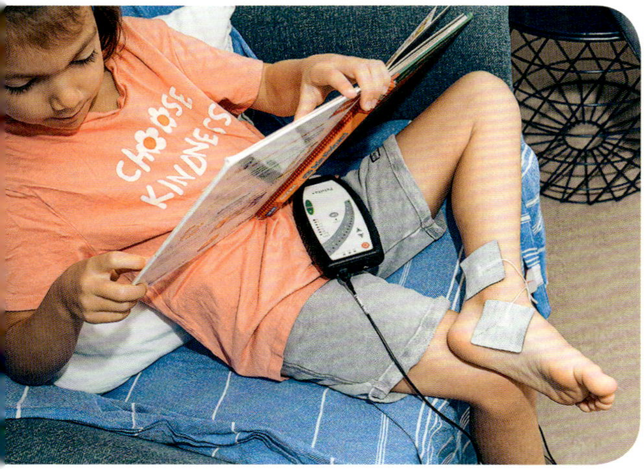


## Die Kontinenzschulung

Bei Kindern mit einer therapieresistenten Stuhlinkontinenz mit und ohne Verstopfung können sogenannte Schulungsprogramme für Harninkontinenz deutliche Erfolge erzielen[173]. Da Blasen- und Darmprobleme sehr häufig gemeinsam auftreten, enthalten die Programme für Kinder mit Harninkontinenz auch immer Module zur sogenannten Darmschulung. Inzwischen gibt es aber auch ein Schulungskonzept, das speziell für Kinder mit Obstipation bzw. Stuhlinkontinenz entwickelt wurde.

Die Kontinenzschulung, die mittlerweile ambulant, tagesstationär oder stationär an einigen deutschen Kliniken angeboten wird, besteht aus mehreren Sitzungen, in die auch die Eltern explizit mit eingebunden werden. Die einzelnen Einheiten sind strukturiert aufgebaut, kombinieren Elemente der Informationsvermittlung, Psychoedukation, Stressregulation und Relaxation mit verhaltenstherapeutischen und spieltherapeutischen Elementen. Sie können als Einzel- oder Gruppensitzung abgehalten werden. Zudem steht eine Vielzahl von kindgerechten Materialien zur Verfügung. Erste Erfahrungen zeigten bereits eine Verminderung der Obstipation bzw. der Stuhlinkontinenz sowie eine Verbesserung der psychischen Symptome[174].

## Die rektale Spülung (Irrigation)

Bei der sogenannten rektalen Spülung wird der Dickdarm mit einer gewissen Menge an Flüssigkeit gespült und somit von vorhandenem Stuhl befreit. Das kann bei Kindern mit einer sehr ausgeprägten Form der funktionellen Obstipation oder mit organischen Ursachen wie z. B. nach operativer Korrektur eines Morbus Hirschsprung bzw. einer an-

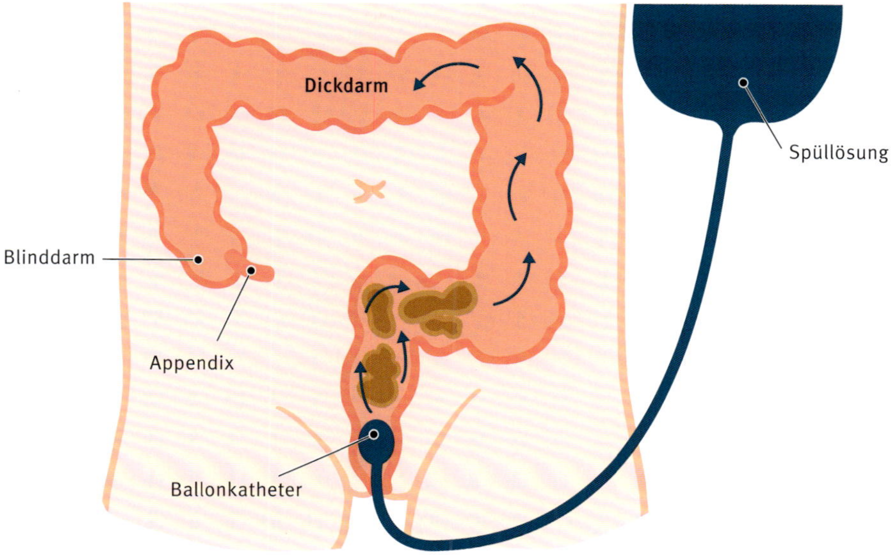


Diagramm einer rektalen Spülung

orektalen Malformation zum Einsatz kommen. Vor allem dann, wenn die bisherigen Therapieoptionen keine ausreichende tägliche Entleerung des Darms erzielen konnten und dein Kind trotzdem weiterhin Symptome hat.

Oftmals bestehen bei uns Eltern – und auch bei unseren Kindern – große Ängste und Sorgen bezüglich der rektalen Manipulation. Aus diesem Grund kann es sinnvoll sein, sich zu Beginn der Spültherapie psychologische Unterstützung zu holen. Im Laufe der Therapie zeigt sich dann aber oft schnell eine Verbesserung der Situation, was dazu führt, dass die Spülungen als deutlich weniger belastend empfunden werden, als wir das vielleicht zuerst erwartet hätten. Um eine Traumatisierung deines Kindes zu verhindern, ist aber auch hier wichtig, dass diese Therapie niemals unter Zwang durchgeführt wird. Zudem muss dein Kind unbedingt genau untersucht werden und eine Schulung durch medizinisches Fachpersonal erfolgen, bevor ihr mit dem Spülen beginnt.

**Was brauchen wir dafür alles?**
Um die Spülungen durchführen zu können, braucht ihr folgende Utensilien, die ihr alle in der Apotheke oder im Sanitätsfachhandel bekommt:

- Ballonkatheter aus Silikon 18–24 French (Silikon ist ein sehr weiches Material)
- Einlaufbeutel (ca. 1,5L Fassungsvermögen) mit Infusionsschlauch
- 20-ml-Spritzen, um den Ballonkatheter aufzublasen
- 60-ml-Spritzen, um die Irrigation anfangs auch ohne Beutel händisch durchführen zu können
- Kathetergel oder Vaseline
- Kochsalzlösung aus der Apotheke oder selbst hergestellt
- Glyzerin (10–30 ml pro Irrigation) oder Castile-Seife (9–27 ml pro Irrigation)

Alternativ dazu könnt ihr auch ein vorgefertigtes System wie z. B. Peristeen verwenden.

Die Kosten dafür werden meistens von der Krankenkasse übernommen.

**Und wie funktioniert das dann genau?**
Wichtig ist, dass du vor Beginn der Spülung alle Utensilien gut vorbereitest. Wenn das erledigt ist, sollte sich dein Kind in eine Position begeben, die es als angenehm empfindet und in der es eine gewisse Zeit verbleiben kann. Zum Beispiel kann es sich in Bauchlage auf ein zusammengerolltes Handtuch legen, sodass der Po etwas erhöht liegt. Das erleichtert das Einführen des Katheters deutlich. Nachdem du den Katheter großzügig mit Kathetergel oder Vaseline gleitfähig gemacht hast, kannst du diesen nun langsam und vorsichtig 10–15 cm weit in den Anus deines Kindes einführen. Wenn das geschafft ist, füllst du den Ballon mit Hilfe der zuvor angesteckten Spritze mit ca. 10 ml Luft. Im Anschluss ziehst du den Katheter vorsichtig zurück, bis du einen leichten Widerstand spürst. Dadurch erzeugst du einen dichten Verschluss des Darms, sodass der Katheter nicht herausrutscht und das Wasser nicht herausfließen kann. Anschließend kannst du die körperwarme Spülflüssigkeit in den Darm deines Kindes einfließen lassen. Da ein zu schnelles Einfließen der Flüssigkeit zu Bauchkrämpfen führen kann, solltest du erst langsam beginnen und die Geschwindigkeit dann vorsichtig steigern. Falls dein Kind Bauchschmerzen bekommen sollte, kannst du die Geschwindigkeit einfach wieder reduzieren.

### Tipp

Da die Kochsalzlösung für rektale Spülungen nicht steril sein muss, kannst du sie problemlos selbst herstellen. Dafür kannst du einfach 1 Liter körperwarmes Leitungswasser mit 9 mg Kochsalz mischen.

Bei den meisten Kindern reichen Flüssigkeitsmengen von etwa 200–500 ml. Sollte die Entleerung damit nicht vollständig sein, kann mehr Flüssigkeit oder die Zugabe von Zusätzen wie Glyzerin oder Castile-Seife notwendig werden. Diese Zusätze verstärken die Abgabe von Wasser aus dem Körper in den Darm, reizen die Darmschleimhaut und unterstützen die Entleerung somit zusätzlich. Wie viel Flüssigkeit ihr genau braucht und ob ihr Zusätze verwenden sollt, wird dein Arzt genau mit dir besprechen und individuell entscheiden.

Wenn die gesamte Flüssigkeitsmenge im Darm deines Kindes angekommen ist, sollte es noch etwa 10 min in der bisherigen Position bleiben, damit diese gut wirken kann. Im Anschluss kann es sich z. B. auf die Toilette setzen, wo der Katheter gelöst und vorsichtig entfernt werden kann. Danach sollte dein Kind so lange auf der Toilette sitzen bleiben, bis der Darm vollständig entleert ist. Meistens dauert das etwa 20–45 min. In dieser Zeit kann und soll sich dein Kind mit etwas Angenehmem beschäftigen. Ideen dazu findest du im Kapitel »Das Toilettentraining« (Seite 89). Wenn dein Kind noch zu klein ist, um auf der Toilette oder einem Töpfchen zu sitzen, kannst du ihm nach dem Entfernen des Katheters einfach wieder seine Windel anziehen.

Durch regelmäßiges Spülen kann der Dickdarm so gut und vollständig entleert werden, dass die Wahrscheinlichkeit einer Verstopfung minimiert und eine Stuhlinkontinenz für bis zu 2 Tage verhindert werden kann. Somit kann auch eine sogenannte soziale Kontinenz erreicht werden. Mehr dazu findest du im Kapitel »Die soziale Kontinenz« (Seite 103). Zudem führt es zu einer Rückbildung des erweiterten Darmabschnitts und hat einen positiven Einfluss auf die Peristaltik und den Entleerungsreflex.

Vor allem am Anfang kann es sein, dass die Entleerung des Darms noch nicht so gut klappt wie erhofft. Aus diesem Grund ist es wichtig, dass ihr zumindest eine gewisse Zeit dabeibleibt und die Spülungen regelmäßig durchführt, um eine Routine zu bekommen und mögliche Fehlerquellen zu identifizieren. Zudem solltest du vor allem am Anfang ein Protokoll führen, in dem du vermerkst, welche Menge an Spülflüssigkeit und Zusätzen du verwendet hast, wie viel Luft du in den Ballon geblasen hast, wie lange die Entleerung auf der Toilette gedauert hat, ob dein Kind sich dabei wohlgefühlt hat und ob es das Gefühl hatte, dass der Darm vollständig entleert ist. Falls notwendig, kannst du diese Informationen mit eurem Arzt besprechen und schauen, was eventuell noch optimiert werden sollte.

Bei jüngeren Kindern erfolgt die Anwendung durch die Eltern. Hier sind jedoch – wie bereits erwähnt – unbedingt das Einverständnis und die Mitarbeit deines Kindes notwendig. Später bzw. wenn dein Kind bereits etwas älter ist, kann es die Spülung auch selbstständig auf der Toilette durchführen. Es entscheidet dadurch selbst, wann und wo es seinen Darm entleeren möchte, und kann somit wieder unbeschwerter und uneingeschränkter am Alltag teilnehmen. Außer bei Kindern, die unter einer organisch bedingten Inkontinenz leiden, kann die Spültherapie nach einer gewissen Zeit wieder beendet werden. Die Sorge mancher Eltern, dass ihr Kind aufgrund der Spülungen nicht irgendwann von selbst auf die Toilette gehen kann, ist also zum Glück unbegründet.

### Die soziale Kontinenz

Unter der sogenannten sozialen Kontinenz versteht man das Kontinent-Sein deines Kindes außerhalb von zu Hause – also im sozialen Umfeld wie z. B. der Schule. Dadurch sollen negative Reaktionen von Mitmenschen (z. B. Hänseleien, Mobbing und Ausgrenzung) verhindert und die psychische Gesundheit deines Kindes geschützt werden. Diese soziale Kontinenz sollte jedoch nur dann angestrebt werden, wenn das Erreichen einer vollständigen Kontinenz nicht gelingt. Dafür kommen folgende Therapie-Optionen in Frage:

- $CO_2$-Zäpfchen
- rektale Spülungen
- Spülstoma

Bevor eine soziale Kontinenz angestrebt wird, müssen organische Ursachen sicher ausgeschlossen und alle anderen Therapieoptionen ausgeschöpft sein. Erst dann sollte eine Therapie zur Erreichung einer sozialen Kontinenz begonnen werden, um einen windel- und sorgenfreien (Schul-)Alltag zu gewährleisten.

## Die chirurgischen Therapieoptionen

Die chirurgischen Therapieoptionen umfassen folgende Optionen:

- Botox-Injektion in den inneren Schließmuskel
- Spülstoma
- künstlicher Darmausgang (Stoma)
- Darmresektion

Diese kommen jedoch bei der funktionellen Obstipation ohne organische Ursache nur in seltenen Fällen zur Anwendung. Trotzdem möchten wir dir hier einen kleinen Überblick über die gängigsten Möglichkeiten geben.

## Die Botox-Injektion

Botulinumtoxin A – besser bekannt unter seinem Handelsnamen »Botox« – ist ein sogenanntes Nervengift, das aus dem Bakterium Clostridium botulinum gewonnen wird. Wenn dieses Nervengift in Muskelgewebe injiziert (gespritzt) wird, führt es zu einer Muskellähmung, die ca. 3–6 Monate anhält. Diese Muskellähmung kann sofort nach der Injektion einsetzen, oder aber auch erst bis zu 2 Wochen später.

Bei Kindern, bei denen eine erhöhte oder dauerhafte Anspannung der Schließmuskulatur zu Stuhlabsatzproblemen führt, kann die gezielte Injektion von Botox zu einer Lockerung dieser Muskulatur und somit zu einer Verbesserung der Beschwerden führen. So können z. B. Kinder nach der Korrektur eines MH oder mit einer Sphinkterachalasie sehr von dieser Therapieoption profitieren. Aber auch bei Kindern mit einer ausgeprägten funktionellen Obstipation und starken Rückhaltemanövern wird sie manchmal eingesetzt.

Da die Injektion von Botox in den Schließmuskel unangenehm und schmerzhaft ist, müssen Kinder für diesen Eingriff immer in Narkose gelegt werden. Wenn das Kind schläft, wird sein Anus so weit aufgehalten, dass die Region, in die das Nervengift injiziert werden soll, gut einsehbar ist. Die gesamte benötigte Menge Botox wird mit mehreren zirkulären Einstichen gezielt in alle Bereiche des inneren Schließmuskels injiziert und verbreitet in den nächsten Tagen seine Wirkung. Nach dem Eingriff hat das Kind wenig bis keine Schmerzen, sodass es in den meisten Fällen am selben Tag wieder nach Hause gehen kann. Der 1. Stuhl, der nach der Injektion abgesetzt wird, kann etwas blutig sein. Das sollte aber spätestens am Folgetag nicht mehr der Fall sein.

Wenn das Nervengift wirkt und die Schließmuskulatur dadurch geschwächt ist, kann das bei Kindern mit einer ausgeprägten chronischen Verstopfung und einer Sphinkterachalasie eine deutliche Besserung der Beschwerden bewirken. Die Wirkung kann Wochen bis mehrere Monate anhalten und lässt dann wieder nach, sodass in manchen Fällen mehrere Behandlungen notwendig werden, damit eine dauerhafte Verbesserung eintritt. Als Nebenwirkung kann bei manchen Kindern jedoch eine vorübergehende Inkontinenz auftreten. Diese lässt aber gleichzeitig mit der Wirkung nach wenigen Wochen bis Monaten wieder nach.

## Das Spülstoma

Als Alternative zur rektalen Spülung besteht die Möglichkeit, ein sogenanntes Spülstoma anzulegen. Dafür wird der Bauchnabel in einer kleinen Operation z. B. mit dem Wurmfortsatz des Blinddarmes verbunden. Dadurch entsteht ein kleines Loch am Rand des Bauchnabels, wodurch ein kleiner, dünner Katheter direkt in den Wurmfortsatz eingeführt und der Darm antegrad – also von oben – über den Nabel gespült werden kann. Dadurch können die Kinder – analog zur rektalen Spülung – eine soziale Kontinenz erreichen und tagsüber sauber sein.

Dieses Spülstoma wird in erster Linie bei Kindern mit organischen Grunderkrankungen wie z. B. Spina bifida, anorektalen bzw. urologischen Fehlbildungen, Rückenmarksverletzungen oder einer Meningomyelozele (MMC) angelegt. Bei Kindern mit einer massiv ausgeprägten chronischen Verstopfung kann ein Spülstoma auch in Kombination mit einer (Teil-)Entfernung des Dickdarms zum Einsatz kommen[175].

Die Durchführung der Spülungen selbst funktioniert ähnlich wie bei der rektalen Spülung. Mehr Informationen zum Spülen findest du im Kapitel »Die rektale Spülung« (Seite 100).

### Der künstliche Darmausgang

Unter einem künstlichen Darmausgang – auch Stoma, Enterostoma oder Anus praeter genannt – versteht man eine operativ geschaffene Verbindung des Darmes mit der Bauchdecke. Über diese Verbindung kann der Darminhalt ausgeleitet werden, wenn die Ausscheidung auf natürlichem Wege nicht möglich ist. Dieses ist bei manchen Kindern mit Morbus Hirschsprung oder anorektalen Fehlbildungen für eine gewisse Zeit notwendig, um die Zeit bis zur operativen Korrektur der Fehlbildung zu überbrücken.

Für die Anlage eines Stomas wird der Darm des Kindes in einer Operation an einer bestimmten Stelle durchtrennt und entweder eines oder beide Enden separat in die Haut eingenäht. Somit entsteht am Bauch des Kindes eine Darmöffnung, über die der Stuhl aus dem Körper ausgeleitet und in einem Beutel aufgefangen wird.

Bei den allermeisten Kindern ist dieses Stoma nur für wenige Wochen bzw. Monate notwendig und kann nach der Korrektur des MH oder der ARM wieder verschlossen werden. In diesem Fall wird es auch als temporäres Stoma bezeichnet. Das permanente Stoma als lebenslange Endlösung ist nur bei wenigen Kindern mit sehr komplexen Fehlbildungen notwendig.

### Darmresektionen

Bei der Darmresektion wird ein Teil des Darms operativ entfernt. Diese Therapieoption kommt jedoch erst nach dem Ausschöpfen aller anderen Möglichkeiten und somit als allerletzte Option infrage. Möglich ist dies beispielsweise bei Kindern mit einer sehr ausgeprägten funktionellen Obstipation, die auch mit allen konservativen Therapieoptionen nicht in den Griff zu bekommen ist, und bei denen zusätzlich ein massiver Leidensdruck besteht. Hier werden in einer Operation die Darmabschnitte entfernt, bei denen mithilfe der vorangegangenen Diagnostik keine Bewegungsmuster nachgewiesen werden konnten. Typischerweise ist das das Sigma. In manchen Fällen wird zeitgleich auch ein Spülstoma angelegt. Da diese Therapie nur in ganz wenigen Fällen angewandt wird, gehen wir hier nicht im Detail darauf ein.

## Die unwirksamen Therapieoptionen

Kinder sind keine kleinen Erwachsenen und können auch nicht so therapiert werden. Wissenschaftliche Studien haben gezeigt, dass einige Medikamente bzw. Maßnahmen, die bei Erwachsenen teilweise üblich sind, bei der Behandlung der funktionellen Obstipation bei Kindern nicht wirksam sind. Aus diesem Grund sollten diese auch nicht zum Einsatz kommen. Dazu zählen[176]:

- Prä- und Probiotika[177]
- komplementärmedizinische Maßnahmen und Substanzen[178]

Wissenschaftler haben im Jahr 2017 die bis dahin vorliegenden Studien zur Verwendung von Probiotika bei der Behandlung von funktioneller Obstipation bei Kindern ausgewertet und sind zum Ergebnis gekommen, dass diese dafür nicht eingesetzt werden sollen[179]. Auch spätere Studien belegen, dass Prä- und Probiotika keinen nachweislichen Effekt auf eine funktionelle Obstipation haben.

# Die Therapie der weiteren Erkrankungen

Hier geben wir dir einen Überblick darüber, wie die organischen Ursachen einer chronischen Obstipation und die nicht-retentive Stuhlinkontinenz bei Kindern behandelt werden.

Die Reihenfolge der Erkrankungen entspricht nicht der Häufigkeit, mit der sie vorkommen.

## Die Therapie der Stuhlinkontinenz ohne Verstopfung

Die Therapie der nicht-retentiven Stuhlinkontinenz besteht aus sogenannten verhaltenstherapeutischen Behandlungselementen. Dazu gehören in erster Linie Aufklärung, Toilettentraining und positive Verstärkung. Eine medikamentöse Therapie mit Stuhlweichmachern oder stimulativen Laxanzien kann zu einer Verschlechterung der Symptomatik führen, weshalb sie nicht eingesetzt werden sollen[180]. Zudem kann eine spezielle Kontinenzschulung durch sogenannte Urotherapeut*innen sinnvoll sein[181]. Mehr darüber findest du im Kapitel »Die Kontinenzschulung« auf Seite 100.

### Die Aufklärung und die Demystifizierung

Auch im Bereich der Stuhlinkontinenz ohne Verstopfung halten sich Mythen und Fehlinformationen hartnäckig. Und auch hier ist es wichtig, dass du gemeinsam mit deinem Kind gut aufgeklärt wirst und ihr versteht, worum es bei seiner Erkrankung geht. Dabei sollte euch erklärt werden, wie die Stuhlinkontinenz ohne Verstopfung zustande kommt, wie sie aufrechterhalten wird und welche Behandlungsmöglichkeiten es gibt. Falls bei deinem Kind zusätzliche psychische Symptome oder Erkrankungen vorliegen, solltest du auch dazu beraten und diese – wenn notwendig – behandelt werden.

### Das Toilettentraining

Das Wichtigste, das ihr zu Hause machen könnt, ist ein regelmäßiges Toilettentraining. Dieses gehört bei jeder Form der Stuhlinkontinenz zur Basistherapie. Dafür soll dein Kind 3-mal täglich nach den Hauptmahlzeiten für 5 bis 10 min zur Toilette gehen und versuchen, Stuhl abzusetzen. Wie ihr das am besten angehen könnt, haben wir im Kapitel »Das Toilettentraining« (Seite 89) für dich zusammengefasst. Das Ziel ist dabei nicht unbedingt, dass dein Kind jedes Mal Harn oder Stuhl absetzt, sondern dass sich sein Stuhlverhalten normalisiert. Falls es notwendig sein sollte, kannst du die Mitarbeit deines Kindes dabei mit kleinen Belohnungen positiv verstärken. Bei Kindern mit zusätzlichen psychischen Komorbiditäten wie z. B. ADHS oder einer Störung des Sozialverhaltens kann es oft sehr schwierig sein, ihre Motivation und die Bereitschaft, beim Toilettentraining mitzumachen, über eine längere Zeit aufrechtzuerhalten. In solchen Fällen scheint die positive Verstärkung eine besondere Rolle zu spielen. Wichtig ist aber jedenfalls, dass du wirklich die Mitarbeit beim Toilettentraining belohnst und auf keinen Fall das Ausbleiben von Stuhlinkontinenz. Das könnte nämlich dazu führen, dass dein Kind versucht, die Stuhlinkontinenz zu verhindern, indem es seinen äußeren Schließmuskel massiv anspannt und versucht, zurückzuhalten. Und wie du dir mittlerweile bestimmt vorstellen kannst, kann daraus in weiterer Folge wiederum eine Obstipation entstehen.

### Die Dokumentation

Der Verlauf des Toilettentrainings soll in einem Stuhlprotokoll vermerkt werden. Dieses hilft dir und deinem Arzt, einen Überblick über die aktuelle Situation und den Erfolg der Therapie zu bekommen. Mehr Informationen zu diesem Thema haben wir im Kapitel »Die Dokumentation« (Seite 95) für dich zusammengefasst. Das ausgefüllte Stuhlprotokoll solltest du zu jedem Arzttermin mitnehmen.

Falls die Stuhlinkontinenz deines Kindes trotz guter Aufklärung und konsequent durchgeführtem Toilettentraining nicht in den Griff zu bekommen ist – also eine sogenannte Therapieresistenz vorliegt –, muss unbedingt nach der Ursache dafür gesucht werden. In diesem Fall ist es oft notwendig, eine erneute Diagnostik zu durchlaufen. Zudem müssen mögliche gleichzeitige bestehende Erkrankungen und Störungen behandelt werden.

## Die Therapie der Kuhmilchproteinallergie

Aus heutiger Sicht ist die Einhaltung einer kuhmilchproteinfreien Eliminationsdiät die einzige Möglichkeit, eine KMPA zu behandeln. Nach der gesicherten Diagnose sollen also sowohl stillende Mütter als auch betroffene Kinder weiterhin auf die Zufuhr von allergenen Stoffen verzichten und eine Diätnahrung erhalten, die den Kindern ein normales Wachstum ermöglicht. Um dabei bei stillenden Müttern eine adäquate Nährstoffzufuhr zu gewährleisten, sollen diese eine qualifizierte Ernährungsberatung und eine Kalzium- und Vitamin-D-Substitution erhalten.

Nicht gestillte Säuglinge bis zum vollendeten 12. Lebensmonat sollen anstelle von herkömmlichem Muttermilchersatz weiterhin spezielle, therapeutische Formulanahrung in Form von extensiv hydrolysierter Formulanahrung (eHF) oder Aminosäuren-basierter Spezialnahrungen (AAF) erhalten[182]. Die Gabe von Muttermilchersatzprodukten auf der Basis von Soja wird nicht generell empfohlen, da sowohl Mineralstoffe als auch Spurenelemente schlecht resorbiert werden können[183, 184]. Zusätzlich besteht bei Kindern mit KMPA ein leicht erhöhtes Risiko für eine Sojaallergie. Aus diesen Gründen sollte vor allem im 1. Lebenshalbjahr auf den Einsatz von Sojaprodukten verzichtet werden und erst gegen Ende des 1. Lebensjahres bzw. im Kleinkindalter als geschmacklich bessere Alternative zu eHF oder AAF überlegt werden.

Bei Kindern, die die Eliminationsdiät über ihr 1. Lebensjahr hinaus beibehalten sollen, muss individuell beurteilt werden, ob dadurch eine altersgerechte Nährstoffversorgung – vor allem mit Kalzium – gewährleistet werden kann. Eine zusätzliche Betreuung durch eine fachlich versierte und erfahrene Ernährungsfachkraft für Kinder ist hier dringend zu empfehlen.

### Die Neubewertung der Situation

Die Prognose der KMPA im Säuglings- bzw. Kleinkindalter ist gut. Etwa 75 % der betroffenen Kinder können im Alter von 2 Jahren wieder problemlos Kuhmilchproteine (KMP) zu sich nehmen, bis zum Schulalter sind es bereits 90 %[185]. Um eine unnötig lange Diät zu vermeiden, sollte – abhängig von den Symptomen – etwa 6–18 Monate nach Diagnosestellung eine erneute Provokation mit KMP durchgeführt werden. Wie beim Provokationstest zur Diagnosestellung wird auch hier wieder unter ärztlich kontrollierten Bedingungen Kuhmilchprotein verzehrt. Sollte diese Re-Provokation positiv ausfallen und die früheren Symptome wieder auftreten, muss die Diät um weitere 12 Monate beibehalten werden. Bleiben die Beschwerden trotz Provokation aus, können KMP wieder dauerhaft in die Ernährung der stillenden Mutter bzw. des Kindes eingeführt werden.

## Die Therapie der Zöliakie

Aus heutiger Sicht ist eine fehlerfrei durchgeführte glutenfreie Diät (GFD) die einzige Möglichkeit für Betroffene, beschwerdefrei zu leben und das Risiko für Folgeerkrankungen zu senken. Aus diesem Grund sollen Kinder und Jugendliche mit gesicherter Zöliakie – unabhängig davon, ob sie Symptome zeigen oder nicht – mit einer GFD auf Basis einer ausgewogenen Mischkost behandelt werden[186]. Dafür ist es notwendig, konsequent und lebenslang auf alle glutenhaltigen Getreidesorten (z. B. Weizen, Roggen, Gerste, Dinkel, Grünkern und Urkorn) und die daraus hergestellten Erzeugnisse zu verzichten. Laut aktueller Zöliakie-Leitlinie ist das Ziel, dass Erwachsene weniger als 10 mg Gluten

### Die harten Fakten

Die bisher einzige wirksame Therapieoption für Kinder mit Zöliakie ist das Einhalten einer streng glutenfreien Ernährung. Ein Team aus Forschern hat jedoch vor kurzem erstmals einen Wirkstoff zur medikamentösen Behandlung der Zöliakie entwickelt: den sogenannten Transglutaminase-Hemmer ZED1227. In ersten Studien konnte gezeigt werden, dass dieser eine stark schützende Wirkung auf die Dünndarmschleimhaut hat und damit die glutenbedingte Entzündung und den Zottenschwund verhindert. Darüber hinaus verbesserten sich die Zöliakie-typischen Symptome und die Lebensqualität der Probanden. Somit ist ZED1227 der erste Wirkstoff, für den eine klinische Wirksamkeit belegt werden konnte[188].

pro Tag zu sich nehmen – das entspricht in etwa 10 Brotkrümeln bzw. einem Drittel eines Brotcroutons. Für Kinder und Jugendliche gibt es bisher keine evidenzbasierten Grenzwerte.

Halten sich betroffene Kinder konsequent an diese Diät, bilden sich die Zöliakie-Symptome fast immer vollkommen zurück. Sobald sie wieder Gluten zu sich nehmen, treten die Beschwerden jedoch erneut auf.

Um sicherzustellen, dass die GFD tatsächlich lückenlos und fehlerfrei eingehalten wird, sollte eine Ernährungsberatung bei einer dafür qualifizierten Ernährungstherapeut*in in Anspruch genommen werden. Das können z. B. Diätassistent*innen, entsprechend qualifizierte Ernährungswissenschaftler*innen, Ökotropholog*innen oder Abgänger*innen vergleichbarer Studiengänge sein. Bei Bedarf sollte diese individuelle Ernährungsberatung 1- bis 2-mal pro Jahr wiederholt werden. Das gewährleistet, dass die Ernährung immer wieder auf eventuell versteckte Fehlerquellen überprüft und gegebenenfalls optimiert werden kann[187].

## Die Therapie der Beckenbodendyssynergie

Im Allgemeinen wird davon ausgegangen, dass Rückhaltemanöver bei manchen Kindern zu einer Beckenbodendyssynergie führen. Diese Dyssynergie der Beckenbodenmuskulatur spielt dann wiederum eine wesentliche Rolle bei der Entstehung und Erhaltung der funktionellen Obstipation. Aus diesem Grund unterscheidet sich die Therapie der Beckenbodendyssynergie nicht wesentlich von der einer funktionellen Obstipation. Sollten die Bausteine der Standard-Therapie, die für einen regelmäßigen, vollständigen und schmerzfreien Stuhlabsatz sorgen, nicht ausreichen, um die Beckenbodendyssynergie in den Griff zu bekommen, können folgende weitere Therapieoptionen zum Einsatz kommen:

- Physiotherapie
- transkutane Tibialis-Nervenstimulation
- Botox-Injektion in den inneren Schließmuskel

Durch eine begleitende Beckenboden-Physiotherapie[189] oder eine transkutane Tibialis-Nervenstimulation[190] können das Zusammenspiel zwischen der Muskulatur und dem Entleerungsreflex oft deutlich verbessert werden. Bei manchen Kindern ist die Injektion von Botox in den Schließmuskel sinnvoll[192], da dieser dadurch nicht mehr so massiv angespannt werden kann und es dadurch zu einer Verbesserung der Symptomatik kommen kann. Im Gegenzug dazu zeigen Studien, dass Biofeedback bei Kindern mit Beckenbodendyssynergie im Vergleich zu Erwachsenen keine deutliche Verbesserung bringt. Daher wird diese aktuell nicht zur Therapie empfohlen[191].

## Die Therapie des Morbus Hirschsprung

Wenn die Diagnose des Morbus Hirschsprung durch eine Biopsie der Rektumschleimhaut bestätigt und die Länge des betroffenen Darmabschnitts durch ein Kolon-Kontrast-Röntgen bestimmt wurde, erfolgt nun prinzipiell die chirurgische Entfernung des erkrankten Darmabschnitts.

Die Entscheidung darüber, ob dieser Teil direkt entfernt wird oder ob als erster Schritt ein künstlicher Darmausgang angelegt werden muss, ist bei jedem Kind individuell und durch das betreuende Team der Kinderchirurgie zu entscheiden. In vielen Fällen lässt sich ein Stoma durch rektale Spülungen, die eine ausreichende Entleerung des Darms sicherstellen, verhindern.

Für die Entfernung des erkrankten Darmabschnitts gibt es verschiedene Möglichkeiten. Die Methode der Wahl ist aus heutiger Sicht die sogenannte transanal-endorektale Durchzugsoperation. Dabei wird der Anus des Kindes in Narkose vorsichtig gespreizt, der Darm etwa 1 cm oberhalb der sogenannten Linea dentata durchtrennt und der erkrankte Teil des Darms durch den Anus entfernt. Das muss in manchen Fällen – je nach Länge des betroffenen Darmabschnitts – durch eine Laparoskopie (Bauchspiegelung) oder eine Laparotomie (Bauchschnitt) unterstützt werden. Ob hier nun gleich die komplette Darmwand durchtrennt wird (Swensen-Technik) oder bei einem kurzen Abschnitt zuerst nur die Schleimhaut und dann erst die komplette Darmwand (Yancey-Soave) oder ob ein sogenannter retrorektaler Durchzug (Duhamel) gemacht wird, hängt in erster Linie von den Erfahrungen und der Vorliebe des Operateurs ab. Jede dieser Methoden hat Vor- und Nachteile, die im Vorfeld immer mit dir bzw. mit euch als Eltern besprochen werden sollten[193].

In vielen Fällen haben die betroffenen Kinder auch nach der Entfernung des betroffenen Darmabschnittes noch eine Zeit lang Probleme mit Verstopfung bzw. Stuhlinkontinenz. Aus diesem Grund ist auch nach der Korrekturoperation eine langfristige Nachsorge durch die betreuenden Kinderchirurgen notwendig.

## Die Therapie der anorektalen Malformation

Die Therapie einer anorektalen Malformation besteht immer in einer bzw. mehreren Operationen. Weil eine operative Korrektur einer anorektalen Malformation erst nach genauer Diagnostik möglich und sinnvoll ist, die betroffenen Kinder aber oft schnell Hilfe brauchen, wird im ersten Schritt meist ein sogenanntes Stoma angelegt. Wie das geht, kannst du im Kapitel »Der künstliche Darmausgang« (Seite 105) nachlesen. Dieser Schritt verschafft deinem Kind Zeit, kräftiger zu werden, sich zu entwickeln und gut zu gedeihen. Sobald das Stoma eingeheilt ist, kann die Diagnostik erfolgen, die notwendig ist, um herauszufinden, welche Form der Fehlbildung bei deinem Kind genau vorliegt. Hierzu wird eine Kontrastmitteldarstellung des unteren Darmabschnitts durchgeführt. Das ermöglicht im Anschluss die Planung der operativen Korrektur.

Für die Operation wird dein Kind in Narkose meist in Bauchlage positioniert. Danach wird mit Hilfe von Elektrostimulation das Zentrum der Schließmuskulatur gesucht. Wenn dieses identifiziert wurde, wird eine sogenannte Posterior-sagittale-Anrektoplastik (PSARP) durchgeführt[194]. Dabei wird die Beckenbodenmuskulatur in der Mitte gespalten und aufgeklappt, das Rektum vollständig gelöst und die Verbindung zum Urogenitaltrakt verschlossen. Zum Schluss wird das Rektum mit dem Anus in die Mitte der Muskulatur gelegt und vernäht. Das Ziel der Operation ist es, den neuen Anus deines Kindes an die Stelle des Beckenbodens zu verlagern, an dem der größte Anteil der Schließmuskulatur liegt. Zudem soll dieser direkt im Zentrum der Schließmuskulatur positioniert werden, damit dein Kind später die größte Chance auf eine gute Stuhlkontinenz hat. Wenn auch diese Operation gut überstanden und die Wunden verheilt sind, wird nach etwa 2–3 Monaten in einer 3. Operation das zuvor angelegte Stoma verschlossen.

Da es viele verschiedene Formen und Ausprägungen der ARM gibt, ist auch das zu erwartende Ergebnis der operativen Korrektur sehr unterschiedlich. Besonders komplexe Formen gehen oft mit einer verminderten Beckenbodenmuskulatur und einer Veränderung des Steißbeins einher, was zu einer eher schlechten Kontinenz führen kann. Andererseits sind korrekt korrigierte, leichtere Formen mit einer sehr guten Kontinenz vergesellschaftet. Bei vielen Kindern ist jedoch vor allem in den ersten Lebensjahren eine begleitende Obstipations-Therapie notwendig. Zudem soll dein Kind unbedingt regelmäßig durch seinen behandelnden Kinderchirurgen untersucht werden, damit postoperative Komplikationen erkannt und kompetent behandelt werden können.

## Die Therapie der Motilitätsstörungen

Da die Motilitätsstörung extrem selten vorkommt, gibt es dafür bisher leider keine spezifischen therapeutischen Empfehlungen für Kinder und Jugendliche[195]. Die Behandlung richtet sich somit primär nach der Ursache und der Symptomatik. Dadurch besteht sie meistens aus einer Kombination aus Stuhlweichmachern und einem intensiven Toilettentraining. Sollte das nicht ausreichen, können im Einzelfall auch stimulative Laxanzien, rektale Spülungen oder antegrade Spülungen über ein sogenanntes Spülstoma versucht werden. Auch eine begleitende Therapie mittels transkutaner Tibialis-Nervenstimulation kann eingesetzt werden. Bei sehr schweren Fällen kann auch eine sakrale Neurostimulation in Frage kommen[196, 197].

## Die Therapie des Sigma elongatum

Da es keine spezifische Therapie für ein Sigma elongatum gibt, wird hier in erster Linie die Verstopfung behandelt. Dafür kommen alle Therapieoptionen zum Einsatz, die notwendig sind, um eine regelmäßige, vollständige und schmerzfreie Entleerung des Darms zu gewährleisten. Bei manchen Kindern reicht dafür die Standard-Therapie mit Stuhlweichmachern und Toilettentraining. Andere Kinder brauchen zusätzlich weitere Therapieoptionen. Ohne es bisher mit Sicherheit sagen zu können, ist vermutlich davon auszugehen, dass Kinder mit einem verlängerten Sigma auch im Erwachsenenalter weiterhin Probleme mit Verstopfung haben werden. Diese muss vermutlich auch dann noch mit konservativen Maßnahmen wie einer gesunden Ernährung und einer unterstützenden abführenden Therapie behandelt werden[198].

# Die Wirkstoffe und ihre Mechanismen

In diesem Kapitel erfährst du alles Wissenswerte über die Wirkstoffe, die in der Therapie einer chronischen Verstopfung bei Kindern zum Einsatz kommen.

Warum sprechen wir von Wirkstoffen und nicht von Medikamenten bzw. Präparaten? Worin besteht eigentlich der Unterschied?

Jedes Medikament – auch Präparat, Arzneimittel – hat einen bestimmten Handelsnamen (z. B. Movicol® junior aromafrei) und enthält einen oder mehrere Wirkstoffe – im Fall von Movicol® junior aromafrei ist das Macrogol 3350. Der Wirkstoff ist für die Wirkung des Medikaments verantwortlich. Meistens gibt es mehrere Medikamente von unterschiedlichen Herstellern, die denselben Wirkstoff enthalten – teilweise aber mit unterschiedlicher Dosierung. Da nicht jeder alle Medikamente inklusive deren Wirkstoffen kennt, ist es – auch für uns – einfacher, direkt über Wirkstoffe zu sprechen anstatt über Medikamente. Welchen Wirkstoff das Medikament enthält, das dein Kind bekommt, steht auf der Verpackung und im Beipackzettel.

## Macrogol

Macrogol – auch Polyethylenglykol (PEG) genannt – ist ein künstlich hergestellter Stuhlweichmacher, der allein oder in Kombination mit Elektrolyten in zahlreichen abführenden Medikamenten für Kinder enthalten ist. Für diesen Zweck wird Macrogol 3350 oder Macrogol 4000 eingesetzt. Beide sind dabei gleichwertig, wirken also gleich gut.

Macrogol besteht aus sehr großen Molekülverbindungen, die die Eigenschaft besitzen, Wassermoleküle aus dem Nahrungsbrei anzuziehen, zu binden und dadurch den Wassergehalt des Stuhls zu erhöhen. Der Stuhl wird dadurch automatisch weicher und voluminöser. Das führt wiederum dazu, dass die Peristaltik angeregt wird und Macrogol abführend wirkt. Abhängig davon, wie hoch es dosiert wird, kann Macrogol so auch alten, bereits verhärteten Stuhl auflösen und schmerzfrei ausscheidbar machen. Aufgrund seiner großen Moleküle ist Macrogol nicht in der Lage, die Darmwand zu passieren und in die Blutbahn zu gelangen. Zudem wird es von den Darmbakterien nicht verändert. Es wirkt also rein physikalisch. Somit kann kein Gewöhnungseffekt auftreten und Macrogol kann problemlos auch über einen längeren Zeitraum eingenommen werden. Aufgrund seiner guten Wirkung und der geringen Nebenwirkungen ist es mittlerweile das Mittel der ersten Wahl bei der Therapie der akuten und auch der chronischen Obstipation bei Kindern. Es ist bereits ab einem Alter von 6 Monaten zugelassen und wird von deutschen und internationalen Behandlungs-Leitlinien empfohlen[199].

Macrogol wird als Pulver oder in flüssiger Form, mit verschiedenen Geschmacksrichtungen oder ohne Aromen angeboten. Manche Präparate enthalten zusätzlich Elektrolyte, andere nicht. Die Akzeptanz von Macrogol-Präparaten ohne Elektrolyte ist bei Kindern meist deutlich besser als die von Präparaten mit Elektrolyten[200, 201]. Für Kinder, die sehr sensible Geschmacksknospen besitzen und die handelsüblichen Präparate nicht oder nur sehr ungern akzeptieren, gibt es die Möglichkeit, Macrogol 4000 als Reinsubstanz zu verwenden. Diese ist geschmacklos und kann entweder mit Rezept als »Individualrezeptur« oder auch rezeptfrei über die Apotheke bezogen werden[202]. Mehr dazu findest du im Kapitel »Tipps und Tricks zur Selbsthilfe« auf Seite 130.

## Lactulose

Lactulose ist ein synthetischer Zucker, bestehend aus Galaktose und Fruktose. Sie gehört – wie auch Macrogol – zu den osmotischen Laxanzien (Stuhlweichmachern), die

### Die harten Fakten

Macrogol ist ein wasserlösliches, nichttoxisches Polymer, das je nach Kettenlänge und dem daraus resultierenden Molekulargewicht in flüssiger oder fester Form vorliegt. Aus dem Molekulargewicht ergeben sich auch seine jeweiligen Eigenschaften, und daraus resultiert wiederum sein jeweiliges Einsatzgebiet in der Lebensmittel-, Kosmetik- oder Pharmaindustrie bzw. als Wirkstoff in der Medizin. Welches Molekulargewicht ein Macrogol besitzt, erkennst du an der nachstehenden Kennzahl. So liegen kurzkettige Macrogole wie z. B. Macrogol 400 bei Raumtemperatur als klare, farblose Flüssigkeiten vor, die unter anderem zur Herstellung diverser Tropfen oder Gelatinekapseln verwendet werden. Ab einer Molekülmasse von 1000 handelt es sich um feste Substanzen – wie z. B. Macrogol 4000. Dieses liegt als weißer Feststoff vor, der als Wirkstoff in Medikamenten eingesetzt wird. Zudem sind flüssige Macrogole hygroskopisch. Das bedeutet, dass sie Feuchtigkeit aus der Luft binden und damit reagieren können. Diese Fähigkeit nimmt mit steigendem Molekulargewicht ab, sodass Macrogol 1500 schon nicht mehr hygroskopisch aktiv ist[203]. Wenn du also irgendwo Informationen über Macrogol liest, ist es essenziell zu wissen, von welchem Macrogol die Rede ist. Wir sprechen in diesem Buch ausschließlich von Macrogol 3350 bzw. 4000.

zur oralen Therapie von Verstopfung bei Kindern eingesetzt werden können. Lactulose schmeckt sehr süß, und obwohl sie bei Kindern häufig verschrieben wird, zeigt sie sich in Studien deutlich weniger wirksam als Macrogol. Lactulose wird somit nur als Mittel der 2. Wahl empfohlen, wenn Macrogol nicht verfügbar ist[204].

Lactulose kann im Vergleich zu Lactose (Milchzucker) vom Körper nicht verwertet werden. Sie gelangt unverdaut in den Dickdarm, wo sie von den dort ansässigen Darmbakterien zu Säuren (Milchsäure, Essigsäure und kurzkettige Fettsäuren), Wasserstoff und Methan abgebaut bzw. vergoren wird. Durch die entstandenen Säuren wird die Peristaltik angeregt. Zusätzlich bindet Lactulose Wasser im Darm, wodurch der Darminhalt aufweicht und sein Volumen zunimmt. Das wiederum regt indirekt die Darmbewegung an und verstärkt die abführende Wirkung von Lactulose. Die Wirksamkeit ist im Vergleich zu Macrogol jedoch deutlich schlechter, insbesondere auf die Schmerzen beim Stuhlabsatz[205].

## Milchzucker

Milchzucker (Lactose) ist der Zucker, der natürlicherweise in Milch und somit auch in Milchprodukten enthalten ist. Er besteht aus Galaktose und Glukose und ist als Inhaltsstoff von Muttermilch die Hauptenergiequelle für Säuglinge. Anders als im Fall der künstlich hergestellten Lactulose ist der Körper unserer Kinder in der Lage, diesen über die Darmschleimhaut aufzunehmen und abzubauen. Milchzucker wurde früher zur Behandlung von Verstopfung eingesetzt, mittlerweile sollte dieser aber nicht mehr zum Einsatz kommen.

## Kümmel-Zäpfchen

Aufgrund der verdauungsfördernden, krampflösenden und blähungstreibenden Wirkung von Kümmel (Carum carvi) wird dieser zur Behandlung von Blähungen, Bauchkrämpfen und Verdauungsstörungen eingesetzt. In Form von Kümmel-Zäpfchen kommt er sehr gerne bei Babys zum Einsatz – auch um eine Verstopfung zu lösen. Da Kümmel-Zäpfchen jedoch als homöopathisches Arzneimittel registriert sind, enthalten sie Kümmel nur in so geringen Mengen, dass dieser nicht mehr nachweisbar ist. Der rektale Stimulus durch das Einfüh-

### Die harten Fakten

Bei der Homöopathie handelt es sich um eine pseudowissenschaftliche Behandlungsmethode aus dem Bereich der Alternativmedizin. Bei der Herstellung von homöopathischen Arzneimitteln wie Globuli werden die ursprünglichen Wirkstoffe durch die sogenannte Potenzierung so weit verdünnt, dass im Endprodukt kein Wirkstoff mehr nachweisbar ist. Trotz einer Vielzahl an Studien, die die Wirksamkeit der Homöopathie untersucht haben, fehlen auch nach mehr als 200 Jahren weiterhin jegliche wissenschaftlichen Belege dafür, dass homöopathische Arzneimittel eine biologische Wirkung haben, die über den Plazeboeffekt – der in Form des »Placebo-by-proxy-Effektes« auch bei Kindern und Tieren vorkommt – hinausgeht. Aus diesem Grund lehnt die evidenzbasierte Medizin die Homöopathie als pharmakologisch wirkungslose Behandlung ab.

ren des Zäpfchens führt jedoch vermutlich zu einem Entleerungsreflex, der vor allem bei Babys mit Blähungen erleichternd wirken kann.

## Glyzerin

Glyzerin – auch Glycerol genannt – ist ein Zuckeralkohol, der als Wirkstoff in Zäpfchen, aber auch in Einläufen gegen Verstopfung zur Anwendung kommt. Die Wirkung entsteht durch zwei unterschiedliche Mechanismen: Zum einen wird die Rektumschleimhaut durch den Kontakt mit Glyzerin gereizt, was zu einer Steigerung des Defäkationsreizes führt. Zum anderen zieht Glyzerin Wasser in das Innere des Darms, wodurch der Stuhl weicher und gleitfähiger wird.

## $CO_2$-Zäpfchen

$CO_2$-Zäpfchen (z. B. Lecicarbon) enthalten zwei verschiedene Wirkstoffe – Natriumhydrogencarbonat und Natriumdihydrogenphosphat –, die nach dem Einführen des Zäpfchens in den Enddarm freigesetzt werden. Unter Einwirkung von Feuchtigkeit reagieren beide Wirkstoffe miteinander, was zur Bildung von $CO_2$ (auch Kohlendioxid, Kohlensäure) und Wasser führt. Das so gebildete Gas wirkt überwiegend lokal auf die Darmschleimhaut. Dort regt es einerseits die Peristaltik an, andererseits bewirkt es eine Dehnung der Rektumwand, was den Defäkationsreflex auslöst. Zusätzlich wirken die in Form von Fetten und Emulgatoren enthaltenen Hilfsstoffe gleitend und erleichtern den Stuhlabsatz somit zusätzlich. Dadurch kann der Stuhlabsatz gezielt herbeigeführt werden. Der Wirkungseintritt erfolgt nach 15–30 min.

## Sorbitol

Sorbitol ist ein natürlich vorkommender Stoff, der vor allem in Früchten wie z. B. Vogelbeeren, Birnen, Zwetschgen, Äpfeln und Dörrobst enthalten ist. Es gehört zu den Zuckeralkoholen und wird, in Form von Einläufen und selten auch als orale Lösung, als Abführmittel eingesetzt. Seine abführende Wirkung beruht dabei auf seiner osmotisch bedingten Fähigkeit, Wasser anzuziehen und zu binden, was den Stuhl weicher und leichter ausscheidbar macht. Sorbitol wird von der Darmflora zu organischen Säuren abgebaut und in geringen Mengen vom Körper aufgenommen. Zudem wird es aufgrund seines süßen Geschmackes als Süßungsmittel eingesetzt. So kann es also durchaus passieren, dass dein Kind nach dem Genuss von gesüßten Produkten Durchfall bekommt.

## Natriumzitrat

Natriumzitrat ist ein ungiftiges, farbloses Salz, das im Unterschied zu anderen Wirkstoffen bei rektaler Anwendung nur auf den Stuhl und nicht auf die Darmwand wirkt. Es wird vom Körper praktisch nicht resorbiert, wirkt somit nur lokal im Enddarm und setzt dort Wasser frei, das im vorhandenen Stuhl oberflächlich gebunden ist. Eine Kombination mit Sorbitol kann diese Wirkung noch verstärken. Durch diesen Wirkmechanismus wird eine Störung des Wasser- und Elektrolythaushalts vermieden. Bei rektaler Anwendung tritt die Wirkung meistens schon innerhalb von 5–20 min ein[206].

## Natriumphosphat

Natriumphosphat zählt zu den salinischen Laxanzien und wird als Lösung in Form von Einläufen zur Behandlung von Obstipation eingesetzt.

Auch hier beruht die abführende Wirkung auf der Fähigkeit, Wasser anzuziehen und zu binden, wodurch der Stuhl weicher wird. In der Regel werden phosphathaltige Präparate durch den rasch erfolgenden Stuhlabsatz wieder ausgeschieden. Erfolgt jedoch keine rasche Defäkation und das Präparat verbleibt länger im Darm als üblich, kommt es aufgrund seiner osmotischen Wirkung zu einem vermehrten Wassereinstrom aus dem Blut in den Darm und infolgedessen zu einer Dehydratation. Gleichzeitig besteht die Gefahr, dass die Phosphatsalze vom Körper aufgenommen werden und zu einer schweren Hypernatriämie und -phosphatämie mit potenziell lebensbedrohlichen Konsequenzen führen.

Aufgrund mehrerer bestätigter Fälle von schwerer Hyperphosphatämie nach der Anwendung von phosphathaltigen Klistieren bei kleinen Kindern dürfen diese bei Säuglingen und Kleinkindern (unter 6 Jahren) nicht angewendet werden. Alternativen, die für diese Altersklasse zugelassen sind, sind – je nach Indikation – z. B. glycerolhaltige Zäpfchen oder Rektallösungen mit Natriumzitrat und Sorbitol[207].

## Natrium-Picosulfat

Natrium-Picosulfat (z. B. Guttalax, Picoprep) liegt als weißes, kristallines Pulver vor, das sich – im Gegensatz zu Bisacodyl – leicht in Wasser löst. Im Handel ist es ausschließlich zur oralen Anwendung in Form von Tabletten, Weichkapseln (Pearls) und Tropfen erhältlich. Die Verfügbarkeit von Tropfen erleichtert die Dosierung bei Kindern enorm, weshalb es primär in dieser Form zum Einsatz kommt. Natrium-Picosulfat wird in seiner inaktiven Form eingenommen und erst im Dickdarm in seine aktive Form umgewandelt. Dort wirkt es auf die Darmschleimhaut und stimuliert aktiv die Peristaltik (Darmbewegung). Zudem hemmt es die Elektrolyt- und Wasseraufnahme aus dem Dickdarm ins Blut und regt eine aktive Freisetzung von Elektrolyten und Wasser ins Darmlumen an. Das führt dazu, dass der Stuhl vermehrt mit Flüssigkeit angereichert und das Stuhlvolumen erhöht wird, was wiederum zu einer indirekten Anregung der Darmbewegung führt. Alles in allem macht Natrium-Picosulfat den Stuhl weicher und gleitfähiger, beschleunigt die Darmpassage und vereinfacht die Darmentleerung. Die abführende Wirkung von Natrium-Picosulfat tritt im Allgemeinen innerhalb von 6–12 h ein, weshalb meistens empfohlen wird, es am Abend einzunehmen, um so die Wirkung nach dem Aufstehen zu nutzen.

## Bisacodyl

Bisacodyl liegt als weißliches, kristallines Pulver vor, das in Wasser praktisch unlöslich ist. Aus diesem Grund ist es nicht in Form von Tropfen erhältlich, sondern wird üblicherweise in Form von magensaftresistenten Dragées (z. B. Dulcolax Dragées) oder als Zäpfchen verabreicht und kann somit oral oder rektal angewendet werden. Es ist strukturell sehr eng mit Natrium-Picosulfat verwandt und wird nach seiner Aufnahme in inaktiver Form in den gleichen aktiven Metaboliten umgewandelt wie Natrium-

Picosulfat. Aus diesem Grund hat Bisacodyl den gleichen Wirkmechanismus wie Natrium-Picosulfat[208]. Die abführende Wirkung von oral eingenommenem Bisacodyl tritt im Allgemeinen ebenfalls binnen 6–12 h ein. Rektal verabreicht wirkt es deutlich schneller – nach 20–45 min.

## Senna

Die beiden arzneilich genutzten Sennespflanzen alexandrinische Senna (Cassia senna) und Tinnevelly-Senna (Cassia angustifolia) gehören zur Familie der Schmetterlingsblütler (Fabaceae). Weil sich die beiden Arten sehr ähnlich sind, werden sie oft unter der Art »Senna alexandrina« zusammengefasst. Zubereitungen aus den Blättern und Früchten dieser Pflanzen haben eine abführende Wirkung und werden deswegen zur Darmentleerung eingesetzt. Abführmittel auf der Basis von Senna sind unter anderem als Tee, Granulat, Tabletten, Kapseln und als Sirup erhältlich (z. B. X-prep, Darmol, Senokot).

Die für die Wirkung relevanten Inhaltsstoffe der Sennespflanzen, die sogenannten Sennoside und Anthrachinon-Glykoside, gehören zur Gruppe der stimulierenden Laxanzien. Sie sind ebenfalls inaktive bzw. wenig aktive pharmakologische Stoffe, die den oberen Verdauungstrakt unverändert passieren und erst im Dickdarm – durch die dort anwesenden Mikroorganismen – in ihre aktiven Formen umgewandelt werden. Diese induzieren die aktive Sekretion von Elektrolyten und Wasser ins Darmlumen und hemmen gleichzeitig die Elektrolyt- und Wasseraufnahme aus dem Dickdarm. Dadurch wird der Stuhl vermehrt mit Flüssigkeit angereichert, was zu einer Erhöhung des Stuhlvolumens führt. Dies wiederum führt zu einer Anregung der Darmbewegung. Die abführende Wirkung tritt hier im Allgemeinen innerhalb von 8–12 h ein. Aus diesem Grund wird meistens empfohlen, Senna-Präparate am Abend einzunehmen.

## Die löslichen Ballaststoffe

Wie du bereits aus dem Kapitel »Die Ernährung« (Seite 15) weißt, sind wasserlösliche Ballaststoffe (auch lösliche Ballaststoffe genannt) besonders wichtig für die Verdauung unserer Kinder. Sie binden deutlich mehr Flüssigkeit als wasserunlösliche Ballaststoffe und machen den Stuhl damit weicher, voluminöser und kurbeln somit die Peristaltik an. Gelegentlich kommt es durch eine erhöhte Ballaststoffaufnahme zu einer vermehrten Gasbildung und zu Blähungen. Gleichzeitig führen sie aber auch dazu, dass der Stuhl etwas fester zusammenhängt und vollständiger ausgeschieden werden kann. Diese Ballaststoffe kommen vor allem in Gemüse vor, können aber auch in Pulverform – z. B. als Optifibre – in der Apotheke gekauft werden. Aber auch hier gilt: Wichtig ist, dass die Ballaststoffzufuhr einerseits langsam gesteigert wird und dein Kind andererseits immer ausreichend dazu trinkt. Ansonsten kann es passieren, dass dein Kind dadurch eine schwere Verstopfung entwickelt.

## Die Dosierungsschemata

Die folgenden Tabellen dienen nur als grundlegende Information und enthalten Dosierungen aus unterschiedlichen Leitlinien. Diese sollen keinesfalls die für dein Kind empfohlene Dosierung seines betreuenden Facharztes ersetzen!

## Desimpaktion

| Wirkstoff | Dosierung | Hinweis | Handelsname (z. B.) |
|---|---|---|---|
| **Osmotische Laxanzien** | | | |
| Macrogol (PEG) 3350, 4000 | 1–1,5g/kg KG/Tag bis zu 6 Tage oder | | Movicol junior, Kinderlax, Laxogol, Dulcosoft oder reines Macrogol 4000 |
| | 2–4 Jahre:<br>1. Tag: 13g, 2. Tag 26g,<br>3. Tag 26g, 4. 39g,<br>5. Tag 39g, 6. Tag 52g,<br>7. Tag 52g | | |
| | 5–11 Jahre:<br>1. Tag: 26g, 2. Tag 39g,<br>3. Tag 52g, 4. 65g,<br>5. Tag 78g, 6. Tag 78g,<br>7. Tag 78g | | |
| **Stimulative Laxanzien** | | | |
| Natrium-Picosulfat | 1–2 Jahre:<br>1. Dosis ¼ Beutel<br>2. Dosis ¼ Beutel | Nur wenn Stuhl weich (bitte zuvor osmotisches Laxans!) | Guttalax, Laxasan, Picoprep |
| | 2–4 Jahre:<br>1. Dosis ½ Beutel<br>2. Dosis ½ Beutel | | |
| | 4–9 Jahre:<br>1. Dosis 1 Beutel,<br>2. Dosis ½ Beutel | | |
| | › 10 Jahre<br>1. Dosis 1 Beutel,<br>2. Dosis 1 Beutel | | |

g KG: Kilogramm Körpergewicht, ml: Milliliter, mg: Milligramm, g: Gramm

## Erhaltungstherapie

| Wirkstoff | Dosierung | Hinweis | Handelsname (z. B.) |
|---|---|---|---|
| **Osmotische Laxanzien** | | | |
| Macrogol (PEG) 3350, 4000 | 0,2–0,8g/kg KG/Tag, in Einzelfällen höher | | Movicol junior, Kinderlax, Laxogol, Dulcosoft |
| Lactulose | 1–2g/kg KG 1–2x/Tag | | Laevolac |
| **Stimulative Laxanzien** | | | |
| Bisacodyl | 3–10 Jahre: 5 mg/Tag | | Dulcolax |
| | › 10 Jahre: 5–10 mg/Tag | | |
| Natrium-Picosulfat | ‹ 4 Jahre: 2,5–10 mg/Tag | 5–20 Tropfen/Tag (2 Tropfen entsprechen 1 mg) | Guttalax, Laxasan, Picoprep |
| | › 4 Jahre: 2,5–20 mg/Tag | 5–40 Tropfen/Tag | |
| Senna | 2–6 Jahre: 2,5–5 mg 1–2x/Tag | | Darmol, Senokot, X-Prep |
| | 6–12 Jahre: 7,5–10 mg 1–2x/Tag | | |
| | › 12 Jahre: 15–20 mg/Tag | | |
| **Rektale Abführmittel** | | | |
| Bisacodyl | 2–10 Jahre: 5 mg 1x/Tag | | |
| | › 10 Jahre: 5–10 mg 1x/Tag | | |
| Natriumcitrat, Sorbitol | ‹3 Jahre: 2,5 ml/Dosis (½ Tube) | | Microlax |
| | ›3 Jahre: 5–10 ml/Dosis (1–2 Tuben) | | |
| Natriumphosphat | 6–18 Jahre: 2,5 ml/kg KG, max. 133 ml/Dosis | Gefahr der Hyperphosphatämie bei Überdosierung | Klystier, Klysmol |

| Wirkstoff | Dosierung | Hinweis | Handelsname (z. B.) |
|---|---|---|---|
| NaCl 0,9 % (physiologische Kochsalzlösung) | Neugeborenes › 1 kg Körpergewicht: 10 ml | | |
| | › 1 Jahr: 6 ml/kg KG 1–2x/Tag | | |
| $CO_2$-Zäpfchen | 2–10 Jahre: 1 Zäpfchen ›10 Jahre: 1 Zäpfchen, bei Bedarf nach 20–30 Min ein 2. Zäpfchen | | Lecicarbon |

kg KG: Kilogramm Körpergewicht, ml: Milliliter, mg: Milligramm, g: Gramm

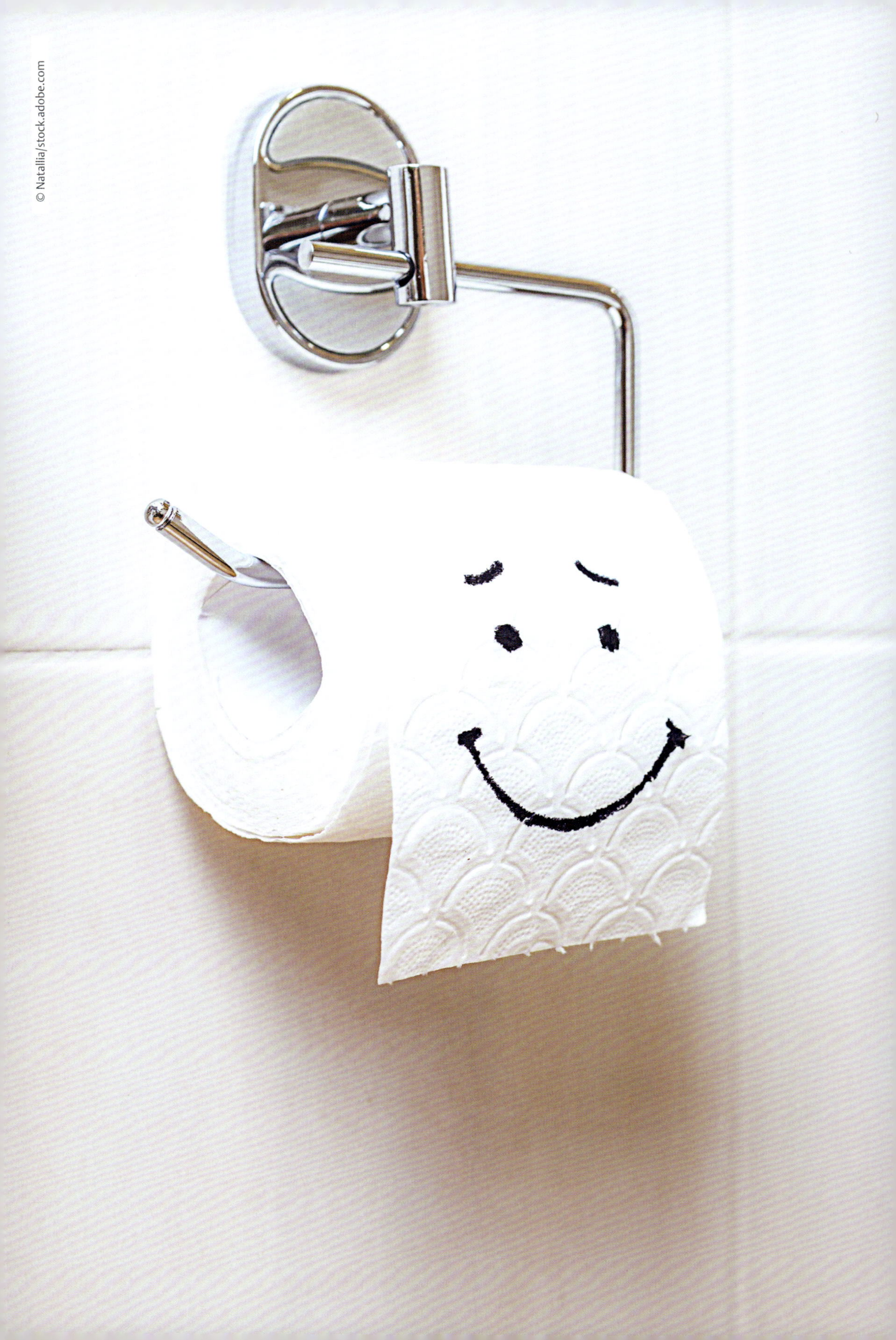

# Tipps und Tricks zur Selbsthilfe

Neben der ärztlich angeordneten Therapie kannst du selbst einiges tun, um den Alltag für alle Beteiligten zu erleichtern – oft bewirken schon kleine Veränderungen eine Menge.

# Was kann ich selbst tun?

Der Alltag mit einem chronisch verstopften Kind bringt Familien oft an ihre Grenzen. Um daran etwas zu ändern, braucht es nicht nur Medikamente, sondern noch einiges mehr. Was du selbst dafür tun kannst, erfährst du in diesem Kapitel.

Was für Außenstehende oft nicht nachvollziehbar, nicht begreifbar ist, ist für uns täglich Realität: Die Lebensqualität von Kindern mit chronischer Verstopfung und Stuhlinkontinenz ist erheblich reduziert[209, 210, 211] – mehr als bei Kindern mit manchen anderen chronischen Erkrankungen. Das beeinträchtigt natürlich auch uns als Eltern.

» *Zu all den Launen, die ein Kleinkind so mit sich bringt, kommen die Schrei-Stunden durch das Bauchweh dazu. Das Kind ist gereizt und schlecht gelaunt, die Eltern sind nur noch gestresst. Die Verstopfung belastet die komplette Familie. Alles, was geht, ist zu funktionieren. Auch wenn das Kind schläft, gibt es nur dieses eine Thema: »Wie lange ist der letzte Stuhlgang schon her? Können wir uns morgen nach draußen trauen?« Zudem ist der Alltag eingeschränkt: »Ne, wir können nicht mit auf den Spielplatz. Ich halte gerade Händchen beim Stuhlgang, das dauert noch mindestens eine Stunde, dann ist es schon zu spät«, »Heute ins Schwimmbad? Das klingt großartig, aber heute ist Tag 5 ohne Stuhlabsatz. Sorry, das geht nicht.« Immer wieder denkt man darüber nach, was man falsch gemacht hat, dass eine Verstopfung entstehen konnte. Dabei ist man doch ständig beim Kinderarzt: »Ach, das haben viele Kinder, das gibt sich mit der Zeit.« Und während Monat für Monat ins Land geht, fragt man sich: »Wie lange soll ich noch warten? Und warum hilft uns keiner? Es muss doch Hilfe geben?« Und dann kommt die Eifersucht auf andere Kinder. Kinder, die sich einfach beim Spielen kurz zurückziehen. Schnell wird die Windel gewechselt und weiter geht's. Ganz einfach. Ohne Schreien, ohne Angst, ohne Panik. Das Normalste der Welt.* «

Was also können wir – neben der adäquaten medizinischen Versorgung – selbst tun, um die Situation zu Hause, unseren Alltag, die Lebensqualität der ganzen Familie zu verbessern? Eine ganze Menge!

## Die Hilfe für mein Kind

Ja, die Situation mit einem chronisch verstopften Kind ist anstrengend, belastend und oft zermürbend. Aber dein Kind leidet unter dieser Situation am allermeisten. Oft geht uns Eltern auf dieser langen Reise an manchen Stellen die Empathie für unser Kind verloren. Das ist vollkommen normal und nachvollziehbar. Es ist aber in solchen Momenten umso wichtiger, dass wir uns wieder bewusst machen, dass unsere Kinder krank sind. Dass sie uns brauchen. Dass wir das alles schaffen. Aber: Wir schaffen es nur gemeinsam – niemals gegeneinander. Um den Alltag mit unseren Kindern einfacher zu machen, braucht es also vor allem eines: ein Team. Nur wenn alle Familienmitglieder mit im Boot sind und an einem Strang ziehen, kann sich der Alltag entspannen. Und um dahin zu kommen, haben wir ein paar Tipps und Tricks für dich.

### Der Perspektivwechsel

Jeder Mensch leidet im Laufe seines Lebens immer mal wieder unter einer Verstopfung und bei den meisten ist diese nach ein paar Tagen wieder weg. Es ist sozusagen keine große Sache. Zudem gibt es bei 95 % der Kinder mit chronischer Verstopfung keine organische Ursache. Diese beiden Faktoren führen vermutlich dazu, dass viele Erwachsene eine chronische Verstopfung bei Kindern nicht als Krankheit ansehen. Nicht verstehen und akzeptieren wollen, dass betroffene Kinder täglich Medikamente brauchen und z. B. noch länger eine Windel tragen oder immer wieder in die Hose machen. Doch genau das ist die chronische Verstopfung: eine Krankheit. Und sie bedarf einer adäquaten Therapie. Mit täglicher Medikamenteneinnahme und vielleicht auch mit einer Windel.

» *Ich habe gelernt, die chronische Verstopfung meines Kindes als Krankheit zu akzeptieren und mein Kind nicht mehr dafür verantwortlich zu machen! Dank all eurer Tipps leben wir endlich wieder einen relativ normalen und entspannten Alltag.* «

Um das zu verstehen, hilft den meisten Erwachsenen ein Perspektivenwechsel: Stell dir vor, dein Kind ist 2 Jahre alt und bricht sich das Bein. Kaum hat es gehen gelernt, braucht es einen Gips. Dazu täglich Medikamente, damit es keine Schmerzen hat. Niemand würde in so einem Fall auf die Idee kommen, deinem Kind den Gips zu verwehren. Schon gar nicht aus Angst, dass es danach nicht mehr gehen kann. Keiner würde sagen: »Ach, stell dich nicht so an, das wird schon wieder. Jedes Kind bricht sich mal ein Bein, das verwächst sich wieder. Da musst du jetzt halt durch.« Und niemand würde ihm die Schmerztherapie verwehren.

Merkst du etwas? Genau! Dein Kind ist krank. Und auch wenn man diese Krankheit nicht sieht, sie nicht so offensichtlich ist wie ein gebrochenes Bein, so braucht es doch deine Hilfe. Es braucht dich als Elternteil. Dein Mitgefühl, deine Fürsorge, deinen Beistand und alles, was ihm dabei hilft, wieder gesund zu werden. Es braucht täglich Medikamente, um schmerzfrei zu sein. Und vielleicht braucht es auch wieder eine Windel. Als Krücke, bis es selbst wieder gehen kann. Weil sie ihm Sicherheit gibt. Aber deswegen wird es die nicht sein Leben lang brauchen. Auch wenn es bereits trocken und sauber war. Für eine gewisse Zeit zurück zur Windel zu gehen ist kein Rückschritt. Es ist Teil der Therapie und kann euer Familienleben enorm entspannen.

### Das »Klappe halten«

Den Punkt, den wir Erwachsene wahrscheinlich am meisten unterschätzen, ist die Art und Weise, wie wir selbst mit den Problemen unserer Kinder umgehen. Jedes Elternteil, das ein Kind mit chronischer Verstopfung hat, weiß, wie machtlos, verzweifelt und hilflos man neben seinem Kind steht, während dieses vor Angst und Schmerzen schreit, die Pobacken zusammenkneift und mit all seiner Kraft versucht zu verhindern, dass der Stuhl sich seinen Weg nach draußen bahnt.

In solchen Situationen sind wir selbst oft massiv gestresst und versuchen automatisch, unseren Kindern zu helfen. Sie zu unterstützen, zu motivieren und zu bekräftigen, Stuhl abzusetzen. Sätze wie: »Komm, du musst doch Stuhl absetzen«, »Du schaffst das!«, »Drück einmal kräftig!«, »Das tut jetzt nur kurz weh, dann hast du es hinter dir!«, oder »Lass es einfach raus« hat wahrscheinlich jede*r von uns schon mehrfach verwendet. Zusätzlich sind wir versucht, unsere Kinder ständig daran zu erinnern, auf die Toilette zu gehen: »Musst du nicht mal!?«, »Warst du heute schon?«, »Du musst doch bestimmt«, »Geh doch mal!«, »Ich sehe doch, dass du musst!«

Das Problem an der Sache: Leider macht keiner dieser Sätze die Situation in irgendeiner Form besser. Im Gegenteil: Es baut zusätzlichen Druck auf, führt zu Frust und Verzweiflung auf beiden Seiten und belastet zugleich die Eltern-Kind-Beziehung. Aus diesem Grund gibt es bei der Patientenorganisation Knopf im Bauch e. V. den lapidaren Spruch: »Klappe halten«. Doch was bedeutet das genau? Sollst du dein Kind einfach ignorieren, es links liegen lassen?

Nein! Auf keinen Fall. »Klappe halten« bedeutet: Hör auf, auf dein Kind einzuquatschen. Hör auf, ständig mit ihm oder auch vor ihm über seine Verstopfung zu sprechen. Wenn du merkst, dass dein Kind mit seinem typischen Rückhaltemanöver beginnt, um den Stuhlabsatz zu verhindern: Tu so, als würdest du sein Verhalten übersehen. Das heißt aber nicht, dass du dein Kind ignorieren sollst! Im Gegenteil! Sei für dein Kind da, begleite es, wenn es dich braucht. Halte Händchen, streichle seinen Rücken, nimm es auf den Arm, trage es, tröste es. Was auch immer dein Kind braucht. Aber: Kommentiere nicht, was du siehst und versuche nicht, es dazu zu bringen, Stuhl abzusetzen. Denn das wird es in dem Moment, in dem es massiver unter Anspannung steht, nicht tun. Vor allem in Situationen, in denen dein Kind akut und massiv Stuhl zurückhält, ist es für deine Worte nicht zugänglich. Sobald du aber aufhörst, ständig über das Thema Verstopfung zu sprechen, nimmst du automatisch Druck aus der Situation.

Ja. Das ist schwierig. Für viele Eltern sogar sehr schwierig. Aber es hilft. Weil es Druck von deinem Kind nimmt und die Situation oft innerhalb kürzester Zeit merklich entspannt. Versuche, dich zu entspannen, und lass gleichzeitig das Macrogol – in der für dein Kind richtigen Dosierung – seinen Job machen.

### Der Umgang mit meinen Emotionen

Doch was mache ich, anstatt auf mein Kind einzuquatschen? Wenn ich doch sehe, dass es auf die Toilette muss und einfach nicht geht!? Wenn ich wütend werde, weil ich so unglaublich machtlos bin? Wenn ich zuschauen muss, wie mein Kind leidet und es einfach keinen Stuhl absetzt, egal was ich mache?! Und wie kann ich ihm in solchen Situationen helfen? Eine Kinder- und Jugendpsychotherapeutin hat in diesem Zusammenhang den Satz »Meine Ruhe wird seine Ruhe« geprägt. Du hilfst dir und auch deinem Kind in extrem emotionalen Momenten am meisten, wenn du selbst ruhig bleibst. Wenn du Ruhe ausstrahlst, wird auch dein Kind irgendwann ruhiger. Ja, das ist nicht einfach und deswegen möchten wir dir ein paar Techniken und Möglichkeiten an die Hand geben, wie es funktionieren kann:

Als Erstes sei gesagt: Kinderschutz geht vor! Wenn du so wütend bist, dass du dich selbst nicht mehr zuverlässig unter Kontrolle hast: Bitte sorge dafür, dass niemand verletzt wird. Vielleicht musst du dafür den Raum verlassen, was du in diesem Fall auch tun solltest. Die oberste Priorität ist, dass alle unversehrt aus dieser Situation rauskommen. Sowohl körperlich als auch psychisch. Falls du den Raum verlässt, kündige das bitte vorher an, indem du z. B. sagst: »Ich merke, wie ich immer wütender werde, deswegen möchte ich mich erst einmal selbst beruhigen. Ich gehe jetzt raus und kümmere mich um mich.« Ganz wichtig ist hier, dass du wirklich Ich-Sätze formulierst und nur beschreibst, was du fühlst und tust. Damit verhinderst du, dass du deinem Kind die Schuld und die Verantwortung für deine Wut gibst. Falls diese räumliche Trennung bei deinem Kind Verlustängste auslösen könnte, dann bleib bei ihm – vorausgesetzt, dein Kind ist dadurch nicht in Gefahr. Setz dich z. B. mit etwas Abstand auf den Boden und sag: »Ok, ich bleibe bei dir. Aber ich muss mich jetzt um mich kümmern. Wenn ich mich beruhigt habe, bin ich für dich da.« Damit schaffst du es, Abstand zu bekommen, runterzukommen, und gleichzeitig bist du ein gutes Vorbild. Du zeigst deinem Kind, dass du dich um dich selbst kümmerst. Auch das ist etwas, was Kinder lernen dürfen. Wenn es nicht möglich ist, im selben Raum zu bleiben, kannst du dich vielleicht vor die Tür setzen, sodass dein Kind dich noch sehen kann.

Um dich selbst zu beruhigen, ist es wichtig, dass du irgendetwas tust, das andere Hirnareale aktiviert als die, die in deiner Emotion gerade aktiv sind. Das geht im einfachsten Fall z. B. dadurch, dass du etwas Kaltes trinkst, etwas Saures isst oder einen warmen Pullover anziehst, um dich selbst zu spüren. Wenn das nicht funktioniert, kannst du sogenannte Selbstberuhigungsübungen einsetzen, die je nach Schweregrad in entspannten Situationen erst eingeübt werden müssen, bevor sie unter Stress eingesetzt werden können. Am einfachsten sind vielleicht Dinge wie Atemübungen, den ganzen Körper durchschütteln oder stupides Zählen. Du kannst auch versuchen, die Wut hochkommen zu lassen, um sie dann mit einem tiefen Atemzug hinauszupusten. Eine Übung, bei der viele Kinder gerne direkt mitmachen und somit ebenfalls aus ihrer Emotion herausfinden. Dinge, die schwieriger sind und Vorarbeit verlangen, sind z. B. der sogenannte sichere Ort oder der innere Helfer – ein Ort bzw. ein Helfer (z. B. eine Person oder ein Tier), der dir Sicherheit und Gelassenheit gibt und den du dir gedanklich vorstellst, um dich selbst zu beruhigen.

### Die Medikamenteneinnahme stressfrei gestalten

Der Erfolg der Therapie einer chronischen Verstopfung steht und fällt in den meisten Fällen mit der konsequenten Medikamenteneinnahme.

Macrogol ist dabei fast immer ein sehr wichtiger Teil und muss täglich und in der für dein Kind passenden Dosis eingenommen werden. Das funktioniert nur dann, wenn daraus kein täglicher Kampf wird, sondern stressfrei in den Tagesablauf integriert werden kann. Da aktuell jedoch in erster Linie Macrogol-Präparate mit Elektrolytzusatz und/oder Aromen eingesetzt werden, ist genau diese tägliche Medikamenteneinnahme in vielen Familien ein enormes Problem. Und die gut gemeinten Tipps, die wir dazu bekommen, lassen uns zusätzlich die Haare zu Berge stehen.

» *Du lässt dich von deiner Tochter erpressen! Stell sie vor die Wahl: Entweder sie trinkt das Macrogol oder sie bekommt jeden 2. Tag einen Einlauf. Dann wird sie schon merken, was sie davon hat.* «

Besonders elektrolythaltige Präparate werden aufgrund ihres Eigengeschmacks von vielen Kindern sehr schlecht akzeptiert, teilweise sogar komplett verweigert. Da hilft leider auch die Zusatzbezeichnung »aromafrei« nicht. Denn aromafrei bedeutet, dass dem Präparat keine Geschmacksaromen wie z. B. Erdbeere zugesetzt sind, und nicht, dass es geschmacklos ist. Selbst wenn wir Eltern im Selbstversuch feststellen, dass das »doch nicht so schlecht schmeckt«, heißt das leider noch lange nicht, dass die Geschmacksknospen unserer Kinder das auch so sehen. Geschmäcker sind eben verschieden.

Die Tatsache, dass unsere Kinder ihre Medikamente verweigern, setzt uns Eltern oft massiv unter Stress und führt dazu, dass wir wiederum anfangen, aus Verzweiflung unsere Kinder unter Druck zu setzen. Dass wir anfangen zu schimpfen, mit Belohnung zu locken oder mit Bestrafung zu drohen. All das endet meist in Verzweiflung und Resignation auf beiden Seiten, was uns und unsere Kinder wiederum nicht weiterbringt. Denn tatsächlich ist eine chronische Verstopfung kein Sprint, sondern ein Marathon. Unsere Kinder müssen ihre Medikamente oft über Monate, teilweise über Jahre hinweg nehmen. Und das ist nur dann möglich, wenn wir einen Weg finden, die Medikamenteneinnahme stressfrei zu gestalten. Und zwar so, wie es für unser Kind und unsere Familie gut funktioniert. Ein Universalrezept gibt es dafür nicht, denn jede Familie ist anders. Trotzdem haben wir viele Tipps, die euch beim Finden eurer individuellen Lösung mit Sicherheit helfen können.

**Tipp 1 – Entscheide, ob dein Kind von seinen Medikamenten wissen soll**

In vielen Familien heißt der entscheidende Schritt zu mehr Entspanntheit »Geheimhaltung«. Vor allem bei Kindern, die noch nicht so recht verstehen, warum sie ihre Medikamente brauchen, kann es Sinn machen, ihnen nicht zu sagen, dass sie diese bekommen. Das ist aber natürlich eine sehr individuelle Entscheidung, die jede Familie für sich treffen muss. Wenn du es deinem Kind sagen möchtest, ist es wichtig, dass du deine Position klar kommunizierst, dein Kind aber dennoch mit ins Boot holst: »Ich bin für deine Gesundheit verantwortlich. Deswegen bestimmte ich, dass du täglich deine Medizin nehmen musst. Du bestimmst aber, worin du sie nehmen möchtest.«

**Tipp 2 – Misch das Macrogol irgendwo unter**

In jeder Packungsbeilage findest du eine genaue Angabe, in wie viel ml Wasser du das Macrogol auflösen musst, damit es dein Kind trinken kann. Wenn das bei deinem Kind so klappt: Super! Bei den meisten Kindern funktioniert es leider nicht. Die gute Nachricht: Ihr könnt die Gabe so gestalten, wie es für euch stressfrei machbar ist. Du musst das Macrogol nicht zwingend in Wasser auflösen. Elektrolythaltige Präparate werden z. B. am besten durch Apfelsaft kaschiert. Es kann aber auch mit jeder anderen erdenklichen Flüssigkeit gemischt werden – z. B. mit Tee, Saft, Limo, selbst Milch, Muttermilch oder Muttermilchersatz ist kein Problem. Es kann in Suppen und Eintöpfe gerührt, über das Marmeladebrot gestreut oder in Brei, Quetschies und in Tomatensauce versteckt werden. Was immer euch einfällt und was immer deinem Kind schmeckt. Es gibt tausende von Möglichkeiten. Eurer Fantasie sind hier fast keine Grenzen gesetzt. Das Einzige, was du dabei beachten musst: Manche Lebensmittel werden durch die Zugabe von Macrogol verflüssigt und manche Flüssigkeiten können eindicken. Wenn das der Fall ist, lohnt es sich, das Mischverhältnis zu verändern oder evtl. ein anderes Präparat zu testen.

**Tipp 3 – Finde ein Präparat, das dein Kind nicht herausschmeckt**

Der Tipp, der mit Sicherheit schon vielen Familien das Leben deutlich erleichtert hat: Ihr müsst nicht gezwungenermaßen bei dem Präparat bleiben, das euch verordnet worden ist. Wenn dein Kind dieses nicht trinken möchte, gibt es jede Menge Alternativen. Sucht euch eines aus, das dein Kind nicht aus der Flüssigkeit oder Speise herausschmeckt, mit der du es verabreichen möchtest. Mittlerweile gibt es einige Präparate, die weder Elektrolyte noch Aromen enthalten und somit nahezu geschmacklos sind. Manche Kinder haben jedoch so feine Geschmacksknospen, dass sie sogar elektrolytfreie, aromafreie Präparate herausschmecken. Vor allem dann, wenn dein Kind nur pures Leitungswasser trinkt, kann das durchaus zum Problem werden. Falls dein Kind so ein kleiner Gourmet ist, ist der nächste Tipp mit Sicherheit etwas für euch.

**Tipp 4 – Macrogol 4000 als Reinsubstanz**

Es gibt die Möglichkeit, den reinen Wirkstoff – also Macrogol 4000 als Reinsubstanz – zu kaufen. Dieser schmeckt wirklich nach nichts. Selbst Kinder, die elektrolyt- und aromafreie Macrogol-Präparate ablehnen, akzeptieren das reine Macrogol 4000 größtenteils problemlos. Sogar in purem Leitungswasser. Tatsächlich gibt es aber auch bei den Anbietern von reinem Macrogol 4000 große Unterschiede. So kann es passieren, dass dein Kind das Macrogol 4000 von Firma x nicht akzeptiert, das von Firma y aber problemlos nimmt. Ausprobieren lohnt sich also auch hier. Die Chance, dass ihr das für euch Richtige findet, ist aber mit Sicherheit sehr hoch.

Du bekommst das reine Macrogol 4000 in der Apotheke vor Ort oder im Onlinehandel, verordnet per Individualrezeptur oder ohne Rezept. Wir sind sehr froh darüber, dass wir diese Information auch in den neuen Behandlungsleitlinien für funktionelle Obstipation im Kindes- und Jugendalter verankern konnten. Das wird hoffentlich das Leben vieler Familien in Zukunft wesentlich vereinfachen.

» *Elektrolythaltige Präparate gingen bei uns gar nicht. Hätte ich von Anfang an gewusst, dass es reines Macrogol gibt, hätten wir uns diesen absoluten Wahnsinn sparen können.* «

Falls du dir von deinem Arzt ein Rezept für das reine Macrogol holen möchtest, ist es sehr wichtig, dass er es als Rezeptur verordnet. Ohne das Wort »Rezeptur« auf dem Rezept lehnen die meisten deutschen Krankenkassen eine Übernahme der Kosten ab.

**Tipp 5 – Verabreiche es in einer kleinen Menge**

In jeder Packungsbeilage findest du eine genaue Angabe, in wie viel ml Wasser du das Macrogol auflösen musst, damit es dein Kind trinken kann. Das wäre natürlich das Optimum. Leider trinkt das so kaum ein Kind. Wichtig ist aber: Das Macrogol muss ins Kind – das steht außer Frage. Und das möglichst einfach und stressfrei. Wie das gelingt, ist erst einmal Nebensache. Den Tipp, das Macrogol in etwas zu mischen, das dein Kind gerne mag, hast du ja bereits gelesen. Hierbei hat es sich bewährt, das Macrogol in eine kleine Menge Flüssigkeit bzw. Lebensmittel zu mischen. So kannst du sicher sein, dass dein Kind auch alles austrinkt bzw. aufisst. Es ist jedoch sehr wichtig, dass dein Kind im Anschluss daran und während der gesamten Therapie mit Macrogol ausreichend Flüssigkeit zu sich nimmt. Denn nur, wenn ihm genug Flüssigkeit zur Verfügung steht, kann das Macrogol optimal wirken.

**Tipp 6 – Baut die Medikamentengabe fix in euren Tagesplan ein**

Dinge, die man jeden Tag gleich macht, vergisst man weniger leicht. Deswegen hat es sich bewährt, die Medikamentengabe in die tägliche Routine einzubauen und diese somit immer zum selben Zeitpunkt und auf dieselbe Art zu verabreichen. Bei stimulativen Laxanzien wird der Zeitpunkt der Gabe durch die Dauer bis zum Wirkungseintritt bestimmt, bei Macrogol seid ihr deutlich freier und könnt euch nach dem familiären Tagesablauf und der optimalen Wirkung richten.

Stimulative Laxanzien brauchen etwa 6–12 h, bis sie wirken. Wenn dein Kind meistens morgens Stuhlabsatz hat, wird es die stimulativen Laxanzien also abends nehmen müssen, um sich morgens zu erleichtern. Sollte es immer erst abends auf die Toilette müssen, kann eine morgendliche Einnahme sinnvoller sein. Bei Macrogol schaut das Ganze deutlich anders aus und hängt in erster Linie davon ab, wie hoch die Erhaltungsdosis deines Kindes ist und wie es diese am besten nimmt und verträgt. Manche Kinder bekommen ihre komplette Tagesdosis morgens, andere abends. Manche bekommen sie aufgeteilt auf mehrere Portionen und über den Tag verteilt. Egal, wie ihr es macht: ob morgens, mittags oder abends, aufgeteilt oder als einzelne Portion, zum Essen oder unabhängig davon – es muss für euch als Familie passen. Manche Kinder bekommen z. B. Bauchweh, wenn sie das Macrogol abends bekommen. Falls das bei deinem Kind der Fall sein sollte, lohnt es sich, es morgens zu geben oder die Dosis aufzuteilen.

## Der achtsame Umgang mit Ausscheidungen

Auch wenn es uns im Alltag oft nicht bewusst ist: Die Wahl unserer Worte und die Art und Weise, wie wir miteinander und mit unseren Kindern umgehen, hat einen enormen Einfluss auf ihr Leben. Wir sind Vorbilder, Idole. Unser Alltag ist ihre Kindheit. Das, was sie für immer prägen wird. Das gilt für Kinder jeden Alters – von ganz klein bis ganz groß – und trifft auch auf unseren eigenen Umgang mit Ausscheidungen zu.

Deswegen ist es wichtig, dass wir unseren Kindern einen entspannten und selbstverständlichen Umgang mit ihren und unseren eigenen Ausscheidungen vorleben. So macht es z. B. einen großen Unterschied, ob wir Stuhl als »Stinker« bezeichnen oder einen neutralen Begriff verwenden. Ob wir sagen: »Bäh, du stinkst. Jetzt muss ich dich schon wieder sauber machen«, und dabei die Nase rümpfen, oder ob wir mit freundlichem Gesicht sagen: »Hey, ich glaub, da ist was in deiner Hose. Komm, lass uns ins Bad gehen und dich frisch machen!«

» *Mein Mann sagte letztens zu mir: »Dass sie das nicht ekelhaft findet, in ihrer Kacke zu sitzen, dass sie das nicht stört, das muss sie doch merken!* «

Kein Kind möchte stinken, eklig oder abstoßend sein. Es will seinen Eltern nicht zur Last fallen oder Grund für Streit sein. So kann es passieren, dass Kinder, die immer hören, dass sie stinken, wenn ihre Windel voll ist, anfangen, den Stuhl zurückzuhalten. Zudem können wir unseren Kindern dadurch unabsichtlich einen Ekel vor ihren eigenen Ausscheidungen antrainieren. Das alles macht unsere Situation nicht einfacher. Wenn wir also auf negativ behaftete Worte wie z. B. »Stinker«, »Du stinkst«, »bäh«, »Bist du dreckig!« verzichten und stattdessen auf eine positive, achtsame und wertschätzende Kommunikation achten, kann dies die Probleme unserer Kinder entschärfen. Zudem gibt es Belege dafür, dass eine positive Wortwahl Kinder zwar nicht vor Verstopfungen und dem Verweigern der Toilette schützt, sich aber die durchschnittliche Zeit, die Kinder solche Verhaltensweisen und Probleme zeigen, deutlich verkürzt[212].

## Die nonverbale Kommunikation

Wir hören immer wieder von Kindern, die sich nicht trauen, in der Betreuungseinrichtung Bescheid zu sagen, wenn sie gewickelt werden wollen, für den Stuhlabsatz eine Windel möchten oder auf die Toilette müssen. Auch größeren Kindern ist es oft unangenehm, in der Schule andauernd aufzuzeigen, weil sie auf die Toilette müssen. All diesen Kindern kann es helfen, wenn ihr gemeinsam mit den Betreuungspersonen einen Weg der nonverbalen Kommunikation findet – wenn dein Kind also die Möglichkeit bekommt, anhand eines von ihm gewählten Zeichens zu sagen, was es braucht, ohne dabei sprechen zu müssen. Das kann ein kleines Handzeichen, eine Geste oder das Zeigen bzw. Bereitlegen eines bestimmten Gegenstands sein. Besprich mit deinem Kind zu Hause und in Ruhe, was es selbst für Ideen dazu hat. Welche Möglichkeit ihm einfällt, was es sich vorstellen kann und was nicht. Kinder lieben es, miteinbezogen zu werden, und haben oft kreative Ideen. In einem anschließenden Gespräch mit der Betreuungsperson kannst du dann abklären, welche der mitgebrachten Ideen im Betreuungsalltag tatsächlich praktikabel und durchführbar sind. Wichtig ist, dass ihr eine gemeinsame Lösung findet, die für alle passt und von allen mitgetragen wird. So hat sie die besten Aussichten auf Erfolg.

Zudem können z. B. bestimmte Symbole am Garderobenplatz deines Kindes dafür sorgen, dass du weißt, ob dein Kind in der Betreuungseinrichtung Stuhl abgesetzt hat. Oder dein bereits sehr selbstständiges Kind kann dir hierüber mitteilen, dass es auf der Toilette war, ohne dass ihr darüber sprechen müsst.

Diese Form der Kommunikation kann deinem Kind aber auch in diversen anderen Situationen helfen, in denen es sich nicht traut zu sprechen. So könnt ihr euch beispielsweise ein Zeichen für Stopp ausmachen, um deinem Kind die Möglichkeit zu geben, Untersuchungen oder Therapieeinheiten jederzeit zu unterbrechen.

## Das Stopp-Sagen

Nicht nur dein Kind muss die Möglichkeit haben, jederzeit Stopp sagen zu können, wenn es etwas nicht will. Auch du hast diese Option. Es ist sehr wichtig, dass dein Kind von Anfang an so atraumatisch wie möglich behandelt wird, weil jede weitere Schmerzerfahrung die Therapiedauer verlängern kann. Das bedeutet also, dass jede Schmerzerfahrung im Analbereich so gut wie nur irgendwie möglich verhindert werden muss. Das gilt für Untersuchungen genauso wie für die Therapie. Du bist der Anwalt deines Kindes und du gibst deine Rechte nicht an der Praxis-Türe ab und schon gar nicht am Eingang der Klinik. Wenn du also etwa beim Arzt oder im Rahmen eines stationären Aufenthaltes im Krankenhaus das Gefühl hast, dass das, was mit deinem Kind gemacht werden soll, zu einer Traumatisierung führen wird, dann hast du das Recht, diese Behandlung im Vorfeld abzulehnen oder jederzeit abzubrechen – außer du gefährdest damit das Leben deines Kindes. Das gilt auch dann, wenn dich jemand aus dem Zimmer verbannen will, während dein Kind untersucht oder behandelt wird. Du musst den Raum nicht verlassen, außer es geht um Leben und Tod. Du hast das Recht, für dein Kind da zu sein und es zu begleiten. Denn die psychische Gesundheit deines Kindes ist genauso wichtig wie seine körperliche. Wir sagen das hier sehr bewusst, weil es immer noch und immer wieder passiert, dass Kinder durch rektale Manipulationen massiv traumatisiert werden und die Eltern sich nicht trauen, das zu unterbinden oder im Vorfeld abzulehnen.

» *Als ich in der Klinik um eine Sedierung für den Einlauf bei meinen 4-jährigen Sohn gebeten habe, sagte man zu mir: »Dann müssten wir ja die Soldaten auch sedieren, wenn die Russen bei uns einmarschieren! Wer nicht auf die Toilette geht, muss mit den Konsequenzen leben.* «

Auch dann, wenn die vom Behandler gestartete Therapie nicht durchführbar ist, weil dein Kind z. B. keine Einläufe zulässt oder die Medikamente eklig schmecken, darfst du sagen, dass diese Form der Therapie so für euch nicht funktioniert. Es gibt immer Alternativen. Und wenn dir diese nicht angeboten oder sogar abgelehnt werden, dann hast du auch das Recht zu gehen. Ja, das erfordert Mut und Klarheit, manchmal gute Argumente und am besten auch gewaltfreie Kommunikation. Aber du hast ein Recht darauf! Du darfst Stopp sagen.

## Das Sauberwerden – so kann es gehen

Viele Eltern haben Angst, dass ihre Kinder mit chronischer Verstopfung nie ohne Windel auskommen werden. Oft ist es aber so, dass diese Kinder entweder noch viel zu klein sind, um wirklich sauber sein zu »müssen« – sie stecken also noch mitten in der Sauberkeitsentwicklung –, oder die Verstopfung bisher nicht optimal therapiert wurde. Solange die Therapie nicht passt, die Kinder weiterhin Stuhl zurückhalten oder Schmerzen beim Stuhlabsatz haben, funktioniert auch das Sauberwerden oft nicht. Wenn die Therapie hingegen passt und sich das Stuhl-Thema entspannt hat, zeigen die meisten Kinder nach einiger Zeit ganz von allein Interesse daran, sauber zu werden. Wichtig ist also: Die Verstopfung muss im Griff sein und dein Kind muss Interesse am Sauberwerden zeigen, dann habt ihr sehr gute Chancen, dass es auch bei euch funktioniert.

Wie du im Kapitel »Die Sauberkeitsentwicklung« (Seite 25) lesen kannst, wissen wir zum Glück schon lange, dass Sauberwerden kein Erfolg der richtigen Erziehung ist, sondern ein höchst komplexer Entwicklungsprozess, der einfach seine Zeit braucht. Dennoch haben wir Eltern und unser Umfeld oft ein vollkommen verzerrtes Bild davon, wie kleine Kinder sauber werden.

» *Das kommt von deiner komischen Erziehung, wie hieß die gleich?!? Ach egal, aber auf Augenhöhe wird kein Kind trocken! Wenn du durchgreifst, kackt sie von ganz allein.* «

Die meisten Kinder werden ganz von allein trocken und sauber – wenn man sie lässt. Wir müssen sie also nicht zur Sauberkeit erziehen, sie stündlich auf den Topf setzen oder einfach so lange sitzen lassen, bis etwas kommt. »Gras wächst nicht schneller, wenn man daran zieht.«

Wir wissen aber auch, dass dieser Reifungsprozess maßgeblich davon abhängt, ob wir das Interesse unserer Kinder, also ihr eigenes Bestreben sauber zu werden, unterstützen – oder eben nicht. Alles, was wir also tun müssen, ist, aufmerksam zu sein, die Signale unserer Kinder zu erkennen und sie feinfühlig in ihrer Entwicklung zu begleiten und zu unterstützen. Und das zu dem Zeitpunkt, den unsere Kinder uns vorgeben. Denn sowohl ein zu frühes, aufgezwungenes Sauberkeitstraining als auch ein Ignorieren der Signale kann sich negativ auswirken und das Risiko einer Verstopfung erhöhen.

» *Meine Tochter war gerade 3 Jahre alt, als meine Nachbarin der Meinung war, dass sie so langsam aber mal trocken sein sollte. ›Nimm ihr einfach die Windel weg, dann wird sie das schon lernen.‹* «

Die Tatsache, dass die Sauberkeitsentwicklung in Wirklichkeit durch das Kind gesteuert wird und es selbst den Zeitpunkt vorgibt, zu dem es bereit ist, stellt für viele Eltern eine Herausforderung dar – denn oft passt der vom Kind gewählte Zeitpunkt einfach so gar nicht mit den äußeren Umständen zusammen. Zudem ist es anstrengend und erfordert viel Flexibilität von uns Eltern, wenn unser 2-jähriges Kind plötzlich partout keine Windeln mehr tragen will, dafür gefühlt ständig nasse Unterhosen hat und andauernd auf die Toilette muss. Oder wenn unser 3-jähriges Kind immer noch eine Windel braucht, obwohl alle im Umfeld schon der Meinung sind, dass wir dringend »durchgreifen« müssen. Und trotzdem tun wir Eltern gut daran, unsere Kinder geduldig zu begleiten. Was können wir also tun, um sie in ihrem eigenen Bestreben, sauber zu werden, zu unterstützen?

Der erste wichtige Schritt in die richtige Richtung ist unser eigener Umgang mit Ausscheidungen und Sprache. Unsere Kinder lernen in erster Linie durch Abschauen und Nachmachen. Wenn wir ihnen einen entspannten Umgang mit Ausscheidungen vorleben, sie erleben und lernen dürfen, was wir Erwachsenen auf der Toilette machen, ist das quasi schon die halbe Miete. Du kannst z. B. immer klar kommunizieren, wenn du selbst auf die Toilette gehst, dort einfach die Türe offen lassen oder dein Kind aktiv zu deinen Toilettenbesuchen mitnehmen. Auch ein gemeinsames Betrachten und Verabschieden der Ausscheidung ist eine Möglichkeit. Bitte achte dabei unbedingt auf eine positive Wortwahl. Warum das wichtig ist, kannst du im Kapitel »Der achtsame Umgang mit Ausscheidungen« (Seite 130) lesen.

Schon in der Zeit, in der dein Kind noch Windeln trägt, kannst du das spätere Sauberwerden unterstützen, indem du es miteinbeziehst und seine Autonomie altersentsprechend förderst. So kannst du z. B. einen Tritthocker bereitstellen, damit dein Kind selbst auf den Wickeltisch klettern kann. Du kannst es beim Wickeln mithelfen lassen, indem es z. B. die Windel selbst öffnen und schließen darf, dir Feuchttücher reicht oder sich selbst sauber macht und am Ende die Windel allein entsorgt. All das bereitet Kleinkinder auf das »Selbermachen« vor – auf den Schritt von der Windel, bei dem es versorgt wird, hin zur Toilette und zur Selbstständigkeit.

Der Erwerb der Blasenkontrolle scheint heutzutage – im Vergleich zu den Zeiten vor der Verwendung von Wegwerfwindeln – später zu erfolgen[213]. Das liegt wahrscheinlich daran, dass die Windel die Flüssigkeit so schnell aufsaugt, dass unsere Kinder nicht merken, dass sie überhaupt nass wird. Sie bekommen also kein Feedback ihres Körpers, was passiert, wenn sie Harn absetzen. Damit sie diesen Zusammenhang erkennen und daraus lernen können, müssen sie diese Erfahrung aber machen. Ohne Windel oder ganz nackig gelassen, spüren sie sehr schnell, was passiert, wenn die Blase aktiv wird. Dieses Aha-Erlebnis verknüpfen sie dann mit ihrer gerade gemachten Erfahrung und lernen so im Laufe der Zeit den Harnabsatz zu steuern.

Wenn unsere Kinder dann Interesse an der Toilette bzw. dem Töpfchen zeigen, ist es wichtig, ihnen so viel Autonomie wie möglich zu geben. Wir können einerseits die Toilette oder den Ort für das Töpfchen so einrichten, dass unsere Kinder so viel wie möglich allein machen können, und andererseits lockere Kleidung aussuchen, die sie selbst an- und ausziehen können. Denn nichts ist frustrierender, als wenn man auf Hilfe angewiesen ist, weil man z. B. den Toilettensitz nicht selbstständig erreicht oder die Hose nicht aufbekommt, wenn man eigentlich alles selbst machen will. Und auch wenn in dieser Phase etwas daneben gehen sollte – was vollkommen normal ist –, ist es wichtig, dass wir unsere Kinder weiterhin unterstützen. Etwas Neues zu lernen bedeutet nicht, dass man es sofort perfekt kann. Das wäre, als würden die Kinder loslaufen und nie hinfallen. Wenn sie stolpern, stehen sie wieder auf und üben weiter. Und genauso ist es mit dem Sauberwerden. Eine nasse Unterhose bedeutet nicht, dass unsere Kinder es nie lernen werden. Es bedeutet: Ich übe noch.

## Der Arztbesuch – so bereitest du dein Kind vor

Viele Kinder – vor allem die mit langem Krankheitsverlauf, vielen Untersuchungen und rektalen Manipulationen – haben Angst vor dem Arztbesuch. Und auch dafür haben wir ein paar Tipps und Tricks, die euch vielleicht helfen können.

Unbekannte Situationen können schnell beängstigend sein. Je besser man darauf vorbereitet ist, umso einfacher wird es meist. Ob und in welcher Form die folgenden Punkte für dich und dein Kind passend sind, ist selbstverständlich deine individuelle Entscheidung. Sieh es als Anregung und nimm dir gerne das heraus, was für euch passt. Wandelt es ab oder lasst etwas weg. Jede Familie ist individuell, jedes Kind ist anders. Es muss für euch als Familie passen.

**Medical Training oder: Spielt zu Hause Arztbesuch**

Wenn du vorher schon in etwa weißt, was dein Kind beim nächsten Arztbesuch erwarten wird, könnt ihr das zu Hause gezielt nachspielen und immer wieder üben.

Es gibt verschiedene Bücher, in denen ihr euch gemeinsam ansehen könnt, wie eine körperliche Untersuchung abläuft, wie eine Ultraschalluntersuchung gemacht wird oder was euch in einem Krankenhaus erwarten könnte. Es gibt Arztkoffer, Blutdruckmessgeräte, Stethoskope, Otoskope, Ultraschallgeräte und diverse andere Utensilien, die man sich zu Hause ganz genau anschauen und ausprobieren kann. Damit können Eltern, Großeltern, Kinder, Teddys, Puppen und alle möglichen Stofftiere untersucht und im Anschluss behandelt werden. So könnt ihr euch auch gezielt auf einzelne Untersuchungen vorbereiten, indem ihr immer wieder das »Ins-Ohr-Schauen«, »Mundaufmachen« oder »Abhören« übt. Ihr könnt Creme auf dem Bauch verteilen und euch auf dem Spielzeug-Ultraschallgerät anschauen, wo das Gummibärchen hingekommen ist und ob man die Gurke vom Frühstück noch findet. Das könnt ihr übrigens auch in echt versuchen. Wenn ihr dann wirklich beim Arzt seid.

**Lass dein Kind unbefangen Praxisluft schnuppern**

Egal ob Mama, Papa, Schwester, Bruder, Haustier, ob Hausarzt, Zahnarzt oder Tierarzt. Wenn jemand zum Arzt muss, ist das für dein Kind immer eine gute Gelegenheit, sich das Ganze mal unbefangen und entspannt aus der zweiten Reihe anzuschauen. Also nutze gerne die Gelegenheit und nimm dein Kind mit zu Arztbesuchen, bei denen es mit Sicherheit nicht der Patient ist. Wichtig dabei ist aber, dass der eigentliche Patient entspannt bleibt, sonst könnte das Ganze nach hinten losgehen. Wenn ihr neu in der Stadt seid oder aus anderen Gründen einen neuen Arzt aufsuchen müsst, empfiehlt es sich, dort vorher einmal vorbeizuschauen und sich die Räumlichkeiten in aller Ruhe anzuschauen.

**Kündige jeden Arztbesuch vorher an**

Beim Thema »Vorankündigung« ist nicht nur jedes Kind anders, sondern auch jede Altersklasse. Manche Kinder brauchen eine frühe Ankündigung, um sich vorzubereiten, anderen darf man wiederum nicht zu viel Zeit geben, sich in eine Situation hineinzusteigern. Oft ist es sinnvoll, den Arztbesuch am Vortag anzukündigen und am Tag ein paar Stunden vorher noch einmal Bescheid zu sagen, damit dein Kind nicht überrumpelt wird.

**Sprich positiv über das, was euch erwartet**

Zusätzlich zum Spielen macht es Sinn, im Vorfeld zu besprechen, was beim Arztbesuch passieren wird. Ganz wichtig: Formuliere deine Sätze positiv und vermeide Verneinungen. Es bringt deinem Kind nichts, wenn du ihm lang und breit erklärst, was alles nicht passieren wird: »Der Doktor tut dir nichts.« ist ebenso kontraproduktiv wie »Das tut sicher nicht weh!« oder »Heute gibt es keine Spritze«. Das funktioniert so gut wie: »Denk jetzt bitte nicht an einen rosa Elefanten.« Nämlich gar nicht.

Hilfreicher sind etwa folgende Sätze: »Der Arzt wird dich untersuchen. Dabei muss er dich abhören. Es kann sein, dass das Stethoskop am Anfang etwas kalt ist.« Auch wichtig: Erkläre so neutral und so positiv wie möglich, beschönige nichts, dramatisiere nicht und vor allem: Versprich nichts, von dem du nicht weißt, ob du es halten kannst. Wenn dein Kind Fragen hat, beantworte diese so gut und so altersentsprechend wie du kannst. Wenn du etwas nicht weißt, ist das auch ok.

Ihr könnt euch im Vorfeld auch die positiven Ereignisse der vergangenen Arztbesuche in Erinnerung rufen: »Weißt du noch, wie nett der Arzt letztens war? Und wie flott wir mit der Untersuchung durch waren?«, »Es hat nur ganz kurz gekitzelt, als er deinen Bauch abgetastet hat. Da musstest du ordentlich lachen!«. »Das Eis letztes Mal war superlecker, oder? Welches Eis möchtest du heute essen, wenn wir fertig sind?« Ganz egal, wie du dein Kind verbal auf den Arztbesuch vorbereitest, das Allerwichtigste ist: Betone unbedingt, dass du immer da bist. Egal, was passiert. Ihr schafft das gemeinsam!

### Schreib dir deine Fragen vorher auf

Auch für Eltern sind Arztbesuche Ausnahmesituationen. Oft haben wir im Vorfeld viele Fragen, Themen, die wir besprechen wollen, die wir dann im eigentlichen Arztgespräch aber vergessen. Deswegen: Schreib dir alles auf, was du ansprechen und fragen möchtest. Falls du dein Kind nicht selbst begleiten kannst, kannst du deinen Zettel dann auch der eigentlichen Begleitperson mitgeben.

### Was macht dein Kind, während du mit dem Arzt sprichst?

Viele Eltern wissen nicht, wie sie die Situation während des Arztgesprächs am besten handhaben sollen. Macht es Sinn, vor dem Kind über seine Probleme zu sprechen? Ist es besser, wenn es nicht zuhört?

Arztbesuche sind immer eine besondere Situation. Für dein Kind und für dich. Wenn du die Möglichkeit hast: Nimm dir eine zweite Person mit, die sich um dein Kind kümmert, während du mit dem Arzt sprichst. Das hat mehrere Vorteile: Du bist konzentrierter, aufnahmefähiger, denkst an deine Fragen und merkst dir eher, was besprochen wird. Wenn du keine zweite Person mitnehmen kannst, findest du vielleicht etwas, womit sich dein Kind in dieser Zeit beschäftigen kann, ohne dass es viel Aufmerksamkeit von dir braucht. Optimalerweise hört es dabei z. B. ein Hörspiel, hat Kopfhörer auf und bekommt vom Gespräch nichts mit. Wenn das alles nicht funktioniert und dein Kind das Gespräch mitbekommt, dann ist das eben so. Wie gesagt: Ein Besuch beim Arzt ist immer eine besondere Situation.

### Schmerzlinderung

Wenn du bereits vorher weißt, dass dein Kind beim Arztbesuch gestochen werden soll (z. B. Impfung oder Blutabnahme), hast du die Möglichkeit, schon zu Hause ein schmerzstillendes Pflaster aufzukleben. Dieses Pflaster enthält ein sogenanntes Lokalanästhetikum, das die Haut betäubt und somit dazu führt, dass dein Kind den Einstich weniger bzw. nicht spüren wird. Bitte erkundige dich dafür im Vorfeld beim behandelnden Arzt, wohin du es kleben sollst, und lass es lange genug einwirken. Dein Arzt bzw. dein Apotheker werden dir zur korrekten Anwendung bestimmt gerne Auskunft geben.

### Schick das entspanntere Elternteil mit zum Arzt

Du hast selbst schlechte Erfahrung mit Ärzten? Fürchtest dich vor Spritzen oder kippst um, sobald du Blut siehst? Dann sollte dein Kind vielleicht besser vom anderen Elternteil oder von einer anderen Vertrauensperson begleitet werden. Manchmal ist das der Opa, die Tante oder auch ein vertrauter Nachbar.

### Sucht die richtige Kleidung aus

Optimal wäre hier natürlich Kleidung, die einfach aus- und anzuziehen ist, die schnell die Körperteile freilegt, die benötigt werden und die noch dazu bequem ist. Was das sein könnte? Da gehen die Meinungen von Eltern und Kind vermutlich manchmal etwas auseinander. Vielleicht ist die richtige Kleidung in dem Moment auch einfach das Prinzessinnenkleid oder der Superman-Anzug des letzten Faschingsfestes.

### Nehmt euch Zeit

Zu einem entspannten Arztbesuch gehört auch, dass ihr ausreichend Zeit einplant. Wenn möglich: Fahr früh genug los, um einen Stau zu verkraften und in Ruhe einen Parkplatz zu suchen. Wenn ihr die öffentlichen Verkehrsmittel nutzt, plant lieber einen möglichen Bus- oder Bahnausfall mit ein. Diese soll es in manchen Ländern ja hin und wieder geben.

### Nehmt etwas Vertrautes mit

Kleine Kinder nehmen vielleicht gerne ein Kuscheltier oder eine Puppe mit, die untersucht werden kann. Andere brauchen ihr großes Geschwister, bei dem sie erst einmal schauen können, wie die Untersuchung ablaufen wird. Jugendliche möchten vielleicht gerne eine Freundin oder einen Freund zur Unterstützung dabeihaben.

### Nimm die Emotionen deines Kindes ernst

Angst und Schmerz sind individuell und beides ist nicht sichtbar. Etwas, das für uns als erwachsene Person selbstverständlich ist, kann für dein Kind sehr beängstigend sein. Etwas, das du fast nicht spürst, kann einer anderen Person sehr wehtun. Die Emotionen deines Kindes sind echt. Und für dein Kind sehr real. Am besten hilfst du ihm, indem du diese Emotionen siehst, ernst nimmst und nicht versuchst, diese mit einem »Das ist nicht so schlimm« wegzuwischen. Auch wenn es für dich nicht schlimm erscheint, für dein Kind ist es das in diesem Moment.

### Unterstütze dein Kind

Fast jede Untersuchung beim Kinderarzt, Kindergastroenterologen oder Kinderchirurgen funktioniert zur Not auch auf dem Schoß von Mama oder Papa. Wenn dein Kind sich also nicht allein auf die Arztliege traut: Nimm es auf deinen Schoß oder legt euch gemeinsam auf die Liege. Stillkinder möchten während der Untersuchung als Ablenkung vielleicht stillen, größere Kinder eine Kleinigkeit auf deinem Handy schauen. Egal, was eure Lösung ist: Im Körperkontakt mit einer vertrauten Person ist vieles direkt leichter.

### Tut euch im Anschluss etwas Gutes

Auch hier sind Rituale nicht verkehrt. Manche Familien gehen nach jedem Arztbesuch ein Eis essen. Andere ins Spielzeuggeschäft. Wieder andere kuscheln eine Extrarunde, schauen zu Hause einen Film an oder essen eine ganze Tüte Gummibärchen auf einmal. Ganz egal, was euer »Nach-dem-Arztbesuch-Ritual« ist: Bitte macht es immer. Egal, ob dein Kind kooperativ war oder nicht. Sollte das Ritual ausbleiben, wenn dein Kind bei der Untersuchung nicht gut mitmachen konnte, kann es dieses Ausbleiben sehr leicht als Bestrafung wahrnehmen. Das würde euch beim Thema »Angst vor dem Arztbesuch« wahrscheinlich nicht weiterhelfen. Und: Tu auch du dir selbst gerne vor und nach jedem Arztbesuch deines Kindes etwas Gutes. Du hast es genauso verdient.

**Sprecht über das Erlebte**

Der Besuch beim Arzt war gut? Dann sprecht darüber. Nichts kann bestärkender sein, als sich zu verinnerlichen, dass man etwas geschafft hat. Dass etwas positiv war und vielleicht sogar ein bisschen Spaß gemacht hat.

Es ist nicht so gut gelaufen? Auch das darf besprochen und nachbearbeitet werden. Was fand dein Kind blöd? Was hätte besser laufen können? Was könnt ihr daraus lernen? Was beim nächsten Mal anders machen? Auch hier ist es wichtig, die Emotionen deines Kindes ernst zu nehmen.

## Die Hilfe für mich selbst

Wir Eltern sind durch die Stuhlabsatzprobleme unserer Kinder körperlich und psychisch oft sehr belastet. Studien zeigen, dass vor allem Mütter von betroffenen Kindern vermehrt unter Stress stehen und sogar unter körperlichen und psychischen Beschwerden leiden[214]. Das bedeutet also: Auch uns geht es oft schlecht. Wir gehen weit über unsere Grenzen. Wir brauchen Hilfe.

» *Ich habe kaum mehr geschlafen, habe versucht, mich so gut es geht zu informieren, zu verstehen, was da passiert, mein Kind zu schützen, irgendwie klar zu denken und nach adäquater Hilfe zu suchen. Es war schrecklich, ich wäre fast durchgedreht! Ich habe mich sehr allein gefühlt und immer mehr zurückgezogen.* «

### Die Selbstfürsorge – du kannst nur geben, was du hast

Der Punkt, den wir Eltern in der ganzen Sorge um unsere Kinder und das Managen des Alltages viel zu oft vergessen, sind wir selbst. Und das ist erschreckend, denn wir sind sehr wichtig. »Wenn es dir gutgeht, geht es auch deinem Kind gut« – kennst du diesen Spruch? Wenn man ein krankes Kind hat, erscheint einem dieser Spruch ironisch, und doch ist er in vielen Punkten wahr. Denn je besser du auf dich selbst achtest, je voller deine Akkus sind, je ausgeglichener und entspannter du bist, desto einfacher wird der Alltag mit deinem Kind. Und das ist unfassbar viel wert.

Wenn wir fertig und ausgebrannt sind, wenn unsere Akkus leer sind, dann sind wir weder entspannt, noch haben wir die Energie und Empathie, die uns unsere Kinder und unser Umfeld abverlangen. Also bitte atme immer wieder tief durch und mach etwas für dich! Nimm dir regelmäßige Auszeiten. Geh ins Kino, ins Schwimmbad, in die Badewanne, spazieren, laufen oder in den Keller zum Schreien. Was auch immer du brauchst, um runterzukommen und deine Akkus aufzuladen. Meditiere, mache autogenes Training oder Yoga. Geh aus und übernachte im Hotel. Nimm psychologische Hilfe in Anspruch, um regelmäßig über dich und deine Themen zu sprechen und zu verarbeiten, was du erlebst. Plane im Alltag bewusst Zeit für dich selbst ein. Schaffe Entlastung, wo immer du kannst. Was auch immer dir einfällt, was auch immer deine Bedürfnisse sind. Kümmere dich gut um dich! Denn: Du kannst nur geben, was du hast!

Selbstfürsorge bedeutet aber auch: Umgib dich mit Menschen, die dir guttun. Tausch dich mit Menschen aus, die dich verstehen. Wir verschwenden oft so viel Zeit und vor allem Energie damit, uns mit Menschen auseinanderzusetzen, die nicht nachvollziehen können, was wir erleben. Die keine Vorstellung davon haben, wie es ist, seinem Kind dabei zuzuschauen, wie es unter Tränen und Geschrei viel zu große Stuhlballen durch eine viel zu kleine Öffnung presst. Ständig zu erklären und uns zu rechtfertigen bringt uns und unsere Kinder nicht weiter. Was uns weiterbringt, ist der Austausch mit Gleichgesinnten. Mit Menschen, die das Gleiche erleben wie wir. Die unsere Ängste verstehen und unsere Sorgen teilen. Die uns Energie und Lebensmut geben, anstatt uns welche zu rauben.

## Der Austausch mit Gleichgesinnten – du bist nicht allein

Obwohl im deutschsprachigen Raum bis zu 14,1 % der Kinder von einer chronischen Verstopfung betroffen sind, treffen wir immer wieder auf Eltern, die geglaubt haben, dass sie mit den Problemen ihres Kindes vollkommen allein sind. Das ist erschreckend. Diese Eltern sind oft vollkommen überwältigt, wenn sie im Rahmen einer Selbsthilfegruppe Menschen treffen, die genau das Gleiche erleben wie sie selbst. Menschen, die ihre Probleme, Ängste und Sorgen kennen. Von denen sie keine gutgemeinten Tipps bekommen, die nicht weiterhelfen, sondern Erfahrungswerte, Lösungsansätze, Zuspruch. Andere Sichtweisen auf das Verhalten ihrer Kinder und Ideen, wie sie damit umgehen können. Eltern, die ebenfalls versucht haben, alles richtig zu machen, aber einfach immerzu schlecht beraten wurden.

» *Vielen Dank für euren Zuspruch! Seit ich hier in der Online-Selbsthilfegruppe bin, habe ich endlich das Gefühl, nicht mehr allein zu sein. Ernst genommen zu werden, nicht erklären zu müssen. Es tut so gut, hier nicht belächelt und als hysterisch bezeichnet, sondern endlich wirklich verstanden zu werden. Mich austauschen zu können, um Tipps, Anregungen, Mut und Sicherheit im Umgang mit der Erkrankung meines Kindes zu bekommen und zu sehen, dass wir kein Einzelfall sind. Danke!* «

Sie erkennen, dass ihr Kind vielleicht doch kein besonders schwerer Einzelfall ist, es ihnen nicht nur auf der Nase herumtanzt oder sie tyrannisieren will. Sie sehen, dass es Menschen gibt, die tagtäglich mit den gleichen Problemen kämpfen. Menschen, die sie ohne große Erklärung verstehen. Wirklich verstehen. Diese Erfahrung kann so entlastend sein. So viel Druck und Selbstvorwürfe nehmen. So viel Mut machen. Denn in einem Punkt sind sich alle Eltern betroffener Kinder einig:

» *Niemand, der das nicht selbst erlebt hat, weiß, wie ohnmächtig und verzweifelt man sich als Elternteil fühlt, wenn das eigene Kind einhält.* «

**Warum ist es trotzdem wichtig, dass wir öffentlich über dieses Thema sprechen?**

Immer wieder sprechen wir mit Eltern, die mit den Problemen ihrer Kinder lieber in der Anonymität bleiben wollen als offen darüber zu sprechen. Vielleicht aus Scham, aus Angst vor den Reaktionen in ihrem Umfeld oder aus Angst vor den Konsequenzen für ihr Kind. All das ist absolut nachvollziehbar und legitim. Und trotzdem ist es wichtig, dass wir als Eltern betroffener Kinder offen über dieses Thema sprechen. Denn wer, wenn nicht wir, soll der Erkrankung unserer Kinder ein Gesicht geben? Wer soll sie durch Emotion und wahre Begebenheiten mit Realität füllen? Wer, wenn nicht wir, soll für dieses Thema sensibilisieren, aufmerksam machen, aufklären und Mythen beiseite räumen? Wer, wenn nicht wir!

Wenn wir die Situation für unsere Kinder und für alle anderen Kinder verbessern wollen, dann müssen wir über dieses Thema – und all seine Facetten – sprechen. Wir müssen uns vor den Vorhang trauen und sagen: Hier sind wir. So schaut unser Leben aus. Denn nur so können wir aufklären, enttabuisieren: indem wir selbstbewusst mit dem Thema Verstopfung umgehen. Nur so können wir uns selbst Sichtbarkeit verleihen und uns eine Stimme in der Öffentlichkeit geben. Wir müssen anfangen, etwas zu verändern. Wir sind alle in der gleichen Situation. Wir sitzen im selben Boot. Wer, wenn nicht wir!

## Die Vorwürfe – so kannst du damit umgehen

Als Eltern von chronisch verstopften Kindern sind wir an vielen Stellen mit Meinungen, Halbwissen, gut gemeinten Ratschlägen und diversen Vorwürfen konfrontiert. Eine Tatsache, die unser Leben nicht unbedingt einfacher macht. Deswegen möchten wir dir auch zu diesem Thema ein paar Infos an die Hand geben, denn: Du hast immer eine Wahl. Eine Wahl, ob du die vermeintliche Kritik, die dir entgegengebracht wird, annehmen möchtest oder nicht, die Wahl, ob du dich darüber ärgerst oder nicht. Und: Du hast immer die Wahl, ob du kommunizieren möchtest oder nicht. Du musst nicht mit jedem diskutieren. Das ist nicht deine Pflicht. Du darfst es auch einfach bleiben lassen. Deswegen ist die erste Frage, die du dir stellen solltest: Lohnt es sich, mit dieser Person zu diskutieren? Wird mich das weiterbringen oder nicht?

Die Grundvoraussetzung dafür, dass du diese Frage für dich selbst beantworten kannst, ist, dass du gut informiert und aufgeklärt bist. Wenn du die Fakten kennst, zwischen gut und gut gemeint unterscheiden kannst, kannst du auch besser entscheiden, ob dich ein Austausch mit der betreffenden Person weiterbringen würde oder ob das nur »leere Kilometer« werden, die dir kostbare Energie rauben. Zudem macht uns Wissen selbstbewusster. Je besser wir selbst Bescheid wissen, umso gelassener können wir mit Kritik umgehen und desto selbstsicherer und bestimmter können wir unsere Meinung vertreten.

Wenn die Antwort auf diese Frage »Nein« ist, gibt es verschiedene Strategien, wie du dem Thema ein Ende bereiten kannst. Eine der konfrontativsten Möglichkeiten ist, eine klare Grenze zu ziehen und einfach Stopp zu sagen. »Stopp, ich will das nicht!« oder auch »Ich will darüber nicht diskutieren!« kann manchmal sehr hilfreich sein – vor allem für dich. Manche Eltern haben sich hier aber auch weniger radikale Strategien und Sätze zurechtgelegt, um das Gespräch zu beenden: »Danke, dass du dir Sorgen machst. Uns geht es gut«. Wenn das nicht die richtige Lösung für dich ist, kannst du auch einfach das Thema wechseln oder »auf Durchzug stellen«, freundlich lächeln und dir gemäß dem Spruch: »Lucky you!« denken: »Du hast offenbar keine Ahnung, wovon wir hier wirklich sprechen«. Leider fällt uns das nicht immer so leicht, wie es klingt und es ist auch nicht an jeder Stelle möglich.

Solltest du dich hingegen dazu entscheiden, das Gespräch mit deinem Gegenüber einzugehen, ist es sehr wichtig, dass du das nicht im Moment extremer Emotion machst. Wenn einer der Gesprächspartner aufgebracht oder sogar wütend ist, ist es sehr schwer, ein sachliches Gespräch zu führen. Versuche dich also erst zu beruhigen, bevor du antwortest. Dafür kannst du z. B. langsam bis 10 zählen, bevor du etwas sagst, deinen Oberarm massieren oder irgendetwas anderes tun, das dich runterholt. Manchmal kann es auch ratsam sein, das Gespräch abzubrechen und erst eine Nacht darüber zu schlafen, bevor man das Thema noch einmal anspricht. »Morgen sieht die Welt schon wieder ganz anders aus.« Im Optimalfall sollte das nachgeholte Gespräch dann in ruhiger Umgebung, vielleicht sogar auf neutralem Boden und mit ausreichend Zeit stattfinden.

### Vorbereiten – Zuhören – Empathie schenken

Wenn du die Möglichkeit hast, geh gut vorbereitet in das Gespräch. Bring vielleicht Informationsmaterial mit, das die Erkrankung deines Kindes erklärt. Bilder, die Zusammenhänge klar machen. Mit bebildertem Material fällt es uns oft leichter, Dinge zu verstehen. Und dann: Hör zu. Und damit meinen wir nicht, hör dir an, was der andere sagt, um gleich ein Gegenargument parat zu haben. Nein. Hör wirklich zu. Hör, was dein Gegenüber tatsächlich sagt. Denn so schwierig es manchmal auch zu verstehen ist: Ganz oft versteckt sich hinter Kritik oder Vorwürfen in Wirklichkeit Sorge um dich und dein Kind. Das zu erkennen bringt dich persönlich meist schon viel weiter. Und wenn du es ansprichst, z. B. einfach fragst: »Machst du dir Sorgen um uns?«, kann es auch dem Gespräch eine andere Richtung geben. Wichtig ist hier allerdings, dass du nur das hörst, was dein Gegenüber sagt, ohne dass du dich davon angegriffen fühlst. So kann die Stimmung ruhig bleiben.

Neben dem Zuhören, dem Hinhören ist aber auch hier die Art und Weise, wie du kommunizierst, wichtig. Auch im Gespräch mit Erwachsenen hat es sich bewährt, Ich-Sätze zu formulieren und nur zu beschreiben, was du gerade hörst, siehst und was du fühlst. Ohne dem anderen dabei etwas zu unterstellen. Das wiederum ist die Basis für ein konstruktives Gespräch über unterschiedliche Bedürfnisse, Ansichten und Wissensstände. Ihr könnt dadurch ohne Angriffe oder Rechthaberei kommunizieren. Niemand muss sich rechtfertigen oder durch Widerstand verteidigen. Ihr könnt stattdessen offen bleiben und darüber nachdenken, wie ihr auf den jeweils anderen zugehen könnt, um alle Sorgen und Bedenken auszuräumen.

### Was, wenn das alles nicht klappt?

Es gibt immer wieder Situationen, in denen kein Gespräch möglich ist. Menschen, die nichts von all dem annehmen können oder wollen, was wir ihnen anbieten. Und das ist ok. Du kannst es nicht allen recht machen! Das ist eine der wichtigsten Lektionen, die wir in unserem Leben lernen müssen. Nicht jeder muss gut finden, was du machst. Nicht jeder muss dich verstehen. Und trotzdem bist du gut so, wie du bist. Wenn das passiert, stehst du an dem Punkt, zu entscheiden, wie wichtig dir dieser Mensch ist, wie sehr dich die Situation belastet und wie gut du damit umgehen kannst. Denn wir können andere Menschen nicht ändern. Wir können nur unsere Reaktion auf sie verändern. Und manchmal ist der einzige Weg, sich umzudrehen und zu gehen.

## Die Mythen und die Fakten

Es gibt erstaunlich viele Mythen um einen Wirkstoff, der für Kinder mit chronischen Stuhlabsatzbeschwerden ein wahrer Segen ist. Was Macrogol ist und wie es wirkt, hast du vielleicht schon im Kapitel »Die Wirkstoffe und ihre Mechanismen« (Seite 113) gelesen. Hier wollen wir uns mit Themen beschäftigen, die sich sehr hartnäckig halten und viele Eltern massiv verunsichern. Um den Rahmen nicht zu sprengen, werden wir uns dabei auf die gängigsten Mythen beschränken:

### Macrogol macht abhängig

Falsch. Wenn man sich den Wirkmechanismus von Macrogol anschaut, ist es auch ganz klar, warum das falsch ist: Macrogol 3350 bzw. 4000 besteht aus sehr großen Molekülen, die nicht durch die Darmwand passen und somit nicht vom Körper aufgenommen werden können. Aus diesem Grund verbleibt Macrogol im Darm, wo es Flüssigkeit an sich bindet und den Stuhl weicher macht. Etwas, das vom Körper nicht aufgenommen wird, kann auch nicht abhängig machen.

### Macrogol macht den Darm träge

Nein. Macrogol bindet Flüssigkeit, die im Speisebrei enthalten ist. Dadurch bleibt mehr Flüssigkeit als sonst im Stuhl, dieser wird dadurch weicher und voluminöser. Durch das erhöhte Volumen des Darminhalts wird die Darmwand gedehnt. Sobald diese Dehnung ausreichend hoch ist, reagiert die Muskulatur der Darmwand und zieht sich zusammen, wodurch der Darminhalt weitertransportiert wird. Macrogol macht also eigentlich genau das Gegenteil: Es animiert den Darm dazu, selbstständig mehr zu arbeiten, und regt die Darmaktivität somit indirekt an.

### Macrogol darf nur kurz angewendet werden

Nein. Wenn man sich die Beipackzettel der bekanntesten Macrogol-haltigen Präparate für Kinder anschaut, findet man darin überall die Info, dass die Behandlung von Kindern mit chronischer Verstopfung über einen längeren Zeitraum, mindestens 6–12 Monate, erfolgen sollte[215]. Die aktuellen Leitlinien zur Behandlung von funktioneller Obstipation und Stuhlinkontinenz im Kindes- und Jugendalter sprechen von einer Therapiedauer von mindestens 6 Monaten, häufig bis über 24 Monate bzw. so lange, wie die Obstipation schon andauert[216].

### Macrogol ohne Elektrolyte führt zu Elektrolytverschiebungen

Falsch. Es liegen aktuell zwar kaum direkte Vergleichsstudien für Macrogol-Präparate mit und ohne Elektrolytzusatz vor, für relevante Unterschiede in der Sicherheit und Wirksamkeit gibt es jedoch keine Hinweise[217]. Der Zusatz bzw. das Fehlen von Elektrolyten hat also keinen Einfluss auf die Wirkung oder die Sicherheit von Macrogol[218].

### Macrogol darf nur in Wasser gelöst werden, sonst wirkt es nicht

Nein. Macrogol kann in jeder Flüssigkeit aufgelöst werden, die dir einfällt. Hier bieten sich verdünnte Säfte – allen voran Apfelsaft – sehr gut an. Auch Milch und Muttermilch kann verwendet werden. Bei manchen Kombinationen aus Muttermilch bzw. Kuhmilch und Macrogol-Präparat kann es jedoch passieren, dass die Milch ausflockt. Das merkst du aber recht schnell. Da das nicht bei jedem Macrogol-Präparat passiert, lohnt es sich, ein anderes auszuprobieren.

**Macrogol wirkt ohne Elektrolyte nicht**
Falsch. Jedes Macrogol-haltige Präparat hat einen bestimmten Handelsnamen (z. B. Movicol® junior aromafrei oder Kinderlax elektrolytfrei) und enthält einen Wirkstoff (Macrogol 3350 oder 4000). Allein dieser Wirkstoff – also Macrogol – ist für die Wirkung des Medikaments verantwortlich. Manche enthalten zusätzliche Aromen oder Elektrolyte. Der Zusatz bzw. das Fehlen von Elektrolyten hat aber keinen Einfluss auf seine Wirkung[219] – aber auf den Geschmack. Der große Unterschied ist, dass Kinder Macrogol-Präparate ohne Elektrolyte meistens deutlich besser akzeptieren als elektrolythaltige Präparate.

**Macrogol 4000 als Reinsubstanz ist giftig**
Falsch. Macrogol 4000 als Reinsubstanz ist genau das, was auch in Macrogol-haltigen Präparaten verarbeitet wird. Es ist ein Rohstoff und wird deswegen als Chemikalie deklariert. Das bedeutet aber nicht, dass es giftig ist. Es ist lediglich nicht verarbeitet bzw. nicht in Beutel abgefüllt. Wenn du reines Macrogol aus der Apotheke beziehst, muss dieses nach genauen Richtlinien geprüft und gekennzeichnet werden. So wie jedes andere Arzneimittel auch.

**Stimulative Laxanzien dürfen nicht länger als 2 Wochen genommen werden**
Lange Zeit war die Daten- und Studienlage zur Langzeitanwendung von stimulativen Laxanzien mangelhaft. Aus diesem Grund wurde von einer längeren Einnahme abgeraten. Mittlerweile verdichten sich aber die Hinweise darauf, dass im Rahmen der Behandlung einer chronischen Verstopfung bei Kindern – unter ärztlicher Kontrolle – auch eine längere Anwendung möglich und sicher ist. So zeigt eine kürzlich veröffentlichte Studie, dass der Einsatz von Bisacodyl effektiv ist, gut toleriert wird und im durchschnittlichen Langzeiteinsatz von 14 Monaten keine Komplikationen oder Gewöhnungseffekte nach sich zieht[220]. Bei der Therapie der funktionellen Obstipation können diese also in den allermeisten Fällen nach einer gewissen Zeit wieder reduziert werden und lassen sich ohne Probleme ausschleichen.

# Service

## Die Checklisten

» Um dir als Elternteil und auch als medizinisches Fachpersonal das Leben etwas zu erleichtern, haben wir für euch ein paar Checklisten ausgearbeitet.

### Die Checkliste für den Arztbesuch

- ☐ zu Hause wichtige Punkte notieren
- ☐ zu Hause Fragen aufschreiben
- ☐ abklären, ob 2. Begleitperson möglich
- ☐ wenn ja: mitnehmen
- ☐ schmerzstillendes Pflaster notwendig?
- ☐ vorher noch etwas essen – außer dein Kind muss für die Untersuchung nüchtern sein (ist in der Arztpraxis aus hygienischen Gründen meistens nicht erlaubt)
- ☐ Anreise stressfrei und mit Zeit-Puffer planen
- ☐ Wartezeit einplanen
- ☐ Beschäftigungsmaterial für das Kind während der Wartezeit und des Arztgesprächs (z. B. Malsachen, Buch, Hörspiel/Handy plus Kinderkopfhörer)

### Die Checkliste für den Arzt

**Erstvorstellung**

*Alarmzeichen*?

- ☐ Säugling < 6 Monaten
- ☐ Gedeihstörung
- ☐ Anzeichen eines beginnenden Darmverschlusses (Ileus-, Subileuszeichen)
- ☐ anhaltendes Weinen
- ☐ massive Vorwölbung des Bauchs
- ☐ syndromale Begleiterkrankung
- ☐ positive Familienanamnese für z. B. Morbus Hirschsprung, Zöliakie

Wenn *ja*: **weitere Abklärung über Fachärzt*in mit Schwerpunkt** in Erwägung ziehen

Wenn *nein*: Beginn mit **Desimpaktion** bei Stuhlimpaktion (Tastbefund, Ultraschall)

- ☐ Aufklärung/Schulung
- ☐ osmotische Laxanzien (Macrogol) oral hochdosiert
- ☐ ggf. unterstützt durch stimulative Laxanzien (z. B. Natrium-Picosulfat) einige Tage *nach* Aufweichen des Stuhls

Erst wenn Desimpaktion erfolgreich (Rektum-Ultraschallkontrolle), Beginn **Erhaltungstherapie** mit

- ☐ Aufklärung/Schulung
- ☐ osmotische Laxantien oral
- ☐ Stuhltagebuch
- ☐ Toilettentraining (altersabhängig)

**Re-Evaluierung nach 2 Wochen,** ob Erhaltungstherapie suffizient

- ☐ Wenn *nein*: Therapieoptimierung oder weitere Abklärung über Fachärzt*in mit Schwerpunkt in Erwägung ziehen
- ☐ Wenn *ja*: Erhaltungstherapie fortsetzen und erst nach geplanter Therapiedauer (Monate) unter regelmäßigen Kontrollen langsamer Versuch der Reduktion. Bei Bedarf jederzeit wieder Therapieintensivierung.

Zusätzlich bei **hohem Leidensdruck** innerhalb der Familie:
- ☐ Möglichkeit zum Austausch mit anderen Eltern ansprechen (z. B. »Knopf im Bauch e. V.« oder bei MH/ARM »SoMA e. V.«)
- ☐ klinisch-psychologische Begleitung anbieten

**Erhaltungstherapie bei weiterer Kontrolle nicht erfolgreich:**

Weitere Abklärung über Fachärzt*in mit Schwerpunkt und Ausschluss von:
- ☐ Zöliakie (tTG-IgA-Ak oder EmA-IgA-Ak sowie Gesamt-IgA im Serum)
- ☐ Schilddrüse (TSH, T4)
- ☐ Kuhmilchproteinallergie (Eliminationsdiät, Aminosäuren-Formulanahrung, oraler Provokationstest)

Je nach Befund: Therapie der Grunderkrankung

**Wenn weitere Abklärung unauffällig und weiterhin symptomatisch:**

Intensivierung der Abklärung:
- ☐ Ausschluss Morbus Hirschsprung (Biopsie, anorektale Manometrie)
- ☐ Irrigoskopie (weitere anatomische Abklärung mittels Kontrastmitteleinlauf)
- ☐ MRT zum Ausschluss spinaler Erkrankungen
- ☐ Kolon-Transitzeit-Bestimmung (Slow transit constipation, Somatisierungsstörung)
- ☐ Kolon-Manometrie (vor allem, bevor chirurgische Therapie geplant wird)

Therapie entsprechend der Grunderkrankung. Wenn Befunde unauffällig und Patient weiterhin symptomatisch, dann Therapieerweiterung.

**Therapieerweiterung:**
- ☐ klinisch-psychologische Begleitung
- ☐ stimulative Laxanzien
- ☐ Physiotherapie
- ☐ Biofeedback
- ☐ TTNS (Transkutane Tibialis-Nervenstimulation)
- ☐ Botox intrasphinctär
- ☐ sakrale Neurostimulation
- ☐ Darmspülungen (antegrad, retrograd)

Zusätzliche Option bei **pathologischer Kolonmanometrie** (segmental oder generalisiert):
- ☐ Chirurgie (Darmresektionen, Spülstoma, Stoma)

## Quellenangaben

Die verwendete Literatur findest du online unter https://extras.thieme.de/trias.htm

## Stichwortverzeichnis

# Empfehlungen von Yvonne Schroffenegger und Dr. Wilfried Krois

*Hier findest du weiterführende Informationen*

## Zusatzinhalte zum Download

Das Stuhlprotokoll, den Stuhlkalender und das Ernährungstagebuch findest du online zum Download unter https://extras.thieme.de/trias.htm

## Selbsthilfeorganisationen

**Knopf im Bauch e. V.** – Patientenorganisation für Eltern, deren Kinder unter chronischer Verstopfung und/oder Stuhlinkontinenz leiden
Ödenburgerstrasse 19/RH/50
1210 Wien
Österreich
E-Mail: info@knopf-im-bauch.com
www.knopf-im-bauch.com

**SoMA Austria** – Selbsthilfeorganisation für Betroffene von Morbus Hirschsprung und Anorektal-Fehlbildungen
www.soma-austria.at

**SoMA e. V. Deutschland** – Selbsthilfeorganisation für Betroffene von Morbus Hirschsprung und Anorektal-Fehlbildungen
www.soma-ev.de

**Deutsche Zöliakie Gesellschaft e. V.** – Organisation von und für Zöliakie betroffenen Menschen sowie deren Familienmitglieder, Freunde und Angehörige
www.dzg-online.de

**Österreichische Arbeitsgemeinschaft Zöliakie**
www.zoeliakie.or.at

**IG Zöliakie der Deutschen Schweiz**
www.zoeliakie.ch

## Fachgesellschaften und Vereine

**Gesellschaft für Pädiatrische Gastroenterologie und Ernährung e. V.**
www.gpge.eu

**AG-GGUP** – Gynäkologie Geburtshilfe Urologie Proktologie
www.ag-ggup.de

**Kontinenzgesellschaft**
www.kontinenz-gesellschaft.de/Beratungsstellen-Zentren.6.0.html

**Vereinigung für Urotherapie e. V.**
https://urotherapie.de

## Sonstige Webadressen und Links

**Zöliakie verstehen**
www.zöliakie-verstehen.de

**YouTube-Video »The poo in you« der Gesellschaft für Pädiatrische Gastroenterologie und Ernährung (GPGE)**
www.youtube.com/watch?v=_4lQA85B4BE
(letzter Zugriff am 13.03.2023)

**Bibliografische Information der Deutschen Nationalbibliothek**
Die Deutsche Nationalbibliothek verzeichnet diese Publikation in der Deutschen Nationalbibliografie; detaillierte bibliografische Daten sind im Internet über dnb.d-nb.de abrufbar.

Programmplanung: Katja Liese
Projektmanagement: Anja Bippus
Redaktion: Dr. Thamar Triebel
Bildredaktion: Christoph Frick, Marie Crämer

Covergestaltung: © Thieme
Layout: CYCLUS · Visuelle Kommunikation, Stuttgart

Bildnachweis:
Covermotiv und Bild S. 3: © Atlas/stock.adobe.com
Fotos im Innenteil: S. 8/9, 37, 52/53, 56, 59, 76/77, 91 oben, 100 © Martin Jordan Fotografie; S. 48, 51, 69, 74 © Medizinische Universität Wien/ Universitätsklinik für Radiologie und Nuklearmedizin und Unversitätsklinik für Kinder- und Jugendchirurgie; S. 50, 60, 75, 83 © Wilfried Krois; S. 73 © Institut für Klinische Radiologie, Rheinland Klinikum Neuss Lukaskrankenhaus; S. 91 unten Yvonne Schroffenegger; S. 122/123 © Natallia/stock.adobe.com
AutorInnenfotos: S. 2 oben © Yvonne Schroffenegger; unten © Martin Jordan Fotografie
Zeichnungen: Susi Schaaf, Bellheim; S. 36 © Yvonne Schroffenegger; S. 46 © SoMA Austria – Selbsthilfeorganisation für Betroffene von Morbus Hirschsprung und Anorektal-Fehlbildungen – www.soma-austria.at
Die abgebildeten Personen haben in keiner Weise etwas mit der Krankeit zu tun.

1. Auflage 2023


TRIAS Verlag in Georg Thieme Verlag KG
Rüdigerstraße 14, 70469 Stuttgart, Germany
www.trias-verlag.de

Printed in Germany

Satz und Repro: Fotosatz Buck, Kumhausen
Druck: Westermann Druck Zwickau GmbH, Zwickau

Gedruckt auf chlorfrei gebleichtem Papier

ISBN 978-3-432-11755-3 2 3 4 5 6

Auch erhältlich als E-Book:
eISBN (ePub) 978-3-432-11756-0

# Die richtigen Übungen
# Fit und Entspannt

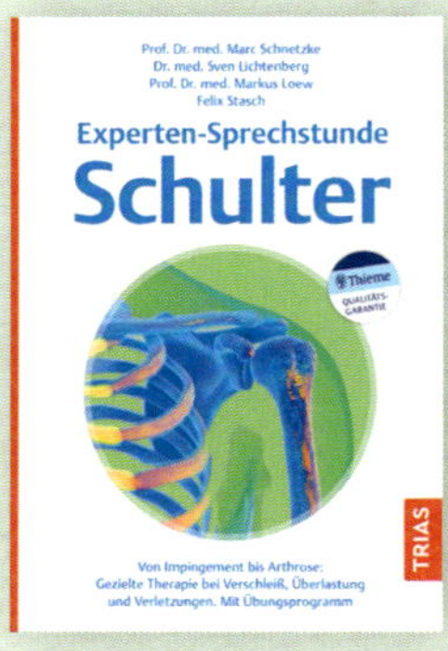


Prof. Dr. med. Marc Schnetzke
**Experten-Sprechstunde Schulter**

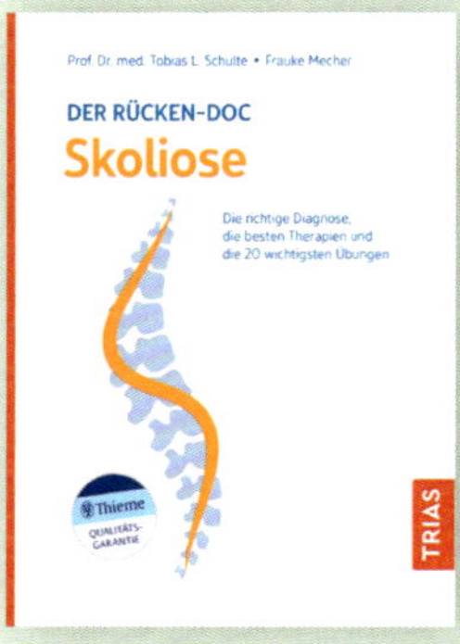


Prof. Dr. med. Tobias L. Schulte
**Der Rücken-Doc: Skoliose**

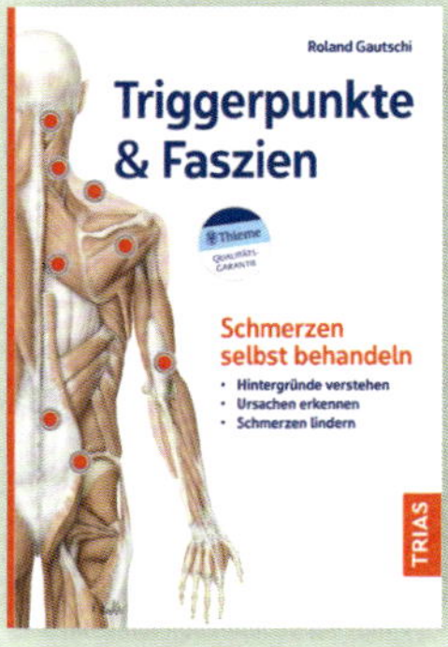


Roland Gautschi
**Triggerpunkte & Faszien**

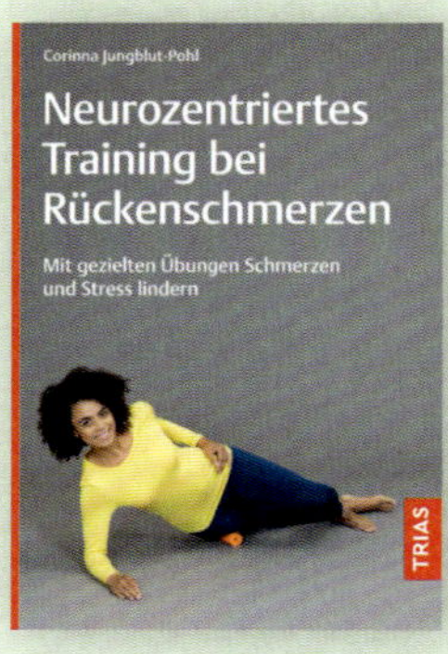


Corinna Jungblut-Pohl
**Neurozentriertes Training bei Rückenschmerzen**

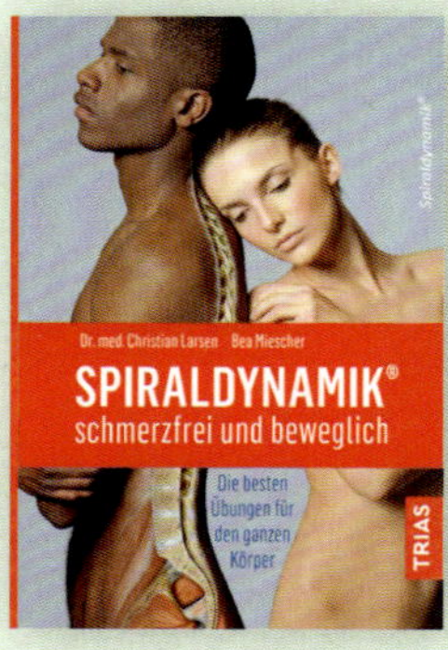


Dr. med. Christian Larsen
**Spiraldynamik® – schmerzfrei und beweglich**

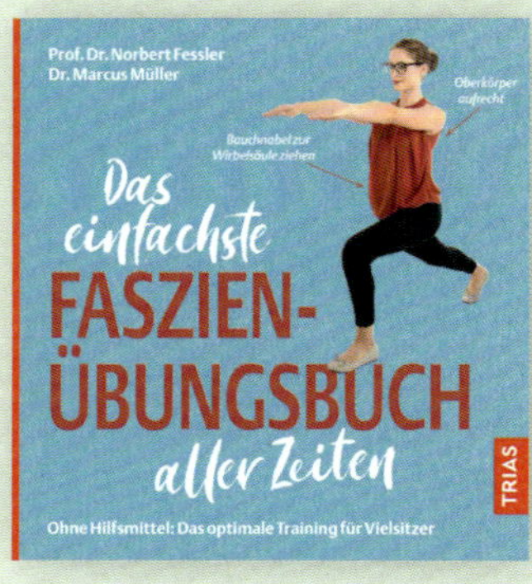


Norbert Fessler
**Das einfachste Faszienbuch aller Zeiten**

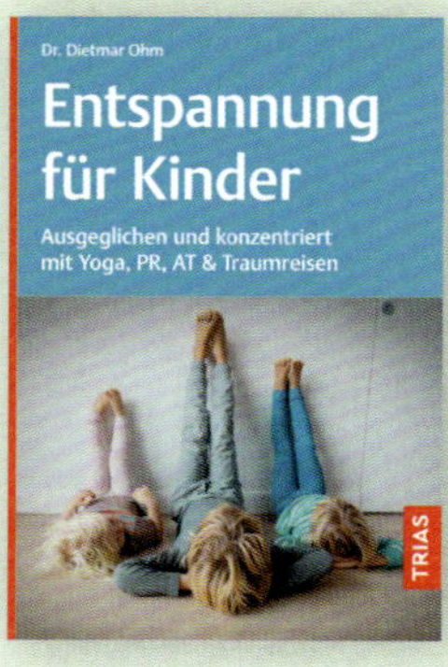


Dietmar Ohm
**Entspannung für Kinder**

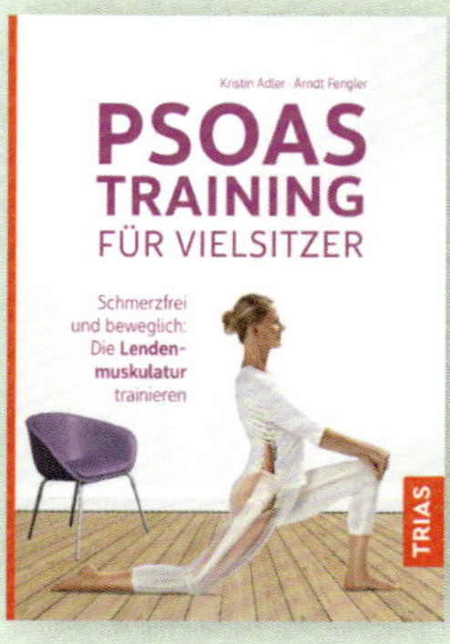


Kristin Adler
**Psoas-Training für Vielsitzer**

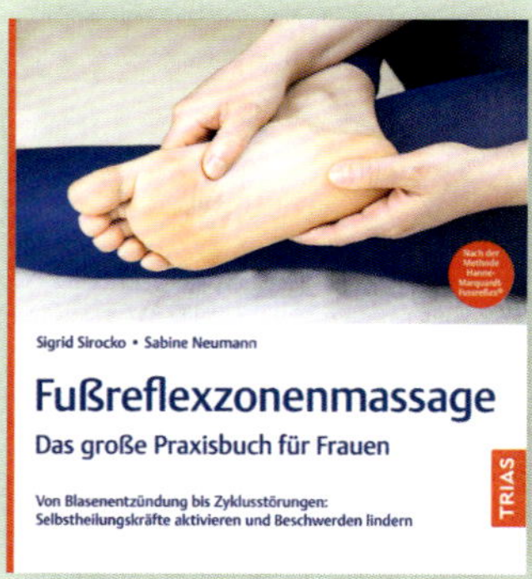


Sigrid Sirocko
**Fußreflexzonenmassage**

TRIAS

Mehr Bücher finden Sie hier
**trias-verlag.de**

# Neue Motivation

## Ihr Coach hat die besten Übungen!

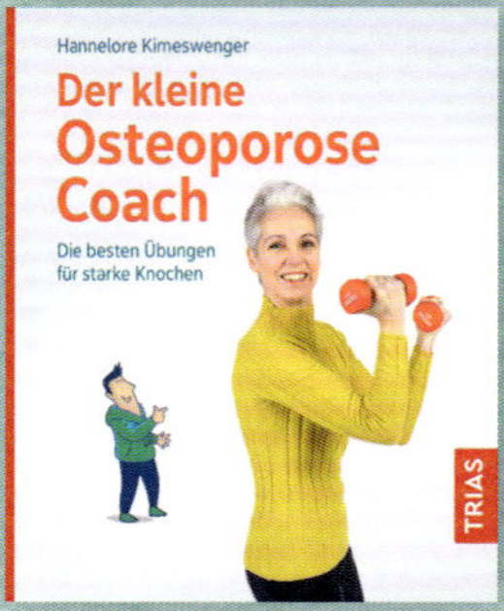


Hannelore Kimeswenger
**Der kleine Osteoporose-Coach**

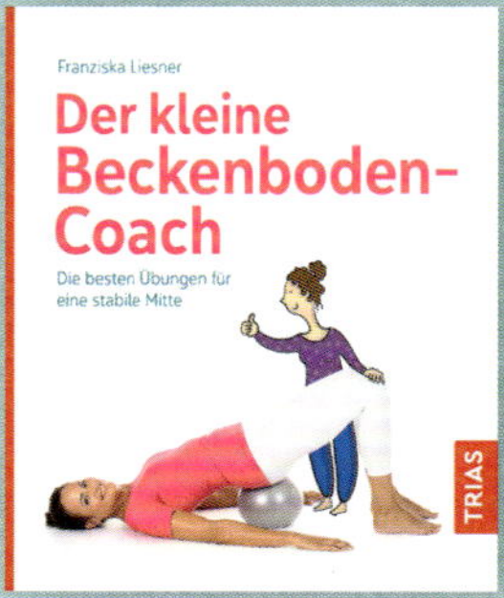


Franziska Liesner
**Der kleine Beckenboden-Coach**

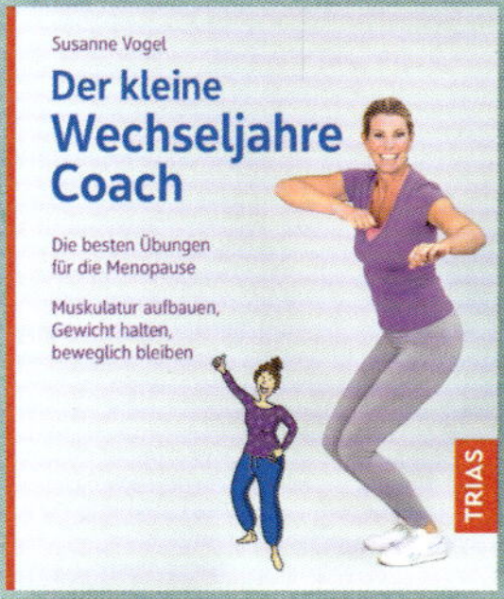


Susanne Vogel
**Der kleine Wechseljahre-Coach**

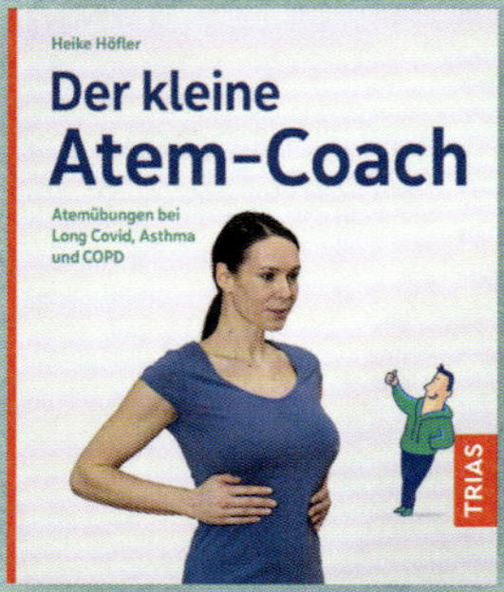


Heike Höfler
**Der kleine Atem-Coach**

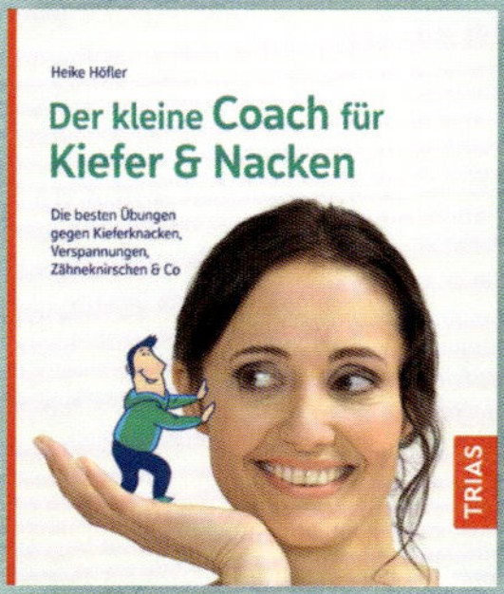


Heike Höfler
**Der kleine Coach für Kiefer & Nacken**

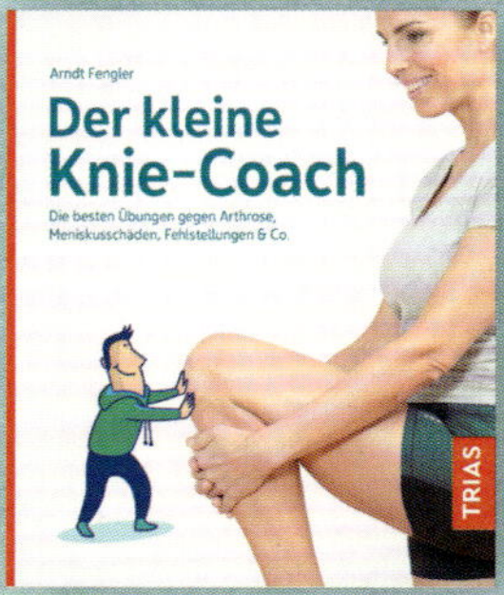


Arndt Fengler
**Der kleine Knie-Coach**

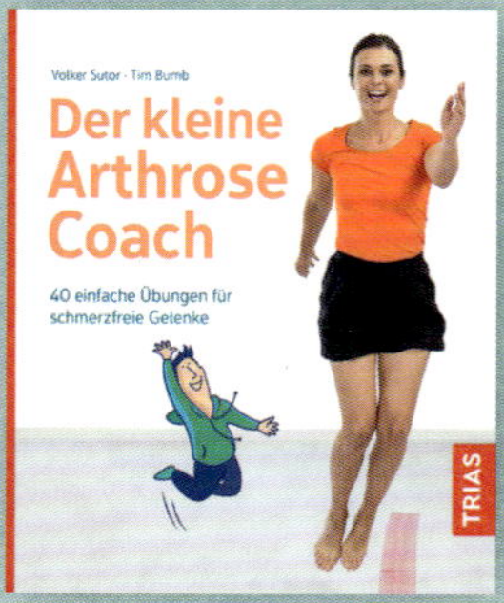


Volker Sutor
**Der kleine Arthrose-Coach**

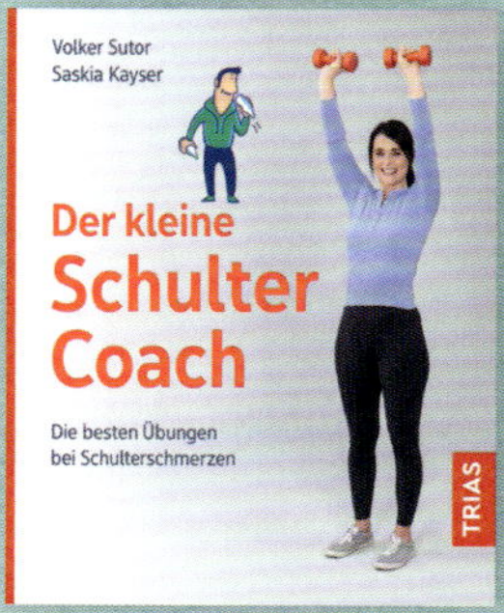


Volker Sutor
**Der kleine Schulter-Coach**

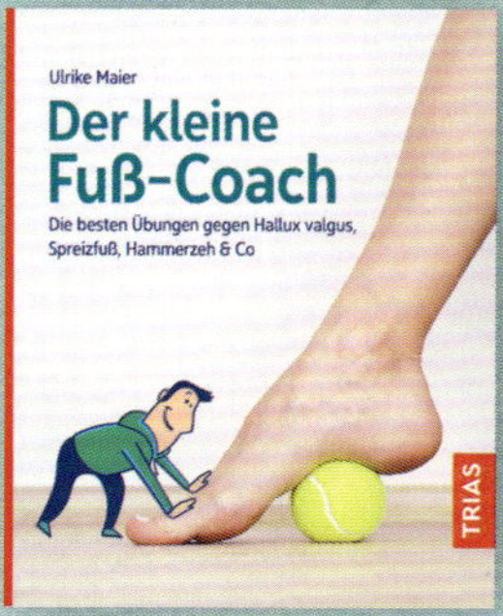


Ulrike Maier
**Der kleine Fuß-Coach**

TRIAS

Mehr Bücher finden Sie hier
trias-verlag.de